主动健康　乐享生活
——疼痛自我管理

Living a Healthy Life with Chronic Pain

－第二版－

组织编译　中国疾病预防控制中心慢性非传染性疾病预防控制中心

原　著　Sandra LeFort　Kate Lorig　Diana Laurent　Virginia González

David Sobel　Marian Minor　Francis Keefe　Maureen Gecht-Silver

主　译　董建群　姜莹莹

译　者（按姓氏笔画排序）

王　稳　中日友好医院

毛　凡　中国疾病预防控制中心慢性非传染性疾病预防控制中心

吉　宁　中国疾病预防控制中心慢性非传染性疾病预防控制中心

朱　林　中国疾病预防控制中心慢性非传染性疾病预防控制中心

杜成欣　中国疾病预防控制中心慢性非传染性疾病预防控制中心

张伟伟　中国疾病预防控制中心慢性非传染性疾病预防控制中心

张黎峰　新疆维吾尔自治区肿瘤医院

姜莹莹　中国疾病预防控制中心慢性非传染性疾病预防控制中心

曹梦瑶　中国疾病预防控制中心慢性非传染性疾病预防控制中心

董建群　中国疾病预防控制中心慢性非传染性疾病预防控制中心

颜流霞　中国疾病预防控制中心慢性非传染性疾病预防控制中心

人民卫生出版社

·北　京·

版权所有，侵权必究！

图书在版编目（CIP）数据

主动健康　乐享生活：疼痛自我管理 ／（美）桑德
拉·勒福特（Sandra LeFort）等原著；董建群，姜莹莹
主译. -- 北京：人民卫生出版社，2025. 6. -- ISBN
978-7-117-37695-2

Ⅰ. R441. 1

中国国家版本馆 CIP 数据核字第 2025QJ7290 号

| 人卫智网 | www.ipmph.com | 医学教育、学术、考试、健康，购书智慧智能综合服务平台 |
| 人卫官网 | www.pmph.com | 人卫官方资讯发布平台 |

主动健康　乐享生活——疼痛自我管理
Zhudong Jiankang　Lexiang Shenghuo
——Tengtong Ziwo Guanli

主　　译：董建群　姜莹莹
出版发行：人民卫生出版社（中继线 010-59780011）
地　　址：北京市朝阳区潘家园南里 19 号
邮　　编：100021
E - mail：pmph @ pmph.com
购书热线：010-59787592　010-59787584　010-65264830
印　　刷：北京顶佳世纪印刷有限公司
经　　销：新华书店
开　　本：787×1092　1/16　　印张：21.5
字　　数：456 千字
版　　次：2025 年 6 月第 1 版
印　　次：2025 年 7 月第 1 次印刷
标准书号：ISBN 978-7-117-37695-2
定　　价：95.00 元

打击盗版举报电话：010-59787491　E-mail：WQ @ pmph.com
质量问题联系电话：010-59787234　E-mail：zhiliang @ pmph.com
数字融合服务电话：4001118166　　E-mail：zengzhi @ pmph.com

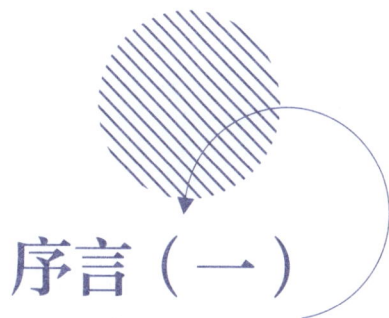

序言（一）

Friends in China I so hope that you find this book on managing pain helpful. Although we live very far apart, pain is a universal problem. This book resulted from years of work first in the field of arthritis and then with other long term conditions. Pain is one of the most common symptoms and one of the main reasons that people cannot do the things they need and want to do. The suggestions in this book come from the best research done in many countries. I wish you well.

Kate Lorig DrPH
Professor Emerita
Stanford University School of Medicine Partner
Self-Management Resource Center
2024.12

序言（二）

在当前快节奏、高压力的时代，慢性疼痛已成为影响人们生活质量的重要因素之一。它不仅是一种身体上的不适，更是一种心理上的负担，严重影响患者的日常工作、社交活动乃至情绪状态。因此，掌握有效的慢性疼痛自我管理方法，对于提高患者的生活质量具有重要意义。

《主动健康　乐享生活——疼痛自我管理》旨在为慢性疼痛患者提供一个全面的自我管理指南。本书汇集了丰富的智慧和经验，从疼痛的基本概念、理论，到疼痛的自我评估、自我管理技巧，再到生活方式的调整、药物管理等方面，提供了详尽的指导和建议。希望本书能成为患者和家属在疼痛管理道路上的良师益友。

本书特别注重实用性和可操作性，每一章节都包含了丰富的案例分析、自我测试和行动计划，旨在帮助读者更好地理解自己的疼痛状况，并采取有效的自我管理措施。我们相信，通过阅读和实践本书的内容，读者将提高自我管理能力，减轻疼痛带来的困扰。

此外，本书还特别关注了慢性疼痛患者在工作、生活和情感方面可能遇到的挑战，提供了一系列策略和建议，帮助患者在平衡健康和疾病、工作和居家等复杂情况时，能够保持积极的心态，寻找到适合自己的解决方案。我们衷心希望本书能够为慢性疼痛患者带来实际的帮助，让生活更加美好。

最后，我还想强调一点，虽然本书提供了许多自我管理的方法和建议，但并不能替代专业医疗人员的意见。在实践本书内容的过程中，我们鼓励读者与医护人员保持密切的沟通和合作，共同制定最适合个人情况的疼痛管理计划。祝愿每一位读者都能在本书的陪伴下，找到适合自己的疼痛管理之道，重拾健康和快乐的生活。

中日友好医院疼痛科主任
国家疼痛专业医疗质量控制中心主任
2024 年 12 月

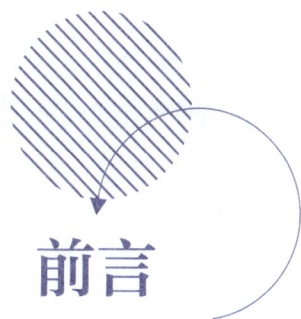

前言

疼痛是继呼吸、血压、脉搏、体温后的人类第五大生命体征,急性疼痛往往是一种症状,而慢性疼痛本身就是一种疾病。目前,我国有 3 亿多人正在遭受慢性疼痛,疼痛已成为继心脑血管疾病、肿瘤之后第三大健康问题。

在生活的各个角落都有慢性疼痛患者,也包括我们自己;每一位慢性疼痛患者都在努力寻找自己的缓解之道。这不仅是一场与身体痛苦的对抗,更是一次对内心力量的考验,因为慢性疼痛是一种持续不悦而深刻的体验,不仅影响身体和情绪,更牵动着心灵。在这个充满挑战的旅程中,我们奉献给您《主动健康 乐享生活——疼痛自我管理》一书,这是一本以慢性疼痛自我管理为核心的译著。

本书不仅关注理论知识,更侧重于实际操作。每一章都提供了丰富的自我管理实用技能和可操作的工具,旨在帮助广大疼痛患者在日常生活中更好地管理慢性疼痛。知识涵盖了积极的自我管理、资源寻找及有效利用等;技能从常见症状和情绪的处理到日常锻炼、健康饮食、药物管理等诸多方面。

我们谙知,慢性疼痛不仅构成了人体生理层面的痛苦,还挑战着每一位患者的情绪心理、社会交往,甚至是对未来的思考。为此,本书还提供了应对当下的相关策略,包括规划生活、护理需求、老年照护及安宁等面向未来的建议。

本书是一本应对慢性疼痛的实用指南。阅读本书有助于您夯实知识基础、了解慢性疼痛的本质、理解疼痛的生理和心理机制。通过对急性与慢性疼痛的区分、疼痛症状的深入剖析,助力您的生活,建立更全面、更深刻的自我认知,以"痛并快乐着"的风采更好地迎接挑战。

世界上有一种相遇,不是在路上,而是在心里;人间有一种暖,不是在语言,而是在行动。希望本书与您的相遇,是在心里,并为带给您有效的自我管理而行动。

在这里,我们共同学习、共同成长。

祝您阅读愉快,身心健康!

最后，特别感谢国家重点研发计划"主动健康和老龄化科技应对"专项"老年常见神经病理性疼痛的诊疗和防控技术研究"项目(2022YFC3602200)课题四"基于患者参与的老年神经病理性疼痛协同照护移动平台建设"研究(2022YFC3602204)对本书的支持。

本书译者
2024 年 12 月

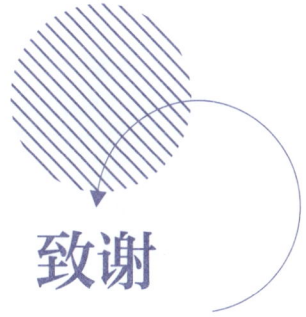

致谢

怀着对疼痛自我管理的兴趣，克服诸多困难，我们完成了《主动健康　乐享生活——疼痛自我管理》一书的出版，这也是一个良好的学习和践行自我管理的过程。在此，感谢原书的著者 Sandra LeFort，Kate Lorig，Diana Laurent，Virginia González，David Sobel，Marian Minor，Francis Keefe，Maureen Gecht-Silver 为我们带来这样一本内容专业高质量、文笔清晰流畅的英文版书籍。感谢 Bull Publishing Company 给予我们翻译出版本书的权益，他们的支持与鼓励使得中文版书籍的出版十分顺利。

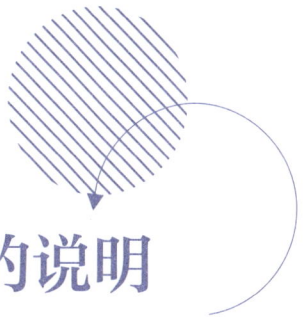

关于加拿大内容的说明

特别感谢加拿大卫生保健界及以下个人：Patrick McGowan（PhD），Yvonne Mullan（MSc，RD，CDE），Shayan Shakeraneh（MPH），Sherry Lynch（BA，BSW，MSW）。

免责声明

本书的阅读和使用应与专业医学或心理学建议、医学常识相结合。对于某些特殊的、原因不明的、严重的或持续的症状，建议您寻求恰当的专业诊断和治疗。专业的医疗和评估有助于改善健康状况。请适时寻求和接受专业治疗。

在自我管理期间，如果您的症状或健康问题仍不能得到有效缓解，建议您咨询专业医护人员。何谓有效缓解，因人而异。如果您觉得不好判断或者因此而感到焦虑，请咨询专业医护人员。

如果您得到的专业建议与本书内容相冲突，您应该信任医护人员提供的专业指导。因为医护人员对您的个人情况、疾病史和治疗需求更加清楚。

如果出现任何伤害自己的想法，请立即寻求专业人士的帮助。

出版社和作者尽可能准确无误地呈现本书的内容，但我们无法保证对您绝对适用。若您因遵循本书中提出的建议而引起任何索赔或伤害，作者和出版社对其不承担任何责任。本书仅是一本指南，对于本书的阅读和使用有赖于您的常识、良好的判断力以及与专业医护人员的合作。

目录

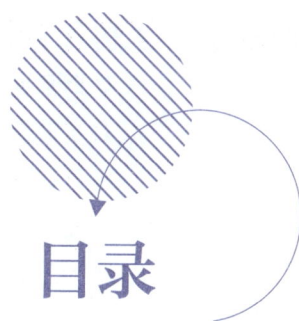

第一章

慢性疼痛自我管理：概念与方法

全世界大约有 25% 的人患有慢性疼痛。慢性疼痛是指持续三个月以上的疼痛，这是大多数损伤恢复所需的时间。没有人愿意患上慢性疼痛，大多数疼痛都是受伤或疾病的结果，但仍有一些慢性疼痛原因不明。众所周知，慢性疼痛患者通常期待自己的生活恢复如初。本书中提供了一些工具供您尝试，进行管理和减轻疼痛，以便您可以做自己想做和需要做的事情。

自我管理似乎是一个人们不熟悉的概念。自我管理意味着您可以掌握技能并坚定信心，在苦痛缠身的情况下重新开始生活。疼痛可能不是唯一的问题。关节炎、背痛、头痛、纤维肌痛或其他慢性疼痛经常引起疲劳，还会导致体力和耐力的丧失。此外，慢性疼痛会引起情绪困扰，包括沮丧、焦虑、愤怒和无助感，甚至绝望。那么，当这些发生在您身上时，如何才能保持健康，恢复正常生活呢？

每个人的状况和选择的道路各不相同，但都是为了过上更健康、充实的生活。生活中有各种挑战，每个人都要尽最大努力去走好自己选择的道路。

本书提供多种工具和技巧帮助患者实现慢性疼痛的自我管理，使生活更充实、更积极和更愉快。

一、如何使用本书

开始学习自我管理技巧之前，让我们先谈谈如何使用本书。在本章的末尾（第 14 页）有一个自我测试，读完本章内容后，参加测试并评分，然后找到书中对您最有帮助的建议。您不需要读每一章的每一个字，只需要阅读本书前两章（第一章"慢性疼痛自我管理：概念与方法"，第二章"成为一个积极的自我管理者"），然后根据自我测试结果（第 17 页）和本书目录，从其他章节中找到需要的信息。本书的每一章都有信息和工具可以帮助患者学习和练习自我管理技能。本书不是教科书，反而更像一本练习册。读者可以挑选对自己有用的内容先行阅读，在书中做笔记，按照自己的节奏学习所需技能。

本书没有任何奇迹或治愈慢性疼痛的灵丹妙药，只有数以百计的建议和窍门，可以让您的生活更轻松。这些建议来自疼痛专家，包括医生、心理学家、物理治疗师、职业治疗师、护士以及像您这样患有疼痛并积极管理疼痛的人。

　　请注意，我们谈论的是"积极管理"，特意使用"管理"这个词。管理是本书工具的关键。慢性疾病是无法避免的。什么都不做，这是一种管理方式；只服用药物而忽略其他自我保健，这也是一种管理方法。在管理健康方面，人们往往有很多方法。但研究表明，采取医护人员提供的最佳治疗方法，并积极参与日常监测和管理，成为积极的自我管理者，往往生活得更健康。

　　本章将讲述什么是疼痛以及急性疼痛和慢性疼痛有何不同，还将详述自我管理。介绍了慢性疼痛患者面临的最常见问题，并分享解决这些问题的自我管理技巧。您正患有何种疾病或处于何种状态并不重要。一般来说，慢性疼痛患者通常也会存在其他健康问题。这些技巧不仅对慢性疼痛有用，也会在管理其他慢性病方面派上用场，并帮助患者拥有更健康的生活。学习这些常见的生活管理技能可以让您成功地管理生活，而不仅仅是某种特定的情况。本书的其余章节为您提供了所需的工具，助力您成为一位慢性疼痛和生活其他方面的积极管理者。

二、什么是疼痛

　　疼痛是人体的基本体征之一，警示我们远离危险。由于疼痛，您远离火堆，远离蜇人的蜜蜂。疼痛是普遍存在的，几乎每个人都会经历，但各自体验因人而异。纵观人类历史，人类一直试图理解疼痛。它似乎是无形的，因为您无法看到别人的疼痛。但当疼痛发生在自己身上时，您会发现它如此真实。本部分将讲述多年来关于疼痛的研究和信息是如何变化的。如果您对这部分内容不感兴趣，可以直接跳到第 5 页。

(一)疼痛的"门控理论"

　　在人类历史的大部分时间里，人们认为精神和身体是分开的，疼痛完全是身体上的。到了 19 世纪末，科学家开始研究疼痛。疼痛纯粹是身体上的，这种观点与事实不符，但相关研究进展缓慢。1959 年，两位科学家——麦吉尔大学的罗纳德·梅尔扎克和牛津大学的帕特里克·沃尔提出了关于疼痛的新观点，称为"门控理论"。他们的想法彻底改变了疼痛研究。

　　全身的神经末梢对各种刺激都很敏感。刺激可以是令人愉快的，比如洗热水澡或按摩；刺激也可以造成伤害并发出危险信号，比如热炉子。各种刺激如热、冷、压力或化学物质，都会触发神经脉冲。如果刺激足够强烈，刺激所引发的神经脉冲就会沿着神经传播到脊髓，然后到达大脑。

　　想象一下，您的脚趾刚刚受伤。只需几纳秒，位于脚趾的神经末梢就会做出反应，并将神经脉冲沿着身体的神经从脚趾、脚、腿、臀部一直传送到背部的脊髓。脊髓是连接大脑的多分支神经"高速公路"的一部分。神经脉冲传递到大脑有好几种途径。我们的大脑接收到脉冲并问："这有多危险？"如果您的大脑认为这种神经脉冲模式是危险的,您就会感到疼痛。换句话说,疼痛并不在您的脚趾上(虽然感觉上是这样)。疼痛由大脑产生,并告知您和您的身体采取行动。这种基础反射将不停重复。尽管疼痛刺激可以来自身体的任何部位,但所有的疼痛都是在大脑中处理的。这并不意味着疼痛不是真的。事实上,疼痛通常来自一个非常真实的刺激(比如脚趾受伤)。这意味着无论您的疼痛来自哪里,在神经脉冲到达大脑之前,都不会感到疼痛。

梅尔扎克和沃尔提到,脊髓中有一个传输站或"门",可以影响神经脉冲流向大脑。我们把它想象成一扇门,就像进出公寓庭院或后院的门一样,您可以打开或关闭它。当神经脉冲(来自某些部位,比如脚趾)到达大门时,会发生两种情况。

▶ 如果门是打开的,神经脉冲将顺利通过并继续沿着脊髓到达大脑。如果大脑察觉到危险,您就会感到疼痛。

▶ 如果门是关闭的或半开的,神经脉冲无法或只能部分传递到大脑。如果大脑将这些信号解读为风险不大、无须担心,或者没有危险,您就不会感到疼痛或疼痛较轻。

大门是如何打开或关闭的？又为什么要打开或关闭？大脑可以沿着神经通路发送电信号来关闭大门、关闭或减少流向大脑的神经脉冲。其他时候,这些电信号可能会打开大门。还有许多因素可以打开或关闭大门。其中一些因素来自您的思想,包括过去的经历、从文化和社会环境中学到的关于疼痛的知识,您的恐惧、对疼痛的看法、对疼痛的在意程度,以及情绪。积极的情绪、分散注意力或深呼吸可以关闭或部分关闭这扇门。强烈的情绪,如恐惧、焦虑或预想最坏的情况,则可以打开这扇门。

您曾经有过疼痛似乎永远不会消失的经历吗？当这种疼痛加剧时,您可能担心这很严重,或许是癌症的征兆,所以您去寻求医护人员的帮助。最终您发现,疼痛是由于肌肉拉伤引起的。甚至在回家的路上,您就已经感到不怎么疼了。这就是经验和恐惧如何影响疼痛的一个例子。当您以为自己得了癌症时,疼痛是无法阻挡的;一旦您发现自己只是轻微拉伤,疼痛就消失了。

对"门控理论"的研究表明,疼痛是由神经系统的不同层面——数十亿神经细胞、脊髓和大脑,相互作用引起的。人的身体、感觉和情绪、思想和信仰等因素都与疼痛的体验有关。我们的大脑产生疼痛,也能帮助缓解疼痛。思想和身体是完全相连的,无时无刻不在相互影响。

(二)疼痛的"神经基质理论"

"门控理论"主要解释了当神经脉冲到达脊髓时发生了什么。但是大脑内部到底发生了什么呢？一些新的研究和发现正在帮助医护人员回答这个问题,包括磁共振成像(MRI)等先进的大脑成像技术、疼痛与遗传关联研究、免疫系统和身体对抗压力反应的研究,以及梅尔扎克博士的疼痛"神经基质理论"。

科学研究显示,当人们感到疼痛时,大脑中至少有七个(可能更多)区域是活跃的。其中一部分区域控制情绪,其他区域则控制思维(认知功能),还有一些区域控制身体感觉的处理。大脑的这些区域通过一个由神经细胞和神经化学物质(神经系统和大脑中产生的化学物质)组成的庞大而复杂的网络相互连接。梅尔扎克博士将该网络称为神经基质网络,将进入大脑的大量信息组织起来。基因决定了每个人神经基质网络的组成,就像基因决定了我们头发的颜色一样。但就像您可以改变头发的颜色一样,您也可以改善自己的神经基质网络,以便更好地管理疼痛。

图 1-1 显示,至少有三种不同的信息源传递到大脑中的神经基质网络。

▶ 积极和消极的想法(对过去经历的记忆,对疼痛的看法等)。

▶ 来自全身各处的感觉——皮肤、肌肉、组织、眼睛、耳朵等(热、压力、触摸等)。

▶ 情绪(恐惧、焦虑等)。

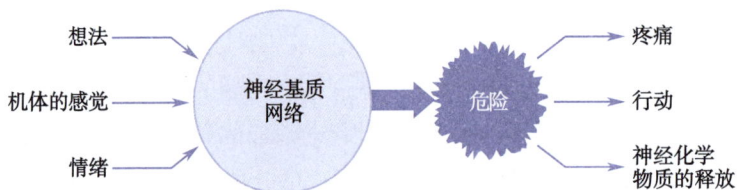

图 1-1　疼痛与大脑

神经基质网络处理信息以产生神经脉冲模式。如果大脑将这种模式理解为身体处于危险之中,则会发生以下一系列事情。

▶ 您会感到疼痛。

▶ 您将采取行动保护自己的身体。例如,在脚趾受伤的情况下,可能会跳来跳去,抬起脚按摩脚趾;或者坐下来,决定在疼痛减轻前不用脚走路。通常情况下,这些动作都是无意识的,包括紧绷肌肉或屏住呼吸。对疼痛的反应甚至可能发生在睡觉时。

▶ 您的身体会释放许多有助于调节疼痛和压力的神经化学物质,包括肾上腺素(有助于身体做好行动准备)、其他免疫系统化学物质(对抗炎症)、内啡肽(减轻疼痛)以及黄体酮和睾酮等激素。

疼痛不是疾病或伤害,而是大脑对危险评估的反应,所以刺激的强度、引发的伤害程度以及人体感受到的疼痛程度之间没有确切的关系。两个人处于能产生痛感的相同情况下,感觉却可能截然不同。一个人可能正处于极度疼痛中,而另一个人则感觉不到疼痛或不适。或者一个人可能在某种情况下感到极度疼痛,而在另一种情况下却不会,即使身体组织损伤的程度完全相同。这是因为中枢神经系统和大脑每时每刻都能解释信息并决定其含义。大脑决定是否有危险。

疼痛是复杂的，因为人类的大脑如此复杂。科学家和医护人员在得到关于疼痛的所有答案之前，必须学习更多。但值得庆幸的是，您不必等待研究人员发现所有答案即可开始控制您的疼痛。科学研究已知的关于疼痛的信息支持本书的所有方法。研究表明，本书提供的方法有助于关闭"门"并影响大脑对刺激的反应。

疼痛小知识

▶ 疼痛100%来自大脑。大脑感知到危险，并希望您采取行动。

▶ 大脑中没有单独的"疼痛中心"，在脊髓和大脑许多区域中，有数十亿神经细胞共同参与疼痛的处理。

▶ 神经脉冲传递到大脑并被解读为疼痛，是多通路的。有些神经脉冲沿脊髓向上进入大脑，有些从大脑下行进入脊髓。

▶ 中枢神经系统和大脑是"可塑的"（称为神经可塑性）。这意味着中枢神经系统和大脑一直在变化和适应新信息。因此，人们可以反过来影响其神经系统和大脑。

▶ 科学研究显示至少有350个基因参与疼痛调节。

▶ 免疫系统和神经化学物质在疼痛调节中起重要作用。

▶ 当大脑识别到"危险"时，身体就会产生保护反应，这对急性疼痛很有效，只要您停下来休息，机体便开始恢复，疼痛就会有所缓解。但对于慢性疼痛，限制运动和肌肉紧张不会有什么效果，机体自身一直在进行恢复，静止不动反而不利于慢性疼痛的恢复。

三、急性疼痛与慢性疼痛的区分方法

一个常见的误区是慢性疼痛与急性疼痛相同，只是慢性疼痛持续时间更长。其实两者之间有很多区别，表1-1展示了这些差异的更多信息。了解急性疼痛和慢性疼痛之间的差异是您和家人成功管理疼痛的有力一步。

表 1-1　急性疼痛和慢性疼痛的差异

特征	急性疼痛	慢性疼痛
持续时间	短暂或有时限性	长期的,通常持续三个月以上
强度	剧烈,取决于诱因	强度各异,从轻微到非常剧烈
部位	局限身体某一部位	涉及身体一个或多个部位
作用	警示危险和伤害,提示采取行动	无须即刻采取行动以规避风险
诱因	诱因明确,通常是由于受伤或骨折引起的组织损伤;有明确的急性疼痛生物学机制,如炎症	与急性疼痛相比,慢性疼痛的生物学机制更复杂;即使在身体组织已经愈合或部分愈合时,大脑也会将神经脉冲错误解读为"危险"
情绪反应	与焦虑和担心有关,但这些感觉会消失	通常与持续的易怒、疲劳、孤立、恐惧、无助等有关;慢性疼痛就像一种慢性压力
诊断	通常明确	不易被明确诊断
治疗	通常有效,可治愈	疗效多不稳定;治疗的目标是镇静神经系统和重塑大脑对神经脉冲的识别
活动和运动在治疗中的作用	最好是休息,可以让机体开始恢复	劳逸结合是关键
专业人员的职责	诊断和治疗	教育和建立伙伴关系
疼痛患者的职责	遵医嘱	与卫生专业人员合作,做好日常管理

(一)急性疼痛

　　每个人都有过急性疼痛。无论是脚趾受伤、咽痛、牙痛,还是术后疼痛,急性疼痛通常都有一个已知的原因,一旦愈合,疼痛通常就会消失。急性疼痛是身体抵御危险和伤害的一部分。当剧烈疼痛袭来时,您会集中注意力,采取行动,尽您所能来停止或减轻疼痛。

　　急性疼痛的生物学机制已经得到广泛研究。炎症是免疫系统和其他身体系统对损伤的第一反应。白细胞和其他物质会第一时间涌向损伤部位,引起红肿、发热。炎症还会重新打开位于脊髓的"门"(第 2 页),让神经信号传递至大脑,然后我们就会感到疼痛。同时,大脑和脊髓释放某些物质,启动愈合过程,减轻炎症,并帮助应对疼痛。

　　因为急性疼痛有助于生存,人们对它的处理与慢性疼痛有很大不同。在早期阶段,急性疼痛会引起焦虑和担忧。您可能想知道:"疼痛的原因是什么? 疼痛会有多严重? 疼痛会消失吗?"大脑命令机体保护受伤区域,肌肉可能会痉挛,您可能会无意识地绷紧肌肉。如果疼痛到达一定程度,您会停下来休息,保存能量。例如,如果您做过手术,或者正经历流感的痛苦,身体过于活跃的情况会减缓愈合的速度。以上情况都提示,您需要休息。

一旦了解了疼痛的原因,寻求治疗,并开始感觉好多了,您的焦虑通常会减轻。由于疼痛和焦虑的减轻以及损伤的愈合,机体的保护机制也会随之减弱。

当患急性疼痛时,您和医生的职责都很明确。您应该寻求医生进行诊断,并获得治疗建议。大多数情况下,您会遵循治疗建议。人们通常不会争论腿骨折是否需要打石膏,或者严重的胸部感染是否应该服用抗生素。因此,损伤通常会顺利愈合,急性疼痛会消失。

但如果疼痛仍然持续,怎么办?如果即使没有直接的危险,大脑却依然将神经脉冲解读为"危险"呢?您可能会经历慢性疼痛。

(二)慢性疼痛

慢性疼痛是指持续三个月以上的疼痛,这比机体愈合和恢复疾病或受伤通常所需要的时间更长。慢性疼痛有不同的分类方法。本书主要讨论两种慢性疼痛,一种是与慢性疾病症状相关的疼痛,如关节炎;另一种是原发性慢性疼痛。您可能听说过很多与疾病相关的疼痛,但您可能不知道,甚至没有听说过原发性疼痛。

原发性意味着疼痛原因不明。原发性疼痛的例子包括肌肉骨骼疼痛(如慢性颈部、肩部和下背部疼痛)、挥鞭样损伤、纤维肌痛、慢性局部疼痛综合征、重复性劳损性疼痛、术后疼痛、幻肢痛、慢性盆腔疼痛和卒中后疼痛。持续性头痛以及由肠易激综合征、克罗恩病和间质性膀胱炎等慢性疾病引起的疼痛也属于原发性疼痛。最初,这些疼痛可能是由诸如轻度摔伤、外科手术或病毒感染等事件引发,有时疼痛并没有特别或具体的原因。通常情况下,原发性疼痛源于急性疼痛,但本该消失的急性疼痛为何没有消失呢?这个问题并不好回答。新的研究表明,慢性炎症以及许多其他因素参与了多数慢性疼痛。

四、慢性疼痛症状

急性疼痛通常能完全康复。相比之下,慢性疼痛往往导致更多的症状。许多人认为他们的症状都是由疼痛导致的,但这种看法不够全面。慢性疼痛会引起其他症状,而每种症状又会使其他症状恶化。例如,慢性疼痛会使您无意识地保持机体某些部位紧张,限制肌肉和关节的运动,从而导致疲劳乏力;疼痛还可能迫使您进行浅呼吸,这样机体就无法获得正常运作所需的氧气;疼痛造成的压力和焦虑也可能引发肌肉紧张、疲劳和更多的疼痛。此外,压力和焦虑还可能导致睡眠不佳和消极情绪。消极的情绪会让您感到挫败、不开心和沮丧。我们知道疼痛会导致疲劳和睡眠不佳,其实抑郁也会。所有症状都在互相影响,这种相互作用给慢性疼痛管理造成了困难,形成了恶性循环(图1-2)。找到打破这种症状循环的方法,情况才能得到改善。

当身体遭受慢性疼痛症状以及被大脑解读为"疼痛"的强烈信号轰炸时,神经系统最终会丧失有效反应的能力。因此,慢性疼痛患者的脊髓和大脑区域会随着时间的推移而发生变化。这些变化可能导致部分患者对较弱的信号非常敏感。比如,这些人可能会对通常不会引起疼痛的轻微触摸产生敏感性;或者曾经只出现于身体某个部位的疼痛会转移到其他部位,造成广泛疼痛。此外,疼痛的强度每天都在变化,也许在您刚刚习惯了一种疼痛的强度、类型或部位之后,疼痛的程度、位置或类型就会改变。

慢性疼痛患者体内通常伴有某些神经化学物质的增加,以及一些神经化学物质的减少。例如,机体可能会释放过量的皮质醇(压力下释放的一种神经化学物质),皮质醇的释放会破坏组织,引起更多的疼痛。或者机体可能减少内啡肽(令机体感觉良好的物质)、血清素(调控睡眠和情绪的物质)以及其他有利于调节机体对疼痛的反应(如炎症)的神经化学物质的释放。这就导致机体无法满足对有益神经化学物质的需求,反而制造了太多有害化学物质。

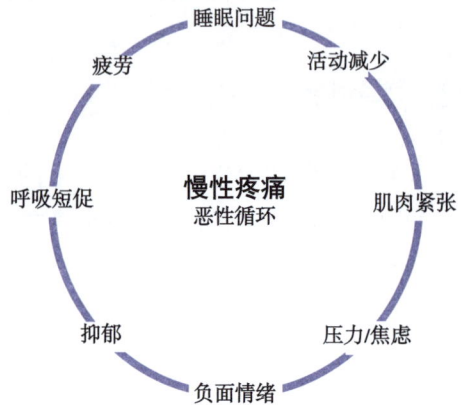

图 1-2 慢性疼痛症状的恶性循环

人们对于慢性疼痛和急性疼痛的情绪反应是不同的。确切地说,慢性疼痛是慢性压力的一种。慢性疼痛与持续的紧张、恐惧、焦虑、疲劳以及沮丧和愤怒等负面情绪有关,这可能导致无助感、绝望感和抑郁。

当您有这种感觉时,烦人的问题就会出现:为什么是我?为什么疼痛不消失?我到底有什么病?我自己都不明白,我怎么向别人解释?我的未来会怎样?所有这些问题和担忧都是非常真实的。但应对慢性疼痛的最大秘密是,这些问题的答案并不重要,且对慢性疼痛的改善没有任何帮助。处理慢性疼痛的办法不是寻找原因,而是转向管理。您或许永远都不知道是什么导致了疼痛。与其纠结疼痛的原因,不如善待自己,学习并实践自我管理,下定决心从生活中获得最大的收获。

好消息是,您可以通过锻炼、放松和冥想、积极思考,甚至大笑的方式来提高有益神经化学物质的水平。本书中,我们研究了通过使用自我管理工具和技能以及化解身体和情感上的无助感等方法,来打破慢性疼痛症状的恶性循环。例如,锻炼在慢性疼痛管理中起着关键作用。因为运动可以帮助机体产生有益的神经化学物质,所以当患有慢性疼痛时,积极锻炼很重要。这是慢性疼痛不同于急性疼痛的一点,慢性疼痛受益于运动,而急性疼痛的初期需要休息。锻炼不仅能让机体产生有益的神经化学物质,还能帮助大脑重新将身体运动识别为安全无害的。

五、理解并管理慢性疼痛

通过阅读本书,您将找到一些手段和工具,帮助您关闭"门",重新训练大脑,帮助调节有益神经化学物质。为了开始管理疼痛并重新训练大脑,您需要仔细观察慢性疼痛及其治疗是如何影响您的身心健康的。慢性疼痛因人而异。凭借经验,您就能成为深谙自身病情和治疗方法的"专家"。如果您是一位每时每刻都遭受慢性疼痛困扰的人,体会它如何影响您的生活,并将这些信息准确地告诉医护人员,这是成为一个优秀自我管理者的关键一步。

一旦您开始观察症状,就可以开始管理症状和疼痛了。本章末的自我测试(第14页)和自我评分(第17页)是很有用的工具。这些工具可以帮助您了解自己的疼痛,比如疼痛的严重程度和发作频率,以及发作时身体和情绪的变化。另外,注意是什么使您的疼痛减轻或加剧也是有用的信息。您将在第44页和第45页找到关于如何记录疼痛日记或疼痛活动表的建议。

当疼痛发生时,您会更加关注自己的身体。平时被忽略的轻微症状现在可能会引起您的关注。比如,腿疼是不是应该停止运动? 疼痛是不是已经扩散到了身体其他部位,如果扩散了,这意味着什么? 背疼是不是因为脊椎出现了严重的问题? 所有这些问题都没有简单的、确凿无疑的答案。有些看起来可以被忽略的症状可能提示某些严重的疾病,也没什么万全之计或者更好的办法将这些症状或风险识别出来。为此,本书中提供了一些建议和指导,帮助您识别并避免可能引发严重疾病的风险。

(一)什么是自我管理

自我管理是通过运用相应的技巧或工具来管理慢性疼痛,继续工作与日常活动,以及处理疾病带来的情绪问题。无论在家里还是在职场,都是管理者说了算。管理者不会亲力亲为,他们与包括顾问在内的其他人合作完成工作。管理者的职责是作出决策并确保决策得到执行。

作为慢性疼痛的管理者,您的工作也是如此。您应该收集信息并"聘请"一个由医生以及其他健康专家组成的顾问团队。一旦您的团队给出了最好的建议,您就应该坚持到底。所有慢性疾病都需要日复一日的管理。

管理慢性疼痛,就像管理家庭或企业一样,是一项复杂的任务。大多数慢性病都是起伏不定的,而非稳定或一成不变。慢性疼痛也是这样,状况往往迂回曲折,需要您在中途纠正来管理慢性疼痛。通过学习自我管理技巧,您可以轻松应对疾病带来的难题。任何成功的关键都在于:①确定问题;②决定您想做什么;③决定如何做;④学习一套技能并不断练习,直到掌握它们。慢性疼痛自我管理的成功也是如此。

（二）什么是自我管理技能

您不需要学习和使用所有技能，只需学习和练习那些对您最有用的方法。而且，您也不需要一次学习完所有这些技能，所谓事缓则圆、心静则安。主要的技能包括：

▶ 解决问题，制定行动计划，为您的生活带来积极的改变。

▶ 为自己的健康做决定，如何时寻求医疗帮助以及尝试哪些疗法。

▶ 保持健康的生活方式，定期锻炼，健康饮食，养成良好的睡眠习惯和压力管理。

▶ 寻找和使用社区资源和其他资源。

▶ 观察、了解和管理自己的病情和症状。

▶ 与医疗团队有效合作。

▶ 安全有效地使用药物和辅助设备。

▶ 学习和练习认知（思维）和行为上的管理疼痛技巧，例如克服凡事总往坏处想的思维方式、练习放松技巧和调整生活节奏。

▶ 与家人和朋友谈论自己的病情。

▶ 适应社会活动。

▶ 管理自己的工作和生活。

（三）使用自我管理技巧和工具

本书中描述了许多技巧和工具，可以帮助您缓解由慢性疼痛引起的问题。但您无须学会和使用所有的，挑一挑、试一试，设定自己的目标。您做了什么可能并不重要，重要的是做您想做的事情所带来的自信和掌控感。我们已经认识到，只知道技巧是不够的，还需要在日常生活中运用这些技巧。每一次新的尝试，刚开始时可能会表现出笨拙和缓慢，而且收效甚微。与继续尝试新技能、达成较为困难的任务相比，重走老路确实更轻松。但是请记住，掌握一项新技巧的最好方法是放慢速度，练习并评估结果。

态度和看法很大程度上决定了您如何面对一件事情。举个例子，如果您认为患慢性疼痛如同坠入深渊，您可能很难激励自己爬出来，或者您甚至可能认为爬出来是不可能的。您的想法可以极大地决定会发生的事情，包括您将如何处理您的健康问题。

优秀的自我管理者应学会以下三个技巧，克服慢性疼痛。

▶ **处理慢性疼痛的技巧。** 慢性疼痛和其他健康问题一样，需要采取一些新的做法才能有所改善，比如定期练习放松技巧、制定健身计划、监测疼痛程度以便确定什么时候应该休息。您可能会更频繁地去看医生，可能需要每天服用药物或接受治疗。这些都是管理慢性疼痛状况和健康所必须要做的工作。本书分别在第四章"了解和管理常见的症状和情绪"、第五章"运用思维去处理症状"、第七章"锻炼和身体活动"、第八章"运动让您感觉更好"、第九章"健康饮食与疼痛自我管理"、第十章"健康体重与慢性疼痛自我管理"、第十四章"治疗方案和药物管理"、第十五章"慢性疼痛的药物治疗及其他疗法"，以及第十六章"管理特定的慢性疼痛：关节炎、颈背痛、纤维肌痛、头痛、盆腔痛、神经病理性疼痛综合征"中讨论了实用的慢性疼痛管理技巧。

▶ **维持正常生活的技巧。**慢性疼痛并不意味着生命的终止，生活还要继续，还有家务要做，还有工作要完成，还有人际关系要维持。您可能需要学习新技能或调整做事方式，以便继续做您需要做和想做的事情。本书第二章"成为一个积极的自我管理者"、第三章"寻找资源"、第六章"调整节奏　享受轻松和安全的生活"、第十二章"疼痛患者的工作和生活"、第十七章"为未来做打算：恐惧与现实"中讨论了实用的生活管理技巧。

▶ **控制情绪的技巧。**当被诊断患慢性疼痛的那一刻起，您的未来就已经改变了。您的计划在改变，情绪也会改变。许多新情绪可能是消极的，比如愤怒（"为什么是我？这不公平"）、恐惧（"我都不敢轻易动了，万一受伤怎么办"）、抑郁（"我什么都做不了，我有什么用"）、沮丧（"无论我做什么，都不会有改变，我不能做我想做的事"）、孤立（"没人能理解我，没有人愿意和一直处于疼痛中的人在一起"），或者往最坏的方面想（"我一定是得了癌症，只是还没被查出来"）。克服慢性疼痛意味着要学会处理负面情绪的技巧。本书第五章"运用思维去处理症状"、第十一章"与家人、朋友和医护人员沟通"、第十二章"疼痛患者的工作和生活"、第十三章"享受性与亲密"中讨论了实用的情绪管理技巧。

（四）病情相同，反应不同

自我管理对慢性疼痛患者的生活方式有很大的影响。以下列举一些案例。

林先生患有慢性腰痛。他大部分时间都在疼痛中度过，并且难以入睡。因为疼痛，他提前退休了，现在55岁的他每天都坐在家里看电视或躺着休息。由于疼痛、虚弱和疲劳，他避免了大多数体力活动。林先生也不太注意饮食。他变得很暴躁，甚至喜爱的孙子孙女来看望他，他都会觉得厌烦。他身边大多数人，包括家人都不喜欢和他待在一起。

66岁的黄女士也患有慢性腰痛。她每天都要步行几个街区去当地的图书馆或公园。当疼痛剧烈时，黄女士就会练习放松技巧，并试图分散自己的注意力。如果疼痛仍然很严重，她会服用医生开的药物。她已经学会了根据自己的病情来规划自己的活动，所以仍然可以做自己喜欢的事情，比如和朋友喝咖啡，看望孙子孙女。黄女士甚至可以在她女儿外出时照顾孙子孙女，连她的丈夫都惊讶于她对生活的热情。

林先生和黄女士都患有同样的疾病，拥有相似的身体问题。然而，他们运作生活、享受生活的能力却截然不同。为什么？在某种程度上，差异在于他们各自对慢性疼痛的态度。林先生放任自己的生活质量和身体功能下降。黄女士已经学会主动管理疼痛，即使生活有所受限，她也能拥有对生活的掌控权，而不是被疼痛羁绊。

为什么两个患有相似慢性疼痛的人生活方式如此不同？一个人尽可能地把疾病的影响降到最低，而另一个人总是想着最坏的情况，而且生活极度不能自理。一个人可能专注于健康生活，而另一个人则完全专注于疼痛。我们经常会发现，一些身体有严重问题的人生活得很好，反而另一些身体问题较轻的人似乎放弃了生活。区别往往在于他们的管理方式，影响病情的关键因素之一就是人们在自我管理方面的投入程度。

单凭态度无法治愈慢性疼痛。但积极的态度和一定的自我管理技能可以让慢性疼痛患者更容易过上健康的生活。研究表明，疼痛、不适和残疾可以被信念、思想、情绪和对症状的关注所改善。例如，对于膝关节炎患者来说，其抑郁程度比用 X 线检查膝盖物理损伤的结果更能预测该患者的残疾、活动受限和身体不适程度。

研究还发现，过度消极思考，以及把注意力集中在疼痛上，是导致颈部、肩部、背部疼痛和不同类型神经疼痛患者疼痛和残疾程度增加的主要原因。一个人脑子里想的事情至少与其体内发生的事情一样重要。正如我们遇到的一位自我管理者所说："这并不是指思想应凌驾于物质之上，但思想就是如此重要！"

慢性疼痛也会导致生活方式的改变。有些人可能会决定放慢工作节奏，专注于家庭生活。他们也许想花更多的时间加深与家人和朋友的关系，或者可能会重拾曾经的爱好。例如，张阿姨患纤维肌痛三年了。她热爱音乐，年轻时就学会了弹吉他，但因为太忙，已经很多年没弹过了。确诊纤维肌痛后，她又重拾音乐，并在网上发现了一个全新的交友圈。她感觉因为音乐和新朋友，她的生活变得更丰富了。所以，尽管慢性疼痛是一种难对付的问题，可能会关闭人生的某些可能，但您可以像张阿姨一样，选择迎接新的可能。

戴先生在 15 年前的一场车祸后患上了慢性髋关节和腿部疼痛。经过四次手术，他仍然没有摆脱慢性疼痛。几年前，他参加了一个互助小组来缓解、释放压力。现在他已经成为当地慢性疼痛协会的主任。他觉得在事故发生之前，从来没有想过自己拥有成为领导者的天分，是慢性疼痛教会了他要坚持不懈，朝着一个目标努力。对戴先生来说，"感觉到我参与其中并在帮助他人"才是关键。

（五）与医护人员合作共同管理疼痛

本书的重点是自我管理，但自我管理并不意味着独自管理慢性疼痛。当您感到担忧或不确定时，请寻求帮助或建议。如果症状很严重且持续很长时间，或者症状是在您开始服用新的药物或接受治疗后才出现的，请咨询医护人员。协作和伙伴关系是有效护理的基石（见第十一章"与家人、朋友和医护人员沟通"）。医护人员是健康领域的专家，他们可能是您最有价值的顾问。但您是自己生活的专家，知道疼痛如何影响您的日常生活。因为您负责管理日常病情，所以医护人员提出的建议和生活方式的改变必须基于您的需求。

本书中给出了一些具体的例子，讲解了出现某些症状时应该采取什么行动。当出现症状时,确定何时采取行动是您与医护人员的合作变得至关重要的时刻。良好的治疗成效依赖于与医护人员的良好沟通。让我们来看几个例子:吴女士、周先生和郝阿姨都患有关节炎,并影响到了他们的背部、手和膝盖。医生已经根据病情开了药,但到目前为止,他们的疼痛并没有好转。

▶ 吴女士告诉医生,她有时会忘记吃药,也很少锻炼,并且她超重了。医生和她交流后一起制定了一个计划,来提醒吴女士按时服药、开始进行锻炼,并减少食物的摄入量。

▶ 周先生在他的健康检查报告中说,他正在服用药物、锻炼身体,并且保持健康饮食,但有时药物会让他的胃不舒服。医生决定调整他的药物,因为他目前服用的药物效果不明显,而且有令人不愉快的副作用。

▶ 郝阿姨不想服用她的处方药。她正在尽一切努力控制自己的疼痛:积极锻炼身体、分散注意力和放松,并保持健康饮食。然而,她发现有时她还是不得不整天躺在床上,因为疼痛太剧烈了。医生告诉她要定期服药,那样感觉会好很多。最后,她决定试着每天服用药物,坚持一个月,然后向医生汇报情况。

上述患者的关节炎管理过程各不相同。他们的治疗计划也是不同的,这取决于患者是如何做的,以及与医疗团队的沟通结果。有效的疼痛自我管理得益于患者的细心以及与医护人员充满信任和开诚布公的沟通。

(六)关于慢性疼痛需要知道的其他事情

▶ 您不应该受到责备。慢性疼痛的发生或能否治愈不是您能决定的,因为慢性疼痛的产生由遗传、生物、环境和心理因素共同作用。但是您可以做很多事情来管理慢性疼痛。记住,虽然您不是造成疼痛的人,但您有责任采取行动来管理疼痛。

▶ 结伴同行。孤独感是慢性疼痛常见的副作用之一。尽管朋友和家人会支持您,但他们往往无法感同身受。然而,有些人亲身体验过患慢性疼痛的生活。本章开始我们就说过多达四分之一的人患有慢性疼痛。与其他病友交流可以减少您的孤独感,帮助您了解将要发生什么。像您这样患慢性疼痛的人可以分享如何在日常生活中管理症状和感觉的实用建议。与他人接触的其他好处包括收获帮助他人管理疾病的经验,这可以帮助您发现自己的优势所在,并在管理自己的病情时发挥更积极的激励作用。也可以通过了解别人如何管理慢性疼痛来得到支持——您可以从任何地方找到真实人物的真实故事:书籍、网站、博客、社交媒体或群组;也可以通过与他人的电话交谈,通过在线或面对面的互助小组获得支持与帮助。

▶ 疼痛不是生活的唯一。很多时候,疼痛会成为一个人生活的中心,但生活不是只有疼痛——疼痛只是一部分。生活不仅仅是去医院和管理症状,更重要的是去做您喜欢的事情。您可以种种花草,看一场日落来享受大自然,或者醉心于一场亲密的长谈或一顿美味的晚餐,与家人或朋友赞美亲情与友情。想办法给自己带来快乐对慢性疼痛的自我管理至关重要。把注意力放在您的能力和优势上,而不是残疾和问题。帮助别人是提高对自己能力认知的途径,而不应只注意到自己的无能。微小的进步也值得庆祝。如果说慢性疼痛启示了我们什么,那就是要更充实地生活。无论您患有何种疼痛,都有办法强化功能、提高控制感,找回生活的乐趣。

▶ 疾病可能是一个机遇。尽管听起来很奇怪,但慢性疼痛可以使生活更丰富。它让您重新思考什么是重要的,改变优先事项,并朝着以前您可能从未考虑过的令人兴奋的新目标前进。

六、慢性疼痛自我管理自我测试

以下的自测是一个有用的工具,可以帮助您了解自己的疼痛,比如疼痛有多严重,它如何影响您的身体和情绪。为了对疼痛进行自我管理,您需要先了解和理解您的疼痛。

慢性疼痛自我管理自我测试问卷

为了帮助您自我管理疼痛,请完成此自测。完成后可以给自己打分,并根据得分找到更多信息。

1. **疲劳程度** 圈出一个数字描述过去两周您的疲劳程度。

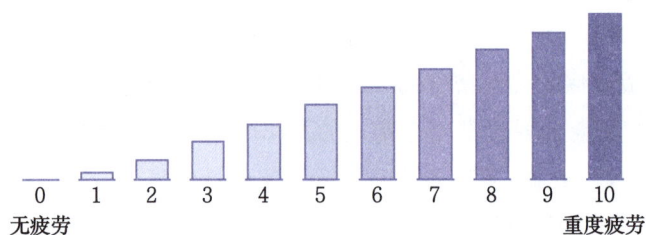

```
0   1   2   3   4   5   6   7   8   9   10
无疲劳                              重度疲劳
```

在这里写下您的疲劳评分。**我的疲劳评分_____。**

2. **睡眠状况** 圈出一个数字描述过去两周您的睡眠状况。

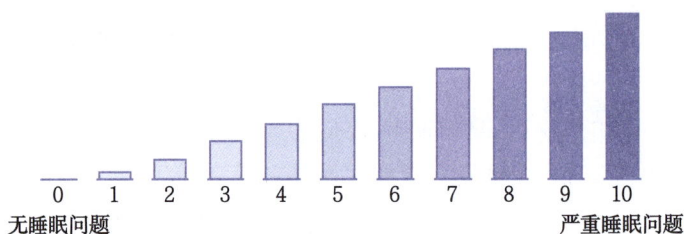

```
0   1   2   3   4   5   6   7   8   9   10
无睡眠问题                          严重睡眠问题
```

在这里写下您的睡眠评分。**我的睡眠评分**_____。

3. **疼痛强度** 圈出最能描述<u>过去两周内</u>您疼痛强度的数字,从 0 分(无痛)到 10 分(剧烈疼痛)。

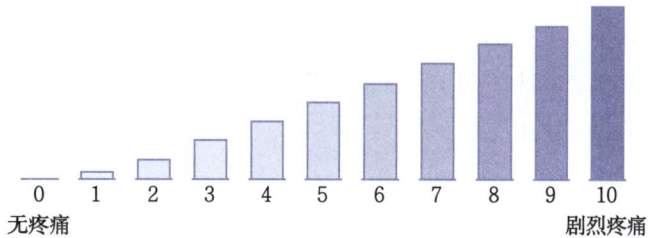

| 0 | 1 | 2 | 3 | 4 | 5 | 6 | 7 | 8 | 9 | 10 |

无疼痛　　　　　　　　　　　　　　　　　剧烈疼痛

在这里写下您的疼痛评分。**我的疼痛评分**_____。

4. **干扰日常生活程度** 圈出一个数字描述<u>过去两周内</u>,疼痛在什么程度上影响了您的日常活动,从 0 分(无干扰)到 10 分(重度干扰)。

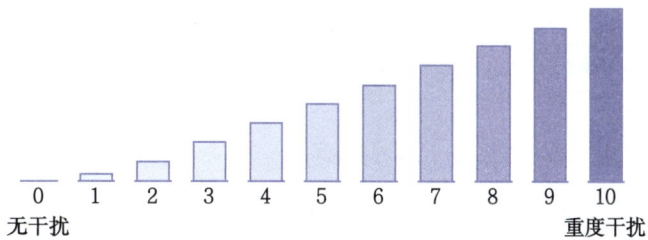

| 0 | 1 | 2 | 3 | 4 | 5 | 6 | 7 | 8 | 9 | 10 |

无干扰　　　　　　　　　　　　　　　　　重度干扰

在这里写下您的干扰评分。**我的干扰评分**_____。

5. **健康担忧** 范围为 0 ~ 4 分,<u>过去两周</u>,您曾(每个问题请圈出一个数字):

	从不	偶尔	有时	大部分时间	几乎一直
(1)因疼痛或健康问题而气馁	0	1	2	3	4
(2)担心未来的健康	0	1	2	3	4
(3)为健康而感到烦恼	0	1	2	3	4
(4)因疼痛或健康问题而感到沮丧	0	1	2	3	4

将圈出的四个数字相加,得到您的担忧评分。**我的担忧评分**_____。

6. **体育活动** 我们想知道更多关于您的耐力运动情况(心脏强化运动或有氧运动)。耐力运动包括散步、跑步、跳舞、游泳、划船、骑自行车、越野滑雪等。注意:拉伸不是耐力运动。

请在每个空格中填写您上周每天进行耐力运动的<u>总分钟数</u>,没有则填 0。一定注意,是每天的总时间。这些时间可以分散在一天的各个时间段。

周一_____　　　周二_____　　　周三_____　　　周四_____

周五_____　　　周六_____　　　周日_____

评分：

有多少天您的锻炼时间不超过 10 分钟？_____

有多少天您的锻炼时间超过 10 分钟但少于 30 分钟？_____

有多少天您锻炼 30 分钟及以上？_____

7. 身高和体重

您的身高：_____cm

您的体重：_____kg

您超重吗？

是　否　（如果您不确定，请看第 201 页的体质指数表，找到您身高对应的健康体重）

8. 疼痛管理　当您感到疼痛时，您经常（请在每个问题上圈出一个数字）：

	从不	几乎没有	偶尔	有时	经常	总是
(1) 试着忽略疼痛，假装它不存在	0	1	2	3	4	5
(2) 想象这不是疼痛，而是一种其他感觉，比如温暖、麻木	0	1	2	3	4	5
(3) 用心理技巧或唱歌忘记疼痛	0	1	2	3	4	5
(4) 改变对疼痛的看法	0	1	2	3	4	5
(5) 练习想象或引导想象，比如想象自己在别的地方	0	1	2	3	4	5

评分：将圈出的 5 个数字相加，得到您的管理评分。**我的管理评分**_____。

9. 药物　您现在正在服用麻醉止痛药品来止痛吗？　是　否

麻醉止痛药品包括：

• 氢可酮（维柯丁®）

• 羟考酮（奥施康定®，对乙酰氨基酚®）

• 羟吗啡酮（奥帕纳®）

• 吗啡（Kadian®，Avinza®）

• 可待因

• 芬太尼

您家里是否有阿片类药物？　是　否

七、慢性疼痛自我管理自我测试——解读

我们建议您做上面这些测试，然后开始自我管理之旅。最好每 2 ~ 3 个月重新做一次测试，看看自己的进步。以下是每个类别的参考分数及含义。

（一）疲劳

如果您的评分是：

0 ~ 4 分，疲劳可能不是您最关心的问题。虽然您想改善疲劳，但您可能更想解决另一个更棘手的问题。好消息是，本书中的几乎所有工具，只要经常使用，都能帮助您对抗疲劳。

5 ~ 7 分，疲劳可能是您十分关心的问题。疲劳可能与您的疼痛有关。好消息是，通过每天练习，您可以大大减轻疲劳。首先请阅读第四章"了解和管理常见症状和情绪"相关内容。

8 ~ 10 分，疲劳可能是您重要的健康问题。您应该告诉医护人员您的疲劳程度。疼痛和一些药物会导致疲劳或使其恶化。您可能需要更换药物。您有按医嘱服药吗？如果没有，正确服用药物可能会有所帮助。好消息是，通过每天练习，您可以大大减轻疲劳。首先请阅读第四章"了解和管理常见症状和情绪"相关内容。

（二）睡眠

如果您的评分是：

0 ~ 4 分，睡眠可能不是您主要担心的问题。虽然您想进行睡眠管理，但可能更想解决另一个更棘手的问题。好消息是，本书中的几乎所有工具，只要经常使用，都能帮助您获得更好的睡眠。

5 ~ 7 分，睡眠可能是您关心的一个重要问题。疼痛和睡眠问题通常相互影响，并且构成恶性循环。好消息是，通过每天练习，您可以大大改善睡眠问题。首先请阅读第四章"了解和管理常见症状和情绪"相关内容。

8 ~ 10 分，睡眠可能是您的主要问题。应该告诉医护人员您的睡眠问题。疼痛和一些药物会导致睡眠问题。您可能需要更换药物。您有按医嘱服药吗？如果没有，正确服用药物可能会有所帮助。好消息是，通过每天练习和良好的睡眠自我管理，您可以获得更好的睡眠。首先请阅读第四章"了解和管理常见症状和情绪"相关内容。

（三）疼痛

可以从多种角度来谈论疼痛,让我们只考虑其中两个方面。有时人们的疼痛程度较低,但却可能在很大程度干扰了人们想做的事情。第一,您的日常疼痛程度是怎样的(自测的疼痛强度部分)？第二,疼痛会在多大程度上干扰您的日常行动(自测干扰日常生活程度)？

如果您的疼痛强度和干扰日常生活程度的评分在 0 ~ 4 分之间:

疼痛不是您的主要问题。这可能意味着您正在很好地控制疼痛和健康。但是,总有新的东西需要学习。

如果您的疼痛强度和干扰日常生活程度的评分都在 5 分及以上:

疼痛是您关心的一个重要问题。疼痛通常与疲劳、睡眠不足、抑郁和压力有关,这些因素之间存在着恶性循环。好消息是,通过每天练习,您可以大大减轻疼痛,以及减少疼痛对日常生活的干扰。您可以从本章开始学习一些有关疼痛的知识,当您的疼痛强度和干扰日常生活程度的评分升高时,也可以参考更多的相关书籍和信息。

如果您的疼痛强度评分在 0 ~ 4 分之间,干扰日常生活程度评分在 5 分及以上:

评分意味着您的日常疼痛不是太强烈,但严重干扰了您的日常生活。思考疼痛为什么会干扰您,又是如何干扰的。是因为容易疲劳或者过度疲劳吗？如果是这样,请阅读第六章"调整节奏　享受轻松和安全的生活"。您的疼痛是由肌肉或关节疼痛引起的吗？如果是这样,那就从第八章"运动让您感觉更好"中的轻松运动计划和练习开始。这些练习非常温和,旨在帮助您在不加重疼痛的情况下运动。您害怕跌倒吗？第八章的平衡运动是一个很好的开始。超重也可能是疼痛的主要原因,您可以在第十章"健康体重与慢性疼痛自我管理"中了解如何达到并保持适当的体重。

（四）健康担忧

如果您的评分是:

0 ~ 4 分,您可能很少或没有不好的情绪。无论您从本书的何处开始,您的担忧可能会更少。

5 ~ 8 分,您正在遭受一些不好的情绪。这并不奇怪,因为慢性疼痛会导致慢性压力和焦虑。您可能需要从阅读第五章"运用思维去处理症状"中关于困难情绪的内容开始。无论您决定从哪一部分开始,本书中几乎所有的自我管理活动都能帮助您更好地处理忧虑。

9 ~ 16 分,您正在遭受很多关于疼痛和健康状况的担忧和不好的情绪困扰。这些问题可能很严重,您应该和临床医生、心理医生或社工谈谈。寻求帮助是成为优秀自我管理者的一部分。无需沮丧,大胆寻求帮助吧。通过阅读第五章"运用思维去处理症状"中第75 ~ 89 页开始学习更多内容。有很多方法是有效的,如自我管理、谈话治疗和／或药物治疗。

阅读第十一章"与家人、朋友和医护人员沟通"，为与医疗保健专业人员的谈话做好准备。

（五）身体活动

身体活动和锻炼对每个人都很重要，尤其是那些经历疼痛的人。有些疼痛是由于肌肉和关节无力造成的。温和的运动有助于增强肌肉，减轻疼痛。

如果您上周4天及以上锻炼不到10分钟，那您的运动量不够。建议每周锻炼4~5天，每天不少于30分钟。现在就是开始的最好时机！

▶ 至少每隔一天开始轻松运动计划。您可以在第八章"运动让您感觉更好"中找到所有练习的图片。

▶ 随着轻松运动计划变得越来越容易，每周增加4天5~15分钟的步行。了解更多关于耐力锻炼的内容，请参阅第七章"锻炼和身体活动"。

▶ 如果您只能完成轻松运动计划，那也很棒了！坚持运动就会有所帮助。

如果您上周锻炼4天及以上，每天超过10分钟但少于30分钟，那说明您已经行动起来了。恭喜您！建议每周锻炼4~5天，每天不少于30分钟。为了达到最佳效果，建议您在目前锻炼计划的基础上：

▶ 阅读第七章"锻炼和身体活动"和第八章"运动让您感觉更好"。

▶ 做几次轻松运动计划（见第146~159页）。注意这些动作带给您的感觉，您可能会发现身体的某些部位需要提升柔韧性和力量。

▶ 在一周的大部分时间（4~5天）进行适度的耐力锻炼，争取每天锻炼30分钟。这30分钟不需要一次性完成。例如，您的目标可以是每天锻炼3次，每次10分钟，每周锻炼4~5天。

▶ 每周的大部分时间也做一些柔韧性和/或力量锻炼。

▶ 耐力运动前后的柔韧性训练有助于预防肌肉酸痛和损伤。

▶ 力量训练有利于强身健骨，令您精力充沛。

▶ 每隔一天做一次力量训练，每周2~3天。

如果您上周锻炼了4天及以上，每天超过20分钟但少于30分钟，做得很好！您几乎达到了建议量。建议每周锻炼4~5天，每天不少于30分钟。只要在您现在的基础上再多做一点，就达到标准了。记住，不必一次性做完所有的运动，可以分成一天几次。

▶ 考虑做轻松运动计划（见第146~159页）。虽然这看起来很容易，但您可能会发现一些以往锻炼不足的身体部位。

▶ 您也可以阅读第七章"锻炼和身体活动"和第八章"运动让您感觉更好"。

如果您上周锻炼了4天及以上，每天不少于30分钟，哇！看起来您已经做了很多耐力训练了！祝贺您，做到了坚持运动！

▶ 最好逐渐增加耐力运动天数。您的目标是每天做 30 ~ 60 分钟的耐力训练。

▶ 记住,柔韧性或力量锻炼也是一个完整健身计划的重要组成部分。如果这些您做得不多,可以在耐力训练前后增加一些柔韧性训练。这样做有助于防止肌肉酸痛和受伤。您可以从第八章的"轻松运动计划"开始,然后阅读第七章"锻炼和身体活动"和第八章"运动让您感觉更好"。

(六)体重

人们通常不会想到,超重也会导致疼痛。然而,超重会增加肌肉、关节和骨骼的负担。想象一下,连续举起四个不同的袋子,一个装了三个苹果(重 2 斤),一个装了 9 个苹果(重 6 斤),一个装了 18 个苹果(重 12 斤),最后一个装了 30 个苹果(重 20 斤)。每个袋子可能都比前一个更难举起,您可能还会感到背部、手臂、肩膀、臀部、膝盖或脚越来越痛。当您放下较重的袋子时,疼痛就消失了。

如果您超重,减重可以减轻疼痛。在第十章"健康体重与慢性疼痛自我管理"的第 201 页,找到您的身高和体重数据对应的 BMI。BMI 是衡量一个人是否体重过轻、健康或超重的最佳指标之一。第 200 页的信息可以帮助您更好地了解 BMI。

如果 BMI 低于 $18.5 kg/m^2$,您的体重过轻。您可以在第十章"健康体重与慢性疼痛自我管理"的第 209 页找到帮助您增加体重的信息。

如果 BMI 在 $18.5 ~ 25 kg/m^2$ 之间,您的体重很健康,这样很好。您可能需要回顾第九章"健康饮食与疼痛自我管理"以及第十章"健康体重与慢性疼痛自我管理"。即使体重正常者,也可能存在一些健康饮食误区,因此也需要学习。

如果 BMI 在 $25 kg/m^2$ 及以上,您超重了。超重可能会加重您的疼痛。只要减掉 5% ~ 10% 的体重就可以产生很大影响,比如对于体重 180 斤的人来说,只需减 9 ~ 18 斤。减重,无论多少都是有帮助的。您可以在第十章"健康体重与慢性疼痛自我管理"中找到更多如何减重并维持的方法。第九章"健康饮食与疼痛自我管理"将帮助您作出健康饮食的正确决定。

(七)疼痛管理

当患有疼痛时,您的思维很重要。您知道吗,只有神经向大脑传递信号,我们才会感到疼痛。愤怒、沮丧以及疼痛这些感觉的形成,都来源于大脑中同一部位。毫无疑问,通过利用思维,可以减轻疼痛。

如果您的评分是:

21 ~ 30 分,您经常运用思维来管理疼痛,这对您有好处!您可以在第五章"运用思维去处理症状"中找到更多有用的提示。如果您在疼痛管理自测中对第 5 项的回答低于 4 分,请务必阅读"积极的想法和自我对话"的内容(见第 80 ~ 82 页),并练习放松技巧。

11 ~ 20 分,您可能没有尽可能地运用思维来缓解疼痛。可能您做得还不够,或您的努力并没有出现预期的效果。您可以通过阅读第五章"运用思维去处理症状"得到帮助。如果您在疼痛管理自测中对第 5 项的回答低于 4 分,请务必阅读"积极的想法和自我对话"的内容(见第 80 ~ 82 页),并练习放松技巧。

0 ~ 10 分,显然您没有运用思维来管理疼痛,最多只使用了一两个技巧。建议您阅读第五章"运用思维去处理症状",并选择一两个方法去尝试。记住,疼痛的缓解过程是缓慢的,所以先试用两周,再确定这个方法是否适合您。如果您在疼痛管理自测中对第 5 项的回答低于 4 分,请务必阅读"积极的想法和自我对话"的内容(见第 80 ~ 82 页),并练习放松技巧。

(八)药物

麻醉止痛药品通常对短期疼痛很有帮助,如术后疼痛。您需要知道,长期服用药物会引起更多的疼痛。

如果您目前正在服用或考虑使用麻醉止痛药品治疗疼痛,请阅读第十五章"慢性疼痛的药物治疗及其他疗法"中的第 281 ~ 284 页。减少或停止麻醉止痛药品的使用,需要专业医生帮助您逐渐减少。减少药量通常需要几个月,才不会引起戒断症状或疼痛的增加。

研究发现,超过一半的美国人家里有麻醉止痛药品,这些药品通常随意放在架子上或抽屉里,客人、保姆、孩子都能随意接触到。滥用麻醉止痛药品的一个主要原因是家庭存放不当。如果您家里有此类药物,请安全处置它们,不要随意丢弃。最好询问药剂师如何妥善处理。

(曹梦瑶　董建群)

第二章

成为一个积极的
自我管理者

患慢性疼痛后您必须成为一个自我管理者。每天如何生活、做什么样的决定，这些都会影响您的病情、健康情况和生活质量。例如，有些慢性疼痛患者会选择逃避的方式，不再做自己喜欢的活动，而是待在床上，或减少社交活动，疼痛成为他们生活的中心。而有些病情或症状类似的慢性疼痛患者，生活并没有受到疾病带来的太多影响，这些人可能不得不改变自己所做的一些事情或做这些事情的方式，但他们的生活仍然是充实和积极的。自我管理者对自己能做到的 90% 的事情更加关注，而不是总想着自己做不到的那 10% 的事情。只要慢性疼痛患者将做事和生活的方式进行一些调整，生活将依然充实和积极。

上述两类慢性疼痛患者的状态截然不同，不是因为他们所患疾病本身不同，而是对待疼痛的管理方式不同。请注意"决定"这个词。自我管理就是作出决定：是积极面对还是逃避现实，是寻求帮助还是默默忍受。作为一名自我管理者，您需要作出一个决定。

一、自我管理任务和自我管理计划

学习和掌握本书中的信息和技能，可以使您成为一名积极的管理者。做一名积极的自我管理者意味着您已经准备好并愿意完成以下任务。

▶ **疾病管理——关注自身健康状况。**当患慢性疼痛时，您应该遵循治疗方案，例如服药和采取新的健康行为，包括锻炼、健康饮食、克服消极想法。您也要了解自己的健康状况，不懂就问，并与医疗保健医生、家人和朋友分享这些信息。积极参与规划治疗方案，监测和报告病情，并与医疗保健团队的所有成员分享您的喜好和目标。

▶ **角色管理——继续进行正常的生活。**工作、爱好、社交、志愿服务和陪伴家人，这些都是生活中对您来说重要和有意义的事情。有时您可能需要调整做这些事情的方式，但要继续做下去。作为一个自我管理者，在日常生活中加入新的健康行为，如体育锻炼、健康饮食、遵医嘱服药等，同时也要戒除不健康的习惯，如吸烟。

▶ **情绪管理——管理好自己的情绪。**慢性疼痛会带来情绪上的变化。您可能会感到愤怒，对未来的不确定，会因为预期的改变和未实现既定目标而感到难过，有时甚至会感到抑郁。患慢性疼痛并伴有这些情绪也会影响您与家人和朋友的关系。这些感觉是每个人在生活中都会经历的"起起落落"的一部分。一名自我管理者应该认识到这一点，并致力于学习如何处理情绪。

自我管理任务

▶ 疾病管理——关注自身健康状况。

▶ 角色管理——继续进行正常的生活。

▶ 情绪管理——管理好自己的情绪。

记住：您是自己生活的管理者，就像一个组织或一个家庭的管理者一样，您需要信息、各种有用的工具或技能，以及一个全面的计划来完成这些自我管理任务。本书就是为了介绍这些而设计的。自我管理计划的步骤参见以下方框中的内容。

自我管理计划

1. 确定您想要完成的目标。

2. 寻找各种方法来实现您的目标，包括解决问题、作出决定和行动计划，以及使用本书介绍的其他工具。

3. 给自己起草一个短期行动计划，并决定何时何地启动该计划，以及实施步骤。

4. 执行您的行动计划。

5. 检查行动计划的落实情况。

6. 根据需要调整行动计划。

7. 为自己的成功奖励自己。

虽然本书讨论了许多自我管理工具，但本章首先介绍三个最重要的工具：解决问题、作出决定和行动计划。这些工具可以帮助您决定哪些其他工具最适合您，以及何时、如何成功地使用这些工具。

二、解决问题

问题有时从一种普遍的不安感开始，比如您不开心，但又不知道为什么。仔细想想，发现自己想念住在远方的亲戚。确定了问题后，您决定去拜访这些亲戚。您知道想要完成什么，但是现在您需要列出解决问题的方法。

过去您总是开车去看望亲戚，但现在开一天车对您来说太累了，所以您考虑其他方法。选择有很多，例如您可以中午出发，而不是一大早出发，用两天的时间开完这段路程，而不是一天；您也可以找个朋友一起开车；另外，乘坐火车可以到达离亲戚家 32 公里的地方；或者您也可以乘飞机。最终，您决定乘火车。

即使您决定了乘火车看望亲戚，这次旅行似乎依然很棘手，因为要做的准备太多了。您决定写下所有想法，并让旅行成为现实。这些准备包括找到一个合适的出发时间、买票、弄清楚如何携带行李、弄清楚如何去火车站和从哪一站出发、确认自己的腿脚是否灵便、是否可以顺利地上下火车以及在行驶的火车上是否可以稳步行走至餐车或洗手间。

随后，您想出了一些方法来解决上述问题。您决定打电话咨询铁路公司能提供什么帮助；也决定开始每天走一小段路，包括上下楼走几步，这样您的脚就会更稳。接下来的第二天，您给铁路公司打了电话，同时启动了您的行走锻炼计划。

一周后您检查了行动的结果。回头看看所有完成的步骤，您发现给铁路公司打电话可以回答您的很多疑问。铁路公司可以帮助行动不便的人，也有办法解决您的许多问题。然而，您仍然担心出行。另外，即使您每天都在走路锻炼，并且取得了一定的效果，但您走路仍然不是很稳。这时，您可以咨询理疗师改变您最初的计划，理疗师建议您使用拐杖。虽然您不喜欢使用拐杖，但您明白在行驶的火车上，拐杖会给您带来更多的安全保障。

这就是您为了实现旅行的这个目标而解决问题。让我们回顾一下解决问题的具体步骤。

1. **识别问题**　这是解决问题的第一步，是最重要的一步，通常也是最困难的一步。例如，您可能认为爬楼梯是个问题，但仔细分析就会发现，真正的问题是您害怕摔倒。

2. **列出解决问题的方法**　您可能会想出一个很好的清单。您可能也想询问朋友、家人、医疗团队成员或寻找社区资源，这些是您的顾问。与顾问沟通有一点需要注意：如果您不能很好地描述问题，这些人就无法帮助您。例如，您不能走路是因为您的脚疼，还是因为找不到合适的鞋，这是两个不同的问题，解决办法也不同。

3. **选择一种方法尝试**　当您决定尝试新方法时，应该了解新的活动通常是不容易的。但是只有尝试了，才能确定这个潜在的解决方案是否行得通。请给一个新方法一次公平的机会！

4. **查看结果**　在您对自己的想法进行了公平地测试之后，弄清楚您是如何处理这些问题的。如果一切顺利，您的问题将得到解决。

5. 如果有的问题没有被解决，选择另一种方法，继续尝试。

6. **利用其他资源**　如果您仍然没有一个好的解决方案，请咨询您的顾问以获得更多的想法。

7. 最后，如果您已经完成了所有的步骤，直到所有的想法都用尽了，而问题仍然没有解决，您可能不得不接受您的问题现在可能无法马上解决的事实，这有时很难做到。一个问题现在不能解决，并不意味着以后也不能解决，也并不意味着您的其他问题现在也不能解决。

即使这条路被堵住了,也可能有其他选择。不要放弃,继续坚持。

解决问题的步骤

1. 识别问题。
2. 列出解决问题的方法。
3. 选择一种方法尝试。
4. 查看结果。
5. 如果第一个想法行不通,可以选择另一个。
6. 利用其他资源。
7. 接受这个问题现在可能无法马上解决的事实。

三、权衡利弊,作出决定

作决定是自我管理工具中的另一个重要工具。作决定的一些步骤就像我们刚才讨论的解决问题的步骤,可以帮助您解决问题和作出决定。

1. **确定可用的选择** 例如,您可能需要作一个决定:让人帮忙做家务,还是继续自己做所有的家务。很多时候我们的选择就是:是想改变一种生活方式或行为,还是完全不改变。

2. **确定您想要的** 尽可能地继续您的正常生活,有更多的时间和家人在一起,而不是花很多时间去修剪草坪或打扫房子,可能对您来说是重要的。确认您最深层次的、最重要的价值观(比如花时间陪伴家人)有助于设定优先级,并增加您改变的动力。本书第五章将讨论关于价值观的内容。

3. **写下每一种选择的利弊** 为选择的利和弊都列出尽可能多的内容。不要忘记每种选择所带来的情感和社会影响。

4. **对利弊表中的每一项按5分制打分** 1分表示"不重要",5分表示"非常重要"。

5. **将每一栏的评分相加,并比较其利弊** 总评分较高的那一栏将给出您的决定。如果总分接近或您仍然不确定,继续下一步。

6. **应用"直觉"测试** 例如,重新开始兼职工作对您来说合适吗?如果您的感觉和得分一致,您可能已经作出决定了。如果不一致,您可能会觉得"直觉"比得分更准。当您的感觉与分数不一致时,它会帮助您理解您作出决定的原因是情绪化的。此外,您可能会决定您需要更多地探索这些感觉,收集更多的信息,或者与您的医疗团队、家人或朋友等其他人进行更多讨论。

<h2 style="text-align:center">作出决定的例子</h2>

我应该请人帮忙打扫房间吗？

利	评分	弊	评分
我会有更多时间	4	价格太贵了	3
我会更轻松	4	很难找到好的帮手	1
我会有一个干净的房间	3	他们不会按照我的方法做事	2
		我并不想让陌生人进我家里	1
总计	11		7

计算"利"列总分,然后计算"弊"列总分。在这个例子中,您的决定是请人帮忙,因为"利"列得分(11 分)明显高于"弊"列得分(7 分)。如果您觉得这是对的,您就有答案了。

现在轮到您了!试着用下面的表来作决定。您可以在本书上直接填写。

我需要确定:＿＿＿＿＿＿＿＿＿＿＿＿＿＿＿＿＿＿＿＿＿＿＿＿＿＿＿＿＿＿

利	评分	弊	评分
总计			

注:每一项按 5 分制打分,1 分表示"不重要",5 分表示"非常重要"。

<h2 style="text-align:center">作出决定的步骤</h2>

1. 确定可用的选择。
2. 确定您想要的。
3. 写下每一种选择的利弊。
4. 对利弊表中的每一项打分。
5. 将每一栏的评分相加。
6. 应用"直觉"测试。

成功解决问题和作出决定的关键是采取行动。接下来我们来谈谈采取行动这个话题。

四、采取行动

到目前为止,已经介绍了解决问题和作出决定的步骤。但知道怎么做是不够的,必须采取行动,建议您从一次做一件事开始。

有时我们会因为不了解某事而失去了选择的机会。就像前面提到的那位无法长途驾车的旅行者,他可以列出很多备选的旅行方案,最后选择乘火车旅行。

生活的不确定性

生活中的不确定性让人难以接受。然而,这种不确定性是大多数人无法避免的。不确定性是情绪起伏的原因之一。患慢性疼痛后,我们会觉得丧失了一些安全感和控制感,这种感觉有些可怕。就像我们沿着自己的人生道路行走,突然有一天被迫绕道去一条不同的、原本不想去的道路。即使我们与卫生专业人员合作,开始新的治疗方法,这种不确定性仍然存在。当然,每个人都有一个不确定的未来,但大多数人都不会想到这一点。当您患慢性疼痛时,这就成为您生活中重要的一部分。您不确定您未来的健康状况,也许也不确定您是否有能力继续做您想做、需要做、喜欢做的事情。许多人发现在接受不确定性的情况下作决定非常具有挑战性。学习本章的内容可以帮助您在不确定的情况下更好地作出决定。

(一)设立目标

在采取行动之前,您必须先决定您想做什么。陈述目标时要符合实际和具体,想想您真正想做什么。一位自我管理者想爬 20 级台阶到女儿家,这样她就能和女儿一家一起吃顿节日大餐。另一位自我管理者想克服疲劳感,参加晚间的社交活动。还有一位自我管理者想继续骑摩托车,即使他已经不能推动他 450 公斤重的摩托车。

有时候目标看起来像梦想一样遥远、巨大或困难,以至于这个目标很容易就被淹没了,我们甚至不敢去尝试完成。现在,花几分钟写下您的目标(如果横线不够可以再加几行)。

目标:_____

_____

_____

_____

在您想首先完成的目标旁边画一颗星星☆。

除非想到了可能的替代方法,否则不要轻易放弃目标。

(二)探索各种办法

有很多方法可以达到特定的目标。例如,想爬20级台阶者,可以从慢走计划开始,每天只爬几级台阶,或者可以要求换个地方举行家庭聚会。想参加社交活动者可以从短暂的外出开始,或者可以找一个朋友开车带他去参加活动,或者和医疗团队谈谈如何改善疲劳感。摩托车骑手可以买一辆轻型摩托车,使用侧斗,在车上安装"辅助轮",或买一辆三轮摩托车。

如您所见,实现每个目标都有很多选择。列出您能想到的所有选项,然后选择一两个去尝试。

有时候您自己很难想到所有的选择。如果遇到了问题,您可以找顾问进行咨询,就像解决问题时一样。不是让别人来决定您应该做什么,而是请他们提供建议,从别人那里获得新想法非常有帮助,从更多的人、更多的地方寻求新的建议,加入您的建议清单。给相关机构如疼痛管理协会、关节炎协会等打电话咨询也是获得建议的好办法。当地的社区组织、养老中心也能提供一些帮助。您还可以使用可信的互联网来获取帮助。

注意:有时人们从未认真考虑过一些选择,因为认为没得选或者选择不可行。但是在您没有彻底研究过这个选择之前,请不要做这样的假设。我们认识的一位女士一直住在同一个镇上,她觉得自己对社区的资源了如指掌。当她的健康保险遇到问题时,来自另一个城市的朋友建议她联系保险顾问。这位女士拒绝了朋友的建议,因为她肯定镇上没有这种服务。几个月后,她的朋友来拜访她,并打电话给地区老龄局(美国大多数县都有),她才得知附近有三家保险咨询服务机构。在加拿大,类似的服务由省级老年人服务项目提供,在中国由当地社保医保部门提供。摩托车骑手最初认为在哈雷车上加轮子是异想天开,但当一个车店的工作人员提出这个建议时,他开始对此进行研究,最终使用辅助轮使他的骑车生涯增加了15年。简而言之,永远不要想当然,想当然是解决问题和作出决定的大敌。

在这里写下实现您主要目标的方法。在两个或三个您想进一步研究和尝试的方法旁边画上星号☆。

实现目标可能的方法:_____

_____

_____

_____

_____

五、制定短期计划：行动计划

一旦作出决定，有了目标，您就会找到前进的方向。然而，您的目标可能看起来仍然难以实现。我还能怎么运动？我还能怎么画画？我还能怎么_____（您来填空）？成功的秘诀在于不要试图立刻做每件事。相反，做一件您在下周能实际完成的事情。

实现目标的方法就是行动计划。行动计划是短期且可行的，会让您踏上实现目标的道路。行动计划应该是关于您想去做或想完成的事情，帮助您解决问题或达到目标。它是一个帮助您做自己想做的事的工具，不要为了取悦朋友、家人或医生而制定行动计划。

行动计划可能是您最重要的自我管理工具。大多数人都有能力做使他们更健康的事情，但却没做到。例如，大多数慢性疼痛患者都能行走——有些人只能穿过房间，有些人能走半个街区，有些人可以走几个街区，而有些人可以走 1.5 公里或更远。然而，很少有人有一个规律的步行锻炼计划。

一个行动计划可以帮助您做自己应该做的事情。但是制定一个成功的行动计划，最好从您想做的事情开始，它可以是任何事！请按照下述步骤制定一个切实可行的行动计划。

（一）制定一个切实可行的行动计划

首先，决定本周您要做什么。对于一个想更好地步行上楼梯者来说，可能接下来要连续四天每天爬三级台阶。想要继续骑摩托车者可能要有两天，每天花半小时时间研究轻型摩托车和摩托车辅助轮。

确保您的计划是"具体的行动"。"减肥"不是行动计划，因为减肥不是行动，而是行动的结果。相反，决定"喝茶而不是苏打水"是一个行动计划，因为这是一种行为。

接下来，制定一个具体的计划。只是想做而没有行动计划，会让您一事无成。行动计划应回答以下问题。

▶ 您到底要做什么？您要步行锻炼吗？怎样才能少吃点？您会练习哪种分散注意力的技巧？

▶ 您会做多少？这个问题的答案是关于时间、距离、数量或频次的细节。您想走完一个街区？不间断连续走 15 分钟？午餐和晚餐只吃一半？或者这周有五天每天做 15 分钟放松运动？

▶ 您什么时候做这件事？同样，必须是具体的：午饭前？洗澡时？还是下班回家后？把新活动和旧习惯联系起来可以帮助我们更好地完成新活动。在您的行动计划之前，考虑一下什么会促使您完成新的行动。例如，刷牙可以提醒您吃药。或者决定在晚上洗完盘子后做一个 15 分钟放松运动。另一个技巧是在您最喜欢的旧活动之前加入您的新活动。您可能决定在看报纸或看您最喜欢的电视节目之前在街区走走。

▶ 您多久做一次？这个问题有点棘手。我们想每天都做想做的事情,但这不太可能。通常最好决定每周做 3 ～ 4 次活动,给自己留出"回旋的空间",防止有什么事情发生影响计划的完成。如果您能保持每天都做或经常这样做,那当然更好。但是如果您和大多数人一样,那么一周完成 3 ～ 4 次活动会使您感到压力减轻,并能确保完成计划。注意,服药是例外,服药的频次必须完全遵医嘱。

在制定行动计划时,请采取以下步骤。

1. 首先,从您自己的起点开始。换句话说,从小目标开始或者慢慢开始。如果您只能走 1 分钟,步行计划刚开始时每一两个小时走 1 分钟,而不是试着走一个街区。如果您从未做过任何运动,可以先做几分钟热身运动,总共 5 ～ 10 分钟就足够了。如果您想减肥,根据您现有的饮食习惯设定一个目标,比如吃一半。"这周减掉一磅(大约半公斤)"不是一个行动计划,因为它不涉及具体的行动。相比之下,"本周四天晚饭后不吃东西"是一个很好的行动计划。

2. 给自己的时间宽松一些。每个人都有不想做任何事情的时候,所以可以把计划定为一周进行三次而不是每天进行。

3. 一旦制定了行动计划,问自己以下问题:"从 0 到 10 打分,0 分表示完全不确定,10 分表示非常确定。我有多确定自己能完成整个计划？"如果打 7 分或以上,您的行动计划可能是合理的。如果打分低于 7 分,您应该重新考虑行动计划。问问自己为什么不确定,预计会遇到什么问题？然后看看是否能改变计划,让自己对成功更有信心。

4. 一旦制定了一个让您满意的计划,把它写下来,贴在您每天都会看到的地方。想清楚每周的行动计划是一回事,付诸行动是另一回事,把计划写下来更能督促自己付诸行动。记录您是如何做的以及您遇到的问题。本章末尾有一张空白的行动计划表格,复印一下,这样您就可以每周都使用。

一个成功的行动计划

▶ 您想做的事情。

▶ 可以实现的(一周内可以完成的事情)。

▶ 具体行动。

▶ 回答问题:做什么？做多少？什么时候做？做多长时间？

▶ 您完成事情的信心能达到 7 分及以上(0 分代表完全没信心,10 分代表有绝对的信心)。

(二)执行行动计划

如果您的每周行动计划写得很好,而且切实可行,完成它应该相当容易。以下是一些额外的步骤,您可以参考采纳,使完成计划更容易。

▶ 让家人或朋友检查您做得如何。向他人分享自己的进展是促进行动执行的良好动力。

▶ 在执行计划的同时,记录您的日常活动。许多优秀的管理者会列出要完成的任务清单。

▶ 每完成一件事后就把它划掉。通过此举会发现您的计划非常可行和现实,这也有助于您制定未来的计划。

▶ 每天做笔记,包括把您当时不明白的事情记录下来。今后这些笔记可能对日常解决问题有帮助。

在每个周末,看看您是否完成了行动计划,您是否离目标更近了。您能走得更远吗?您瘦了吗?您不那么焦虑了吗?定期回过头来看看您的进展是很重要的。您可能不会每天都看到进步,但应该每周都能看到一些积极的变化。如果遇到问题,可以使用解决问题的方法。

例如,那位爬楼梯的朋友在她计划的前几周没有爬楼梯。每天都有一些事情阻止她采取行动:时间不够、疲惫、天气寒冷等类似的事情。当她回头看笔记时,她发现不能爬楼梯的原因很多,但真正的问题是,她担心自己摔倒时周围没有人帮忙。于是她决定在朋友或邻居在场时使用拐杖爬楼梯。这种调整让她回到了正轨,帮助她完成了行动计划。

成功可以促进健康

生活方式的改变带来的好处不仅仅是养成更健康的习惯。是的,当您积极运动、吃得好、保持有规律的睡眠、戒烟、抽时间放松时,您会感觉更好。同时也有证据表明,任何成功的改变所带来的自信感和对生活的控制力都会改善健康状况。

随着年龄增长或患慢性病,身体能力和自我形象可能会下降。对许多人来说,发现自己不能做过去常做或想做的事是令人沮丧的。通过改变和改善您生活的某个方面,无论是增强身体健康还是学习一项新技能,都会重新获得乐观和能量。关注自己能做什么,而不是不能做什么,您就更有可能过上更积极、更快乐的生活。

(三)边实施边调整(返回解决问题)

当您试图克服障碍时,您的第一个行动计划未必是一个可行的计划。如果某件事不成功,不要放弃——试试其他方法。修改您的短期计划,让步骤更简单,给自己更多的时间来完成困难的任务,选择新的步骤来实现目标,或向顾问咨询和寻求帮助。如果您不确定怎么做,翻到书本的第 29 ~ 30 页再去读一读。

最后需要考虑的一点是:并非所有的目标都是可以实现的。患慢性疼痛可能意味着不得不放弃一些选择。不要总想着您做不到什么,相反,您要开始为另一个您能够并且想要完成的目标而努力。

(四)奖励自己

实现目标、过上更充实和更舒适的生活,是对一名优秀的自我管理者最好的奖励。然而,不必等到目标实现,您可以经常奖励自己短期的成功。例如,如果完成锻炼任务,就可以阅读报纸或访问自己最喜欢的社交媒体网站。因此,阅读报纸或浏览新帖子将成为对您的奖励。一个自我管理者每次只买少量水果,然后每隔一两天步行 800 米到超市去买更多的水果。另一位自我管理者戒了烟,把本来花在买烟上的钱用在了家庭专业清洁上,甚至还有剩下的钱可以和朋友一起去看一场球赛。奖励不一定是时髦、昂贵的物品或高热量的食物,有许多健康的行为可以给您的生活增添乐趣。

六、自我管理工具箱

您可以通过解决问题、作决定和行动计划来完成很多事情。既然您已经理解了自我管理的含义、与之相关的任务,以及这三个关键的自我管理工具,那么您就可以学习其他工具,这些工具将使您成为一个成功的自我管理者。大多数自我管理工具适用于所有的慢性疼痛。书中讨论的其他重要的自我管理工具包括:锻炼、平衡活动与休息、合理营养、管理体重、调整节奏、药物管理、沟通技巧、性和亲密关系、寻找资源、为未来打算等。

当您阅读本书时,请记住以下基本道理。

▶ **症状有多种原因。**症状有许多原因,因此管理大多数症状有许多方法。当您了解症状的性质和原因时,您就能更好地管理它们。

▶ **并非所有方法都适用于每个人。**您需要找出最适合您的方法,要灵活、多尝试。尝试不同的方法并观察效果,以确定哪种管理方法对哪种症状在什么情况下最有帮助。

▶ **学习新技能和管理都需要时间。**给自己几周时间来练习,然后再决定一个新方法是否适合您。

▶ **不要轻易放弃**。新技能,包括锻炼和运用思维来管理健康都需要练习和时间,可能需要一段时间才能观察到收益。即使您觉得自己没有取得任何成就,也不要放弃,要耐心并继续努力。

▶ **方法不应产生负面影响**。如果您在使用其中一种方法时感到恐惧、愤怒或沮丧,请停止使用它。尝试使用另一种方法。

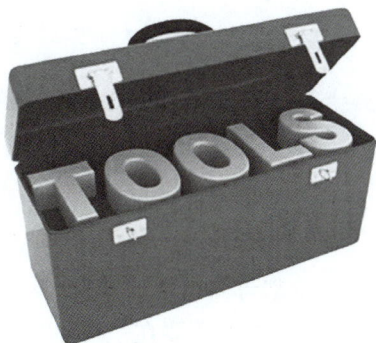

人们如何改变行为

有成千上万的研究用于了解人们是如何改变行为的,或者他们为什么不改变。

▶ **大多数人都是在准备好的时候自己改变的**。是的,医生、顾问、配偶和互助团体好言相劝、唠叨,或者试图帮助人们改变生活方式和习惯。但是大多数人在他们准备好的时候就会改变,而不需要别人的帮助。

▶ **改变不是一个孤注一掷的过程,而是分阶段发生的**。大多数人认为改变是一步一步发生的,每一步都是对前一步的改进。虽然确实有一些人一下子就作出改变,但这是很罕见的。例如,超过95%的成功戒烟者是在经历了一系列挫折和复吸之后才成功戒烟的。大多数情况下,改变的路径更像一个螺旋形而不是一条直线。人们在前进之前往往会回到原来的阶段,"前进两步,后退一步"。反复不是失败,而是挫折,这是行为改变的正常过程。经历这些反复的过程可以帮助人们学会如何维持已改变的行为。挫折可以告诉我们哪些方法不起作用。

▶ **作出改变往往取决于在正确的时间做正确的事**。如果行为改变计划策略的时机不对,效果可能还不如那些完全没有计划的人。例如,当您没有真正决定要改变的时候,制定一份详尽的书面行动计划是没有用的,您可能在开始行动前就已经感到无聊或沮丧了。

▶ **对自己作出改变的能力的信心是成功的关键因素**。相信自己有能力成功是很重要的。它预测了您是否会首先尝试改变,如果行为改变出现反复,您是否会坚持下去,以及您是否会最终成功地作出您想要的改变。

我的行动计划

当您写行动计划时,确保其包括以下内容。

1. 您要做什么(一个具体的行动)。

2. 您准备做多少(时间、距离、数量、频率等)。

3. 您打算什么时间做(哪个时间段,周几)。

4. 您打算一周做多久或多少天。

例:这周,我要在午饭前(什么时间)绕着街区(什么程度)走(做什么)三次(多少频次)。

这周我会_____(做什么)

_____(做多少)

_____(什么时间)

_____(多少频次)

您多大程度上确定自己能完成这个计划?

0	1	2	3	4	5	6	7	8	9	10

完全不确定　　　　　　　　　　　　　　　　　　完全确定

记录:

周一_____

周二_____

周三_____

周四_____

周五_____

周六_____

周日_____

(姜莹莹　朱林)

第三章

寻找资源

知道如何寻找资源和在自己需要的时候得到帮助是自我管理者应具备的一项重要能力。寻求帮助是一种能力，优秀的自我管理者具备寻求并获得帮助的能力。本章提供了一些寻找资源和获得帮助的工具。

不要认为自己什么事都做不了，什么事都需要别人的帮助才能完成，事实并非如此。做您需要做和想做的事情十分重要。找到办法、做成事情将给您带来成就感和满足感。

一、寻找资源：如同寻宝

大多数人都是从向家人或朋友寻求帮助开始的。有时我们不愿意张口去寻求帮助，可能害怕别人觉得自己无能或软弱。自尊心有时候也是绊脚石。事实上大多数人都乐意为他人提供帮助，但是他们不知道怎么能帮到别人，所以您的任务就是告诉他们您需要什么。第十一章"与家人、朋友和医护人员沟通"中对寻求帮助进行了讨论。遗憾的是，有些人没有家人或亲密的朋友。有时候，即使生活中有很亲近的人，您也不能去问；有时家人或朋友不能给予您所需的帮助。值得庆幸的是，在社区和互联网上有很多很棒的资源可供我们使用。

就像在寻宝游戏中，创造性思维会赢得游戏。找到您需要的东西可能是简单地打几个电话或搜索互联网，或者可能需要像侦探一样侦察。社区资源"侦探"必须找到线索并跟踪线索。有时寻宝线索进入了死胡同，这就需要重新开始。

第一步是定义问题和问题的原因，然后决定您想要什么。评估您的状况或情况，然后问自己可以做什么来改善状况或处境，想做什么来改善状况或处境。如果您不能做自己想做的事情，弄清楚是什么阻碍了您。

例如，您发现做饭很困难，站久了对您来说是痛苦的。经过一番思考，您决定继续烹饪。但站着做饭对您来说不可行。您认为如果自己能坐着做饭，那么就能继续做下去。其他有同样问题的人可能会决定点外卖。但您个人的寻宝之旅就是解决如何不用站着就能做饭的问题。

您觉得厨房里的凳子对您来说没用，所以您决定重新设计厨房。"寻宝"开始了。哪里可以找到有经验的建筑师或承包商为身体有缺陷的人改造厨房？您需要一个寻宝的起点。您在搜索引擎中输入"厨房改造"，网上会列出很多广告和建筑师、承包商，信息太多了。也许您需要缩小搜索范围。

在搜索框中输入"为身体残疾者设计的厨房",会得到许多来自消费者和企业的建议,还有一些图片可以给您一些思路。您接触的最初几个承包商对您的问题没有经验,之后终于找到了一家似乎正是您所需要的公司,但它位于320公里之外。

现在怎么办呢?您有几个选择。您可以联系每一个在您搜索中发现的承包商,直到找到您需要的,这可能会很耗时。即使找到了合适的人选,您仍然需要查看其背景。

您还能在哪里找到需要的信息?也许那些和身体残疾者一起工作的人会知道。这些人或机构有很多,如职业和物理治疗师、医疗用品供应商、加拿大独立生活中心,以及美国关节炎基金会或加拿大关节炎协会等组织。最后您决定问一位理疗师朋友。

您的朋友也不了解,但他说:"为了更加方便地使用轮椅,汤姆刚刚把他的厨房重新装修了一下。"这是一条很好的线索。汤姆几乎可以肯定地告诉您做这种工作的人,在进一步行动之前,他可能还会在成本和问题方面提供一些建议。但不巧的是,汤姆帮不上什么忙,他并没有很好的经验,所以他没有很多信息可以帮助您。现在怎么办呢?

您的下一步可能是尝试在社区中找到一个"自然资源"。每个社区都有这样的人,这些"交际高手"或"消息通"似乎了解社区的每个人和每件事。他们往往是在社区生活了很长时间的人,是天生的问题解决者。别人会向他们寻求建议,他们似乎总能帮上忙,提供有用的信息。

这些人可能是您的朋友、生意伙伴、邮递员、医生、宠物医生、街角的店员、药剂师、公交车或出租车司机、学校秘书、房地产经纪人、商会接待员或图书管理员,他们可以被看作信息资源。

有时,擅长寻找资源的人会对"寻宝"乐此不疲,就像现代版的夏洛克·福尔摩斯一样,宣布"游戏正在进行中"并立即加入搜寻。例如,您问邮递员,她告诉您一个承包商的妻子坐轮椅,她送信的时候正好看到了这位承包商把厨房设计得很好,所以她知道这件事。随后您联系上了这位承包商,找到您所需要的一切。

让我们回顾一下这个例子中的内容。找到需要的资源最重要的步骤如下。

1. 评估处境、识别问题。

2. 确定您的需求。知道您能做什么或想做什么来改善您的状况或处境。

3. 寻找资源。

4. 向朋友、家人和邻居征求想法(如果您有网络社交群组,也可以问组内的成员)。

5. 联系可能处理相似问题的人或组织。

6. 识别并询问擅长寻找资源的人。

最后一点:最好的"侦探"会同时追踪几条线索,这将为您节省大量的寻找时间。但要注意,一旦您善于创造性地思考社区资源,您可能就会自然而然地成为一个擅长寻找资源的人!

二、资源库

当需要寻找商品或服务时,您可以求助于某些资源。一种资源往往可以联系到另一种。擅长寻找资源的人是这些资源之一,但社区资源"侦探工具包"需要各种有用的工具。本部分将介绍传统的和新的资源库,以及如何寻找它们。首先介绍一些组织或机构,以及推荐的服务,然后给出互联网搜索的提示信息。

(一)组织和推荐服务

几乎每个社区都有一个或多个信息和推荐服务,一般都会推荐本地区的服务或信息。您也可以查询本地的相关服务电话。

一旦有了可靠的信息和推荐服务的电话号码,搜索将变得容易得多。社区或卫生服务机构有大量的推荐地址和电话号码,可以帮助您找到任何可能遇到的问题的信息。即使没有您想要的答案,也基本能够推荐给您其他可以帮忙的机构。

美国关节炎基金会、美国疼痛协会、加拿大关节炎协会、加拿大慢性疼痛协会等志愿组织提供了丰富的资源。这些机构接受来自个人或企业团体的资助,主要为慢性疼痛患者提供大量的最新资讯、帮助和服务。您可以通过订阅机构信息,以信件或电子邮件的方式定期获取资讯。无须成为会员也可以获得这些机构提供的服务。这些机构是为公众服务的,很多都有很棒的网站。只要您能上网,就可以在任何时间任何地点访问他们的网站。在网络空间里,您可以获得来自世界各地的信息。

您所在的社区还有其他组织提供有关咨询、转诊服务以及直接提供服务,其中包括老年中心、社区中心等社会服务机构,可提供信息、课程、文娱活动、营养课程、法律和税收帮助以及社会活动。

不要忽视当地的老年中心,大多数中心都有可能对资源非常了解的社会工作者。即便不是老年人,也可以使用这些资源。您家附近可能有一个老年中心或社区中心,您所在辖区的政府办公室也可以告诉您这些资源在哪里。

另一个选择是打电话给当地的医院、诊所或健康保险机构的社会服务部门。医生是很好的资源,他们依托于卫生保健服务机构提供身心健康服务。

(二)疼痛科、诊所

如果您附近有一家疼痛诊所或医院有疼痛科,医护人员可以提供大量信息,也可以帮助您缓解疼痛。疼痛门诊专注于所有类型慢性疼痛的诊断和管理,而不仅仅是背痛或头痛,这些地方汇集了慢性疼痛各方面的专家。除了药物和手术,他们还提供替代治疗,例如放松技巧、物理和职业治疗、营养建议以及行为和心理治疗。如果您正在应对减少或不使用阿片类药物的问题,疼痛科/诊所医生熟知如何减量,可以帮您解决这个问题。如果他们觉得您需要更多的治疗,可以将您转诊至康复计划。

疼痛科/诊所是帮助持续性慢性疼痛患者的重要机构。疼痛科为患者提供了整合服务,帮助患者树立信心、缓解疼痛。如果您还没有在疼痛科就诊,请家庭医生帮助您进行转诊。

（三）图书馆

如果您要寻找有关健康的信息,公共图书馆是一个特别好的资源。图书馆不仅提供藏书,还可以提供丰富多样的资源。

即使您是一个经验丰富的图书馆常客,向图书管理员咨询一下也是个好主意,以确保您没有任何遗漏。图书管理员每天都在办公桌上看到大量的资料,他们对当地社区也很了解(甚至可能是当地善于寻找资源的人)。如果您不能去图书馆,也可以打电话或在网上联系他们。

除了市或县图书馆外,有些社区还有其他更专业的医疗图书馆。您可以了解所在地区是否有医疗图书馆。例如加拿大国家医疗图书馆,专门提供与医疗有关的资源,它们通常有一个信息量丰富的电子数据库以及常用的印刷品、录音磁带和录像带材料。这些图书馆一般由非营利组织和医院维护,有时会收取少量使用费。即使社区没有医疗图书馆,您也可以在线联系大多数的医疗图书馆。

大学和学院也有图书馆。其出版物几乎包含了所有主题,与健康有关的出版物尤其广泛。您可以找到从有机园艺到详细营养食谱的大量信息。公立大学和学院的图书管理员可以提供很多帮助。

如果您足够幸运,所在的社区有一所医学院,您可能可以使用其医学图书馆。然而,这是一个获取信息的地方,而不是在任务方面寻求帮助的地方。当然,您可以期待在医学图书馆找到大量关于疾病和治疗的信息。但是,除非您有医学方面的专业知识,否则在医学图书馆找到的详细信息可能会让人困惑甚至害怕。所以,请谨慎解读医学图书馆所获得的信息。

大多数人都知道像谷歌这样的搜索引擎。但很多人不知道谷歌学术,其列出了同行评议的科学文章,这些文章会由该领域的专业小组检查其准确性和可信度。您可以像使用谷歌一样使用谷歌学术,它能找到几乎任何主题的科学文献。在搜索结果中可以看到文章的简短摘要,通常也可以看到整篇文章。

（四）书籍

书很有用(事实上,您现在就在读书)！许多与疾病相关的书籍包含阅读和资源列表,可能在章节末尾,也可能在书的末尾,这些列表非常有帮助。在 www.bullpub.com/resources

会定期更新资源列表。

（五）报纸和杂志

如果您住在一个较小的社区,当地的报纸可能是一个特别好的资源。大多数报纸既有纸质版,也有网络版。一定要查看您当地的事件日历页面,在该页面上,您可以了解社区中活跃的组织。即使您对某一特色活动不感兴趣,拨打联系电话也可以帮助您找到想要的东西。新闻故事也可能是您感兴趣的,特别是一些本地故事。例如,如果您正在为有类似健康问题的人寻找一项锻炼计划,可以在体育和健身版块查找。

有时您可以在分类资料栏找到线索。在"公告""健康"或其他看起来类似的标题下找找。查看分类标题索引,看看您的报纸使用哪些标题。

在当地书店或报摊上,有各种各样的健康杂志,可能会很有用。例如,一些出版物侧重于特定的健康与疾病,如关节炎、头痛或纤维肌痛。您可以在网上找到很多这样的资料。

（六）互联网

当今社会,大多数人都能上网。如果您不上网,您认识的人中也会有使用互联网的。即使您没有电脑、智能手机或平板电脑,也可以在当地图书馆使用或向朋友求助。搜索引擎是最常用的工具(例如百度、谷歌等),大多数的信息检索都始于搜索引擎。

网络是更新最快的信息来源,每一秒都有新信息被添加进来。互联网提供关于健康和您能想到的任何其他信息,还提供了几种与世界各地的人互动的方式。例如,间质性膀胱炎是一种令人感到疼痛且有时令人尴尬的疾病,患有这种疾病的人可能会发现在当地很难找到病友。互联网可以帮助联系到世界各地的病友,他们可能远在天边,也可能近在眼前。

互联网的好处在于,任何人都可以使用网站、社交网络页面、博客或群组,但这也是互联网的缺点。实际上没有人能控制谁在发布信息、信息是否准确,甚至是否安全。这意味着即使网络上有很多非常有用的信息,但也可能接触到不正确甚至危险的信息。一定要记住互联网上找到的信息不全是完全可信的,要带着怀疑和谨慎的态度对待网上获得的信息。问问您自己,网站的作者或赞助者是否清楚地标示出来了? 作者或来源是否可靠? 这个信息是否与其他人关于类似话题的说法相矛盾? 这些信息合乎常识吗? 网站的目的是什么? 有人试图向您推销某样东西或说服您接受某一观点吗?

确定网站目的的一种方法是查看 URL(位于屏幕顶部的地址,以 http:// 开头)。URL 通常看起来像这样:www.selfmanagementresource.com。美国网站地址的主要部分结尾一般是 .edu、.org、.gov 或 .com。对于非美国网站,最后几个字母代表原产国。许多加拿大的网站以 .ca 结尾,中国的网站以 .cn 结尾。所以您必须了解一个网站是否与学校、非营利组织、政府机构或商业企业有关联。您也可以看到以 .biz 或 .info 结尾的网站。网址的结尾部分可以帮助您了解网站的组织性质。学院或大学的网站地址以 .edu 结尾；非营利组织的网站地址以 .org 结尾；美国政府机构的网站地址以 .gov 结尾；在加拿大，政府机构网站地址以 .gc.ca 结尾，商业组织的网站地址以 .com 结尾。

一般说来，.edu、.org 和 .gov 都是值得信赖的网站（但您要知道，非营利组织可以推广任何东西）。以 .com 结尾的网址通常是试图向您推销产品或服务的商业组织，但这也并不意味着商业网站就是一个不好的网站。相反，有许多优秀的商业网站致力于提供高质量、值得信赖的信息，它们往往只能通过出售广告或接受商业公司的赞助来支付提供这项服务的费用。

在 www.bullpub.com/resources 列了一些可靠网站的地址，请注意，这是由该出版商所有和策划的商业网站。

1. 互联网和社交网站 网络上到处都是社交网站和博客。像微博、微信、推特这样的网站现在非常流行，由于社交网站更迭很快，所以当本书出版时，一切都可能改变。这些网站让普通人能够轻松地与想要倾听他们或者读他们文章的人进行交流。一些网站，如 Facebook，用户选择发布的内容对哪些人可见。而其他博客，比如 Blogger，则更像是个人日志，任何人都可以在互联网上找到它们。

您可以在这些网站上找到慢性疼痛患者，他们渴望分享经验。有些网站还有论坛，人们聚在一起分享信息和观点。这些网站上的信息和支持可能是有价值的，但要小心：一些网站会提出未经证实和危险的观点或想法。

2. 互联网上的讨论小组 百度、谷歌和其他网站提供了您能想到的任何话题的讨论组。要查找讨论组，请进入谷歌或百度（或其他）搜索引擎主页，然后在搜索框中输入"讨论组"。您可以通过输入特定内容（例如"偏头痛""纤维肌痛""颈部疼痛"）来缩小针对具体情况的讨论组的搜索范围，查看是否有执行群组规则的组长。

任何人都可以就任何主题发起讨论组，创办这些团体的人负责管理这些团体。对于任何一种健康状况，可能会有几十个讨论组。如果您愿意，可以加入他们并讨论，或者您可以只是"潜水"（阅读而不互动）。例如，对于患有复杂区域疼痛综合征的人来说，讨论组可以让他们与分享经历的人建立联系。这可能是他们与其他罕见疾病患者交谈的唯一机会。这些团体还可以提供其他好处，例如，双相情感障碍患者可能很难与某人面对面谈论其心理健康问题，但在线上群组中，他们可能能够更自由地提供和接收信息。

记住，互联网每秒钟都在变化。本书提供的指导方针仅反映了编写本书当时的情况。

成为一个有效的资源侦探是一个优秀的自我管理者的工作之一。我们希望本章已经给了您一些关于如何找出您需要什么，以及如何在社区找到帮助的信息。知道如何搜索资源会比拿到一份资源机构的列表更加有用。

应用程序(App)和监测设备

互联网是查找一般信息的实用途径,也可用于获取个性化信息。有许多计算机应用程序(App)和监测设备对自我管理非常有帮助。例如,健身监测器可以让您看到自己的锻炼模式,卡路里监测器可以帮助您进行健康饮食,还有促进放松和睡眠技巧的应用程序和设备。每天都有越来越多的此类应用程序进入手机应用市场,因此我们在此讨论的任何内容都可能很快就过时了。但是,如果您正在考虑使用应用程序或监测设备,请考虑以下事项:

1. 它是否符合您的行事意愿?

2. 您会使用它吗?

3. 贵不贵?有些应用程序的月费用很低,例如4元或5元,但随着时间的推移会累积起来,如果您决定不再使用它,停止付款有时可能会出现问题。

4. 您想过您的数据去哪里吗?当然,您可以访问有关的数据,例如您的习惯和生活方式。除此之外,还有谁可以得到这些数据?医生?医疗保险提供者?提供该应用程序的公司?他们是否将您的数据保密?

(姜莹莹　朱林)

第四章

了解和管理常见的症状和情绪

慢性疼痛常伴随其他症状。症状是身体发出的信号，表明有不同寻常的事情发生了。这些症状包括疲劳、睡眠问题、抑郁、愤怒、压力、记忆减退和疼痛等。有些症状有时很难被外人察觉、有些症状很难描述，您也可能掌握不了症状发生的规律。有些症状很常见，但它们发生在您身上的时间以及影响您的方式都非常个体化。症状之间会相互影响，一种症状会加重其他症状或疼痛，甚至会引起新的症状和问题。

尽管每个人疼痛的原因和症状各不相同，但最佳处理策略是相似的。自我管理是成功管理症状的重要基石。本章将介绍一些常见的疼痛症状、引起症状的原因和管理方法。第五章"运用思维去处理症状"还将讨论更多思维处理的技巧，介绍运用思维管理症状的方法。

一、处理常见症状

学习管理症状与解决问题相似。第二章"成为一个积极的自我管理者"详细介绍过解决问题的步骤。首先，请识别您目前的症状。接下来，要弄清楚出现这些症状的原因。最后，考虑可开展的自我管理项目，选择其中一个项目，试着做一做，看看效果如何。这听起来很简单，做到却并不容易。

您可能会经历很多不同的症状，导致这些症状的原因不尽相同，症状对您生活的影响也各有不同。这使得问题变得非常复杂，就像一个很难解开的结。您可以试着用一些简单的方法来处理。

阅读本章时，您将注意到不同的问题可能导致类似的症状，而且许多症状具有相同的原因。您可能还注意到，一个症状可能引发其他症状。例如，为避免疼痛的臀部或膝盖一侧的受力，您可能会改变走路的方式，会弯曲着身体走路。这种新的走路方式可能会改变身体平衡，引起新的疼痛或导致跌倒。当认识到症状并了解可能的原因，您将找到更好的方法来处理它们。您也可以找到预防或减轻某些症状的方法。

二、观察慢性疼痛类型

记录每天的症状,是一种管理疼痛的方法。您可以在行为清单上写下每天的症状,然后加一些注解。写下症状开始或恶化前您在做什么,可能会有帮助。为更好地了解自己的疼痛,可以开始记录行为清单,它可以帮助您发现慢性疼痛急性发作的瞬间。

症状管理方法

▶ 选择一种方法尝试。一定要有耐心来测试该方法,建议您至少练习两周来确定该方法是否有用。先在容易掌控的场景下使用,一旦试验成功,尝试在更有挑战性的情况下应用它。

▶ 尝试其他方法,给每个方法一个试用期。重要的是尝试多个方法,因为某些方法可能对某些症状更有用。您可能还会发现,自己更喜欢其中的某些方法。

▶ 考虑如何以及何时使用每种方法。例如,某些方法可能比其他方法更需要改变生活方式。优秀的症状管理者会灵活使用各种方法,这取决于您的情况,以及您每天想做什么和需要做什么。

▶ 在家里和工作场所放置一些提示标识,提醒您练习自我管理方法。练习和经常使用对掌握新技能很重要。例如,把贴纸或便条贴在您能看到的地方,如镜子上、电话旁、办公室里、电脑上或汽车仪表盘上。定期更换这些标签,这样您就不会忽略它们。

▶ 尝试将每个新方法的实践与您已经做过的事情联系起来。例如,在睡觉前刷牙后或在锻炼的拉伸阶段练习放松技巧。

▶ 让朋友或家人提醒您每天练习。您可能会找到志同道合的人一起练习!

表 4-1 提供了行为清单的参考样式。表 4-2 是一张空白表格,可以用于记录您的疼痛症状。在行为清单中,一列记录疼痛症状发生时,您正在做的事;一列记录疼痛症状发生当天的早些时候或者前一天,您做过的事;还有一列记录疼痛症状发生后您做的事。此外,日记表格还收集疼痛的后果,可以是短期的影响,比如"我决定当天下午不去见朋友",也可以是疼痛带来的长期影响,比如"我发现朋友们近期越来越少约我了"。

试着在一周内完成几份行为清单记录。经过一两周后,您可能会发现其中的规律。以表 4-1 为例,您发现了哪些规律?

▶ 当天早些时候出现的情绪(挫败、愧疚或者高兴)可能提示您身体活动过度、站或坐得太久了。

▶ 这些身体活动会诱发或者导致疼痛。

如果这是您自己的行为清单,您会怎么考虑呢?

▶ 当出现这些情绪的时候,您可以做些什么? 比如,试着使用放松技巧,进行自我谈话。

▶ 改变过度的身体活动行为。比如根据自己的节奏,把长时间的活动拆分成短的活动。

表 4-1　行为清单示例

疼痛症状加重前一天或者当天您做过的事	疼痛症状加重时您正在做的事	问题	疼痛症状加重后您做的事	疼痛症状加重当天或第二天做的事
▶ 没睡好觉,感到疲劳 ▶ 上周开始的项目没有完成,我感到很愧疚	▶ 在电脑前工作超过 1 个小时	第 1 次疼痛发作	▶ 感到焦虑 ▶ 当我无法忍受疼痛时,停止工作,躺下来休息 ▶ 吃了更多的止痛片 ▶ 躺下来休息和吃药后,疼痛缓解了	▶ 对未完成的项目工作更为愧疚 ▶ 我什么事情都干不了 ▶ 药物可以止痛,但我不想吃更多的药
▶ 对自己不能做的事情有挫败感 ▶ 完成后两周的采购计划	▶ 开了长距离的车回家 ▶ 长时间从高处取放物品 ▶ 在灶台和水槽前长时间站立	第 2 次疼痛发作	▶ 躺在加热毯上休息了几个小时 ▶ 决定不按原计划做饭,疼痛减轻	▶ 对于需要再次点外卖感到生气
▶ 睡醒后感觉很好	▶ 享受画画的乐趣 ▶ 站立数小时画画	第 3 次疼痛发作	▶ 在躺椅上休息了一下午	▶ 休息缓解了疼痛症状 ▶ 对不能做自己喜欢的事情感到失望

表 4-1 中,疼痛发生后经常做的事是躺下休息,躺下休息可以帮助缓解疼痛。注意到这点,您可能会想,在繁忙的一天中,如果能主动地、定时地躺下来休息,是不是比等疼痛发生了再去休息更好些呢? 这么做不仅能缓解疼痛,还能减轻挫败感和愧疚感。

如果您不能清楚地说出疼痛情况、原因和对您生活的影响,试着使用行为清单记录。它可以帮助您认识到疼痛发生前后的事,并记录下困难和挑战。当您记录几周,规律会变得明朗起来。例如,您发现只要晚上出去吃饭,回来后就会睡不着觉。您意识到,在外就餐时,往往会比在家里吃得更多,饭后还会来几杯咖啡。一旦您知道了这一点,下次可以试着少吃点。或者您可能注意到,每次在照顾孙儿后,会感到疼痛加重。这促使您考虑在照顾孩子的时候,有什么行为需要调整。或者可以尝试带着孩子午睡会儿,照顾中途适当地休息会儿。对许多人来说,发现规律是有效控制症状进行自我管理的第一步。

表 4-2 是空白表格,您可以记录个人的行为清单。一旦对疼痛症状了解得越多,您就能使用其他工具来认识疼痛、减轻疼痛。

表 4-2　行为清单

疼痛症状加重前一天或者当天您做过的事	疼痛症状加重时您正在做的事	疼痛问题	疼痛症状加重后您做的事	疼痛症状加重的当天或者第二天做的事

三、常见症状

表 4-1 和表 4-2 的行为清单可以帮助记录和了解症状类型。其中一个好处是帮助您更好地理解一个症状(比如疼痛)对其他症状(比如睡眠、愤怒和焦虑情绪)的影响。您可能发现使用放松方法或者运动等自我管理工具有助于减轻疼痛、改善睡眠、减缓焦虑。

下面继续讨论慢性疼痛的一些常见症状。我们标注了页码,以便您可以快速找到它们。

(1)疼痛(第 45 页)。

(2)呼吸急促(第 49 页)。

(3)疲劳(第 51 页)。

(4)睡眠问题(第 53 页)。

(5)抑郁(第 57 页)。

(6)愤怒(第 62 页)。

(7)恐惧(第 64 页)。

(8)内疚(第 66 页)。

(9)压力(第 66 页)。

(10)记忆力问题(第 71 页)。

四、疼痛

多种原因都可引起疼痛。第一章"慢性疼痛自我管理:概念与方法"中讨论了慢性疼痛的发生原因,您可以简要回顾下。如果您想了解特定的疼痛状态,请阅读第十六章"管理特定的慢性疼痛"。本部分简要介绍疼痛的常见原因。

▶ **疼痛状态和疾病。** 疼痛可能来自关节和组织损伤、肌肉或器官供血不足、神经系统受到刺激或炎症。一些情况下,可能是不明原因导致的疼痛。无论最初的原因是什么,最终的结果就是神经系统不同程度的紊乱,涉及神经细胞、脊髓和大脑,进而引起慢性疼痛。

▶ **紧张的肌肉。**当身体某个部位受伤时,该部位的肌肉就会变得紧张,这是身体对疼痛的自然反应。为了保护疼痛的部位,肌肉会紧张起来。压力也会导致肌肉紧张。长期的肌肉紧张会引起疼痛。

▶ **肌肉适应性退化。**当患慢性疾病时,您可能会减少身体活动,这会导致肌肉无力。如果肌肉无力,运动的时候就会"失调",即使很小的活动有时也会导致疼痛和僵硬。这就是用进废退的道理。

▶ **睡眠不足或睡眠质量差。**疼痛会让您难以获得充足的、高质量的睡眠。更糟糕的是,睡眠质量差也会使疼痛加剧,使疼痛更难应对。

▶ **压力、焦虑、抑郁、愤怒、恐惧、挫折感等负面情绪。**慢性疾病患者有不良的感觉和情绪是正常的。情绪上的感受会加剧疼痛,这并不意味着疼痛不存在,它们是真实存在的。压力、生气、害怕或沮丧会加剧本来已经很糟糕的疼痛情况。

▶ **药物。**药物有时会引起疼痛、疲劳、思维方式改变、胃或身体其他部位的疼痛,甚至是情绪上的不适。有关药物的副作用,建议咨询医生或药剂师。

(一)管理疼痛的方法

面对疼痛,您并不是无能为力。疼痛自我管理的方方面面,包括行为、思考方式和感受的改变,都能改变大脑对疼痛的反应。最终,会促使大脑调整对疼痛信号的应激反应,打开或者关闭脊髓和大脑神经通路上的"疼痛门"(详见第一章"慢性疼痛自我管理:概念与方法"有关门控理论部分)。

大脑能够释放天然和强大的化学物质,如内啡肽等,能有效阻断或减轻疼痛感。比如,当人体受到严重损伤,如果大家把注意力集中在损伤上,疼痛的感觉就会相对轻些。您的情绪、专注力、对待所处形势的态度、想法和感受,都可以启动或者关闭"疼痛门",最终影响疼痛感觉。

每天的疼痛感受与身体和意念对疼痛的反应性息息相关。以下列举 4 种可以影响疼痛反应性的行为。

▶ **不活动。**通常,疼痛会导致您避免体育活动,不运动则会使您失去肌肉力量和灵活性。越虚弱,越不健康,您就越感到沮丧。这些情绪会打开疼痛之门,导致疼痛或使其更糟。

▶ **过度劳累。**您可能下定决心要证明自己仍然可以正常工作,所以您尽力迫使自己完成项目工作。即便身体已经传达了需要休息的信号,您也置之不理。过度劳累会加剧疼痛,进一步限制活动,继而带来更多的不良情绪(如抑郁)和更多的疼痛。

▶ **误解。**朋友、家人、老板和同事可能不理解您正处于痛苦之中。他们可能会认为您的痛苦"不是真实的"或者"没那么严重"。这会导致您感到生气、有负罪感或情绪低落。

▶ **过度保护。**朋友、家人和同事可能会纵容您,为您找借口,不让您做那些可能会带来疼痛的工作。甚至,他们可能会代劳,避免让您做那些能带来快乐的事情。这些都会加重疼痛感。这一过程中,您会感到灰心丧气、无助、更依赖他人。

幸运的是,这种消极的身心互动循环是可以被打破的。患有疼痛并不意味着您的未来一片黯淡。您可以学会与疼痛和平共处,过一个痛并快乐的人生。学会与疼痛和平共处,意味着您多数时候需要忍受疼痛,但您可以管理和控制它,依然过一个有意义的人生。因为疼痛,您可能需要重新定义您的人生目标和价值,把注意力和精力集中于那些对您有意义的事情上。从某种意义上说,疼痛重塑了您的人生,未来可以是一个新的开始。您可以学习一些下面列出的知识和技能,把这些都放在您的自我管理工具箱里面。

▶ 将您的注意力转移到控制疼痛上。

▶ 挑战那些会加重疼痛的消极想法。

▶ 培养更多的积极情绪。

▶ 开发自我放松的技巧。

▶ 慢慢增加活动,重新调整自己。

▶ 学会调整节奏,平衡活动和休息。

想想以上技巧发挥作用的场景。假如,您从疼痛中醒来,可能会这么告诉自己,"今天,我会度过悲惨的一天,我做不了任何事情"。您完全可以试着积极思考,请这样和自己对话,"今天早上感觉有点疼,我可以先做些放松和拉伸运动,然后再做些不那么紧急的工作"。

这个例子告诉我们,使用积极意念,可以扭转悲观情绪带来的负面影响。您可以从积极思考、放松、想象、转移注意力、药物等其他运用思维的方法中获得更多的收益,具体可阅读第五章"运用思维去处理症状"。

(二)局部疼痛的自我管理方法

如果疼痛是局部的,如颈部、背部或膝盖疼,热敷、冷敷和按摩可能会有帮助,通过刺激疼痛部位周围的皮肤和其他组织,增加流向这些区域的血液流量,或阻止疼痛在身体神经中的传递。这三种方法都可以关闭"疼痛门",改变大脑对躯体症状的感应性。

使用加热垫,或者洗个热水澡 / 淋浴(让水直接流向疼痛部位);将大米或干豆子放在袜子里,打个结,放入微波炉中加热 3 ~ 4 分钟,把它放到皮肤上之前,一定要测试一下温度,避免烫伤。

您可能更喜欢凉的,尤其是当有炎症的时候。一袋冷冻豌豆或玉米可以做成便宜的、可重复使用的冷敷袋。无论热敷还是冷敷,在皮肤和冷 / 热敷包之间放一条毛巾。同时,将时间限制在 15 分钟或 20 分钟内(更长时间会灼伤或冻伤皮肤)。

按摩是古老的疼痛管理方式之一。希波克拉底曾经说过,"医生必须在许多事情上有丰富的经验,其中必须要熟悉按摩,既能让关节复位,又能放松僵硬的关节。"您可以自我按摩,轻轻按压来刺激皮肤、组织和肌肉。可以使用对皮肤没有刺激的乳液或者按摩油,有些人喜欢使用带有镇静舒缓功能的薄荷油,因为它有清凉的效果。

按摩的三种基本方法:

▶ **抚摸**。把手放在需要按摩的肌肉上。轻轻地活动手指,指腹在肌肉表面划过,缓慢地、有节奏地重复抚摸动作,松缓肌肉的紧张感和酸痛感。试着用不同的力度按摩。如果您患有复杂的局部疼痛综合征,可以将双手在温水里浸泡一会儿,然后用力地在疼痛部位按摩。

▶ **揉**。相信您有过用手去揉搓脖子和肩膀处紧张肌肉的经历。通常用手掌和手指夹住肌肉揉捏,或用大拇指和其他手指夹紧肌肉揉捏。轻轻地提起紧张的肌肉,捏几下再放开。不要捏皮肤,揉捏皮肤下的肌肉。轻轻地、有节奏地揉捏可以很好地缓解肌肉疼痛。记住,一个部位揉捏时间不超过 15 秒或 20 秒。

▶ **绕圈按摩**。用手指尖、大拇指或掌背绕圈按摩,摩擦生热,穿透到肌肉里。把手指尖、大拇指或掌背放在一个固定的部位,先打小圈按摩,再缓缓地增加按摩力度。注意控制按摩力度,不要太用力。10 秒后,换一个部位,用同样的方法进行按摩。

按摩并不适用于所有的疼痛情况。不要按摩"发热的关节",即摸起来红肿的关节。不要对感染部位进行按摩,如果有静脉炎、血栓性静脉炎、皮疹或红斑,也不要按摩。

药物和其他治疗方法也是管理局部疼痛的有效方法,相关内容请阅读本书第十四章"治疗方案和药物管理"和第十五章"慢性疼痛的药物治疗及其他疗法"。

(三)打破疼痛周期的自我管理方法

管理慢性疼痛是个复杂的任务。和掌握所有全新的任务一样,需要知识、实践和耐心。有时候,需要通过医生开具的药物和推荐的治疗手段才能控制疼痛。但是,在没有药物治疗或者医疗干预的情况下,通常可以通过管理慢性疼痛相关的症状,比如压力、睡眠问题和抑郁等,达到管理疼痛的目标。如果能控制其中的几个症状,您可能会对疼痛的自我管理充满信心。本章和第五章"运用思维去处理症状"将讨论自我管理常见的疼痛症状。

一些人经历过多种症状并存的复杂疼痛。第一章"慢性疼痛自我管理:概念与方法"中曾讨论过疼痛周期(图 1-2)。如果,您一次经历了多个疼痛症状,如何决定该管理哪些症状呢?此时,先梳理症状间的相互关联,找出最早出现的症状。行为清单(表 4-2)可以帮助您发现这些关联。

图 4-1 是一张基于疼痛行为清单的关系图,展示了疼痛周期中,疼痛症状间的关联以及与日常活动的交互作用。图中,疼痛症状的触发器是照顾重病的伴侣带来的压力。疼痛周期中,第一个关联点是夜间频繁醒来,很难再睡着。睡眠不足导致疲劳,进而出现了新的症状:疼痛加重,大多数日常活动不能如常开展,包括照顾伴侣。这种疼痛周期恶性循环,每个环节症状加重,更不容易发生改变。

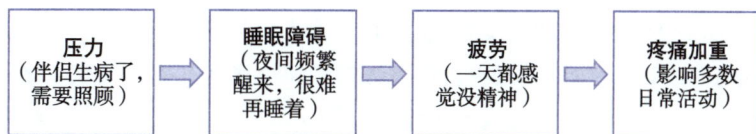

图 4-1　疼痛周期关联环节

识别疼痛周期中的环节,可以帮助发现可干预的目标症状。比如,要打破图 4-1 的疼痛周期,一个策略就是关注第一个关联点:压力。本章后面部分将讨论压力管理工具(包括制定日常照顾目标、获取和使用辅助照顾工具、与被照顾的伴侣沟通和寻求朋友的帮助)。压力自我管理可以预防压力关联症状发生、防范加重疼痛周期中的相关症状。

另一个策略是关注疼痛周期中最困难和最有挑战性的环节。同样以图 4-1 为例,策略是对疲劳进行自我管理,防止疲劳引发其他疼痛症状,减轻对日常生活的影响。本章第 51 ~ 53 页,列举了一系列管理疲劳的工具,包括合理膳食,适量身体活动,多做些能带给自己快乐、实现自我价值的事。

在管理疼痛症状的同时,您也可以选择减轻疼痛的生活方式,比如健康饮食、压力管理、改善与家人和伴侣的关系、与医生讨论治疗方式、谋划未来等,让这些积极的生活方式成为您的生活日常,这些也是本书其他章节将讨论的内容。总而言之,慢性疼痛管理可选择的工具很多,和盖房子一样,仅仅用一个工具是盖不了房子的,您需要综合使用多项工具,慢性疼痛管理也需要综合管理。

五、呼吸急促(气促)

当肺不能正常工作时,呼吸浅而急促,不能摄入身体所需的足够氧气。和其他症状一样,呼吸急促有多种原因。

(一)呼吸急促的原因

虚弱导致的疼痛、肌肉紧张会引起呼吸急促。当躯体局部受到损伤时,局部肌肉就会自动紧张。这个反应是自发的,您可能意识不到肌肉已经紧张到什么程度。肌肉紧张可以改变您的行动,可能活动缓慢,姿势也随之改变,胸腔不如以前那样舒张,肺部呼吸的空间也被压缩了。

浅呼吸会导致肌肉退化和变形,不仅会影响呼吸肌,还会影响腹部肌肉核心群和背部的小肌群。当肌肉发生变形,肌肉的功能也会随之减退。肌肉需要消耗更多的能量和氧气,才能顺利完成工作。

超重也会导致呼吸急促。体重增加会增加能量消耗和所需氧气量,超重也会增加心脏负担。一旦体重超标,运动不足,姿态不当,身体需要更辛苦地工作才能获得所需的氧气。

一些慢性疾病会直接影响身体姿态,降低肺容量。这些疾病包括脊柱侧弯、骨质疏松和可引起颈部和背部骨骼严重变形的关节炎。还有一些肺部疾病,如肺气肿、慢性支气管炎和哮喘等,也会引发呼吸问题。应对这些情况,不仅需要掌握自我管理技巧,还需要特殊的药物治疗和精神治疗。

呼吸急促有时会使人产生恐惧的情绪,进而导致其他问题。其一,当您受到惊吓,体内会释放肾上腺素,加剧肌肉紧张,加重呼吸短促。其二,因为害怕运动会伤害到您,您会停止运动,一旦如此,就无法建立慢性病疼痛管理和呼吸急促管理的耐受力。

(二)呼吸练习的自我管理工具

就像呼吸急促有不同的原因一样,您也可以做很多事情来控制它。当您感到呼吸急促时,不要停止您正在做的事情或匆忙完成,要学会慢下来。如果气促继续,休息几分钟。如果您仍然气促,请服用医生开的药物。

基本原则就是慢慢来,一步一步来。逐渐增加运动量,通常每周不超过 25%,比如每周增加 5% ~ 10% 的运动量。如果您现在可以自如地进行 20 分钟园艺工作,那么下周园艺工作时间最多增加 5 分钟。一旦您可以舒适地进行 25 分钟园艺工作,再增加几分钟。慢而稳则胜。本书第六章"调整节奏 享受轻松和安全的生活"、第七章"锻炼和身体活动"和第八章"运动让您感觉更好"等将详细介绍身体活动的安全性。

不要吸烟或吸电子烟,同样重要的是,远离吸烟者。您可能会惊讶吸烟能影响慢性疼痛,但研究已经证实了上述结论,吸烟者发生慢性肌肉骨骼痛(如背痛)的风险增加 20%。

二手烟暴露也是明确的危险因素,您也需要尽量避开吸烟者。这可能很难,吸烟的朋友或亲戚可能没有意识到他们是如何影响您的生活的。您的工作就是告诉他们并向他们解释,烟会给您带来呼吸问题,如果他们不在您身边吸烟,您将非常感激。同样,把您的房子,尤其是您的车设为"禁烟区",让人们到室外吸烟。

有很多工具可以帮助您改善呼吸。这里介绍两种有效的方法。

腹式呼吸(横膈膜呼吸)

导致呼吸急促的原因之一是胸部膈肌退化,或者由姿势不当导致的呼吸肌退化。肺部功能异常也是引起呼吸急促的原因之一。大多数人用上肺部和胸腔呼吸,但横膈膜呼吸或腹式呼吸更深。您需要学习腹式呼吸技巧,这样膈肌下沉到腹部,充分扩张肺部,吸入更多的氧气。腹式呼吸增强了呼吸肌,使它们工作得更好,身体能吸入更多的氧气。

请观察熟睡婴儿的呼吸,他们的呼吸就是典型的腹式呼吸的样子。随着成长,大多数成年人都忘记了如何进行腹式呼吸。**请遵循以下步骤正确地进行腹式呼吸。**

1. 仰卧,在头和膝盖下各放一个枕头。

2. 将一只手放在腹部(胸骨底部),另一只手放在胸部上方。

3. 通过鼻子慢慢吸气,让腹部向外扩张。想象一下,您的肺部正从底部向上充满新鲜空气。向上移动放在腹部上的手,不要移动或只轻微移动放在胸部上的手。

4. 通过嘬起的嘴唇,慢慢地呼气,同时,用手轻轻向内向上推您的腹部。

5. 每天练习 3 ~ 4 次,每次 10 分钟,直到成为习惯。如果您开始感到有点头晕,放慢呼吸或休息。

您也可以在椅子上练习腹式呼吸。

1. 放松肩膀、手臂、手和胸部。不要抓膝盖或椅子的扶手。

2. 注意姿势。坐直,轻轻地向后滑动下巴,感受颈部的拉升。感受头部向上拉升。您能感受到腹部肌肉微微收紧。

3. 把一只手放在腹部,另一只手放在胸部。

4. 用鼻子吸气,让空气充满您的腹部。放在胸部的手应该保持静止,放在腹部的手应该移动。

5. 呼气时不要用力。

一旦习惯了,您可以随时随地练习腹式呼吸。在您躺下、坐着、站着或走路的时候做。腹式呼吸和良好的姿态可以帮助加强和改善呼吸肌肉的协调和效率,同时减少呼吸所需的能量。此外,腹式呼吸可以快速缓解压力,并可以与第五章"运用思维去处理症状"中的任何放松技巧一起使用。

嘬嘴呼吸

嘬嘴呼吸通常适用于肺部排空有问题者。如果呼吸急促或上气不接下气,您也可以使用。遵循以下步骤来进行嘬嘴呼吸。

1. 吸气。然后嘬起嘴唇,好像要吹蜡烛或吹口哨。

2. 轻轻地、不使劲地通过双唇呼气。

3. 呼气时注意放松胸部、肩膀、手臂和手。检查张力。呼气的时间应该比吸气的时间长。

试着掌握以上两种或者其中任意一种呼吸管理技巧,并在日常生活中多多实践。管理好呼吸急促,慢性疼痛自我管理会更轻松。

六、疲劳

慢性疼痛会耗尽您的精力,对许多人来说,疲劳是一个非常现实的问题。疲劳,不仅仅是疼痛,会让您无法做想做的事情。没有慢性疼痛的人通常难以理解您的疲劳。配偶、家庭成员、朋友和同事并不总是了解疲劳对您的影响,他们可能会认为您只是对某些活动不感兴趣,或者您想一个人待着。有时您甚至不知道什么时候疲劳让您感觉不好或不开心,或者选择避开他人。

为了控制疲劳,重要的是要了解导致疲劳的原因。

▶ **慢性疼痛。**慢性疼痛或其他疾病会给身体造成压力。疲劳的人,身体运作效率比较低。这是因为用于日常活动的能量,被挪至应对疾病所用。当感到疲劳时,身体可能正在释放化学信号,以节省能量,让您多多休息。一些慢性疾病也会引起贫血(红细胞中的血红蛋白含量低),贫血会引起疲劳。

▶ **不活动。**不经常使用的肌肉会逐渐退化、肌力松弛,不能正常工作。全身的肌肉都可以出现退化,包括心脏。一旦心肌退化,心脏泵血就会降低。正常情况下,血液把必需的营养物质和氧气输送到身体的其他部位。当心肌泵血功能不足,肌肉得不到必要的营养和氧气时,它们就不能正常工作,您就会感到疲劳。退化的肌肉比正常的肌肉更容易疲劳。

▶ **营养不良。**食物是我们获取能量的基本来源。当人们经历慢性疼痛或疼痛加重时,往往会倾向于摄入高脂高糖的食物(方便食物)。如果摄入营养不佳的食物,或者消化不良,就会导致疲劳。慢性疼痛也会引起食欲的改变,一些人可能出现食欲降低。吃得太少,可能会造成体重过轻,而不当饮食可能会造成肌肉组织减少。肌肉组织减少,肌肉力量减退,就会引起疲劳。

▶ **休息不足。**一些慢性疼痛患者可能会劳累过度,不能平衡好工作和休息。一些患者则可能面临睡眠不足或睡眠质量不高的困境。这些情况都会导致疲劳。本章第 53 页讨论如何处理睡眠问题,您也可以阅读第六章"调整节奏　享受轻松和安全的生活"获得有益的建议。

▶ **情绪。**压力、焦虑、恐惧、担心和抑郁也会导致疲劳。压力和疲劳经常相伴而生。无聊、无所事事也会导致疲劳。大多数人能意识到压力和疲劳之间的关系,但很多人可能不知道疲劳是抑郁症的主要症状。本章讨论的情绪包括抑郁、愤怒、恐惧和内疚。

▶ **药物。**有些药物,包括止痛药,会导致疲劳。如果您认为自己服用的药物可能导致疲劳,请告诉医生。有时医生可以改变用药方案或剂量,缓解您的疲劳。

如果您有疲劳问题,请开始寻找原因,本章前面讨论过的行为清单(表 4-1 和表 4-2)是一个很好的开始。从您能做的最简单的事情开始,控制或改善疲劳。您的饮食健康吗? 您锻炼了吗? 您有足够的高质量睡眠吗? 您管理自身的压力了吗? 如果您对这些问题中的任何一个回答是否定的,那么您就已经找到了一个或多个导致疲劳的原因。

关于疲劳,最重要的是要记住,它可能是由疾病以外的原因引起的,也可能疾病只造成了部分疲劳。为了对抗和预防疲劳,您必须对其可能的原因采取一些措施,这意味着可能要尝试几种自我管理工具。

如果您的疲劳是营养不良导致的,比如吃了太多垃圾食品,或喝了太多酒,那么解决的办法可能是多吃高营养的食物,少吃垃圾食品,或少喝酒。如果您的问题是食欲不振,可能没有摄入足够的营养和卡路里,第九章"健康饮食与疼痛自我管理"和第十章"健康体重与慢性疼痛自我管理"将讨论一些与饮食和体重管理有关的问题,并提供相应的建议。

另外,人们经常说他们不锻炼是因为太累了。这种想法产生了一个恶性循环:因为缺乏锻炼而感到疲劳,又因为疲劳而不锻炼。让自己运动起来可能就会解决这个问题。重要的是行动起来,试着去户外散散步。如果不行,在房子里走动或尝试用椅子做一些简单的练习,即使在您醒着的时候每一小时动一分钟也会有很大的影响。请参见第七章"锻炼和身体活动"和第八章"运动让您感觉更好"了解更多关于开始锻炼计划的信息。

如果情绪是导致疲劳的原因,休息可能不会有什么帮助。事实上,休息可能会让您感觉更糟。如果疲劳是抑郁导致的,情况更是如此。本章后续内容会讨论抑郁症。如果您觉得自己的疲劳可能是压力造成的,请阅读本章应对压力相关内容。

七、睡眠问题

慢性疼痛患者常常有睡眠问题。实际上,约三分之二的慢性疼痛患者,几乎所有的纤维肌痛患者,存在睡眠欠佳问题。您可能是入睡困难、早醒或醒后再难入睡,夜间频繁醒来、醒后感到疲劳或疼痛。睡眠和疼痛专家认为,慢性疼痛患者中,能调节睡眠和情绪的主要神经化学物质分泌水平过低,这也是慢性疼痛、睡眠障碍和抑郁经常会同时发生的原因之一。睡眠问题和疼痛的情况极为复杂,因为一些治疗疼痛的处方药物(如吗啡或可待因),使用超过数周后会导致睡眠问题。

与水、空气和食物一样,睡眠是人类生存的基本需求。高质量的睡眠可以帮助您放松、休整、恢复精力,更好地应对第二天的工作。睡眠可以帮助身体修复肌肉和组织,并为人体大脑等主要脏器提供能量。睡眠对调节食欲也起到重要作用。当睡眠不足时,您可能会出现其他症状,如疲劳、注意力不集中、易怒、疼痛和体重增加。当然这些症状也不都是由睡眠不足引起的。慢性疾病的症状有很多原因,但改善睡眠质量可以帮助控制许多症状。事实上,鉴于睡眠对疼痛管理的重要性,睡眠和疼痛专家建议改善睡眠质量是所有慢性疼痛治疗的主要目标。

那么,我们究竟需要多少睡眠呢?这个问题因人而异,大多数人认为每晚睡 7.5 个小时是最适宜的。但研究显示,一些人只需要睡 5 个小时就会感觉神清气爽,但有些人则需要睡 8 ~ 10 个小时。如果白天思维敏捷、精力充沛、身体功能良好,那么基本上睡眠充足。但如果经常睡不好,生活质量和情绪都会受到影响。

（一）睡个好觉

改变睡眠习惯是管理疼痛的一个核心环节。本书提供的改善睡眠的自我管理技巧是经过科学验证的,能帮助大多数人睡得更好。它们不像安眠药那样"快速见效",但从长远来看,会带给您更好(更安全)的结果。给自己至少 2 ~ 4 周的时间看看是否有所改善,通常 4 周后会观察到积极的效果,10 ~ 12 周实现长期改善。

睡觉前的准备工作

▶ **找一张舒服的床。** 您需要找一张能让您随意活动的床,这通常意味着要有一个高质量、坚固的床垫来支撑脊柱,不让身体陷入床垫中。为了增加支撑度,可在床垫下面放置一个 1 ~ 2 厘米的床板。加热水床、气垫床或记忆棉床垫对一些慢性疼痛患者很有帮助,因为它们会贴合体型提供均衡支撑。电热毯或电褥,设置为低档加热温度,可以很好地在您睡觉时提供热量,特别是在寒凉或潮湿的夜晚。您可以先去已经配置了这些床品的酒店或朋友家体验几个晚上,再决定是否适合您。还可以选择非电热的羊毛床垫来保暖。如果您决定在床上使用电子加热产品,一定要仔细按照说明书使用,以防烧伤。

▶ **保持四肢温暖。** 穿戴手套或袜子温暖手和脚。膝盖疼痛时,如果有护膝,可以戴好它进行保暖;如果没有护膝,可以剪掉袜子的脚趾,然后把剪掉的袜子用作膝盖上的护膝。

▶ **采取舒服的睡姿。** 最佳的姿势取决于您和您的身体状况。有时小枕头放在合适的地方可以缓解疼痛和不适。尝试不同的姿势和枕头。也要咨询医生,以获得针对自身情况的具体建议。特别应注意的是,不要将多个枕头堆得过高,这样会加剧颈部和后背的问题。

▶ **将床头抬高 10 ~ 15cm,让呼吸更容易。** 如果您有呼吸问题、胃灼热或胃酸反流,这样做特别有用。有用于增高的床脚垫,高度通常可以调节,把增高垫放在床头的床腿下面;或者购买床头高度可以调节的床。

▶ **保持房间舒适的温度。** 可以温暖或凉爽,根据每个人的喜好决定。

▶ 如果您生活的地方空气干燥,**可以使用加湿器。** 温暖、湿润的空气可以使呼吸和睡眠更好。

▶ **让卧室安全舒适。** 床边放一盏灯和一部电话。如果您使用拐杖或助行器,把它放在床边,这样晚上起床时就可以使用,一定要把它放在您不会被绊倒的地方。

▶ **把眼镜放在床边。** 如果需要在半夜起床,您可以快速地戴上眼镜。

睡觉之前不要做的八件事

▶ **避免进食。** 有些人会在饱餐一顿后立马睡觉,但往往会睡不着。睡眠让您的身体有时间休息和恢复。消化食物需要时间和能量,会干扰休息。如果空腹睡觉会感到饥饿、睡不着,试着在睡前喝一杯热牛奶。

▶ **避免饮酒。** 您可能认为酒精有助于睡得更好,会让您感到放松和困倦,但事实上,酒精扰乱了睡眠周期。睡前喝酒会导致浅睡和夜间频繁醒来。

▶ **避免在傍晚时摄入咖啡因。**咖啡因是一种兴奋剂,而兴奋剂会让您保持清醒。咖啡、茶、可乐和其他苏打水,还有巧克力都含有咖啡因。如果您想吃这一类食物或饮料,最好在白天。如果您有睡眠困难,请戒掉所有含咖啡因的食物,看看睡眠是否有所改善。如果您已经习惯摄入咖啡因,立刻停止进食,可能会产生头痛等戒断反应。可以记录每天摄入含咖啡因的饮料量,逐步减少摄入量。每一种饮料都有不含咖啡因的备选,也是个不错的选择。

▶ **不要吸烟或电子烟。**吸烟本身会导致问题,使慢性疾病恶化,吸烟时入睡可能会造成火灾危险。此外,香烟和电子烟中的尼古丁是一种兴奋剂,和咖啡因一样,尼古丁也能影响睡眠。戒烟可能没那么容易,但戒烟是慢性疼痛管理至关重要的一个环节。电子烟并不能帮助您戒烟。电子烟和普通烟草一样,都有成瘾性,都有健康危害。如果您需要戒烟帮助,可以咨询医生、公共卫生服务部门和公益机构人员。

▶ **不要服用减肥药。**减肥药通常含有兴奋剂,可能会导致入睡和保持睡眠困难。

▶ **避免服用安眠药。**虽然"安眠药"听起来是解决睡眠问题的最佳方法,但随着时间的推移,效果会变差。此外,许多安眠药有反弹效应——如果停止服用,您会更难入睡。服用安眠药之后,您可能会出现比刚开始服用时更多的问题。一些医生会推荐短期使用安眠药(至多使用几周)来改善睡眠。有时候,医生会建议您限制躺在床上的时间,仅在卧室里睡觉和过性生活。对于存在严重睡眠问题的慢性疼痛患者,短期的药物使用结合创造有利于睡眠的环境,会很有帮助。睡眠专家认为,与服用安眠药相比,本章所列的睡眠技巧对于长期改善睡眠更有效、更安全。可以使用非药物改善睡眠技巧,而不必服用安眠药。

▶ **睡前一小时不使用电脑、平板电脑或手机,也不要看电视。**来自电脑和电视屏幕的光会扰乱自然睡眠节奏。

▶ **睡前避免服用利尿剂。**早上服用利尿剂可能是更好的选择,这样睡眠就不会因为频繁上厕所而中断。除非医生有其他建议,否则不要减少饮水量,水对健康很重要。但是,应该在睡觉前限制饮水量。

(二)养成规律睡眠

除了以上所列的改善睡眠"宜做"和"忌做"事项外,以下建议也可助您改善睡眠。

▶ **保持有规律的休息和睡眠时间。**早晚保持固定的起床和入睡时间。即使有时候您感觉累得起不来了,也最好坚持起床。保持相对固定的起床时间会帮助身体建立睡眠周期。如果您想在白天小睡一会儿,那就在下午小睡,不要超过 20 分钟。晚饭后不要小睡,保持清醒,直到您准备上床睡觉。

▶ **必要时重新建立生物钟。**如果您的睡眠时间偏离轨道(例如,您早上 4 点睡觉,一直睡到中午),就需要重置睡眠生物钟。试着每天早睡或晚睡一个小时,直到达到您想要的就寝时间。

▶ **每天定时锻炼。**锻炼可以帮助您获得高质量的睡眠,有助于养成规律的作息。每天固定锻炼时间,不要在入睡前做剧烈运动。

▶ **每天早上到太阳下走走,**即使只有 15 分钟或 20 分钟。这有助于您的生物钟和节奏变得有规律。

▶ **每天在固定时间做放松练习。**放松练习可以是任何事情,不用特别复杂。每天 10 分钟的腹式呼吸也会大有帮助。和每日坚持锻炼一样,这样可以帮助建立每日生活模式,放松神经系统。想了解更多的放松技巧,请阅读第五章"运用思维去处理症状"。

▶ **每晚睡觉前做同样的事情。**可以是任何事情,从收听广播新闻到阅读一本书的章节,再到洗个热水澡。通过养成并坚持"准备睡觉"的习惯,告诉您的身体是时候放松了。

如果可能,把卧室只用来睡觉和过性生活。当患慢性疼痛时,您可能习惯在卧室里做很多事情。某些行为会使您变得清醒和警觉,包括看电视、和朋友发信息聊天以及核对收支账目等。如果您在卧室躺床上的时候,不睡觉做其他事情,就会让身体误以为这种情况下需要保持清醒,从而入睡困难。如果您发现躺在床上无法入睡,那就起床,进入另一个房间,直到您再次感到困倦。不要躺在床上玩手机和其他电子设备,这些设备的蓝光会影响睡眠。晚上醒着的时候把灯调暗,因为光线会给身体传递要起床的信号。

(三)夜间醒来无法再次入睡时可以做的事情

很多人安然入睡,却在"午夜忧虑"中醒来。他们的脑海中总是浮想联翩,然后变得更担心,因为他们无法再入睡。如果您醒了,让大脑忙于愉快或有趣的想法,这将赶走烦恼,帮助您重新入睡。尝试一种分散注意力的方法来让大脑安静下来,比如从 100 开始,每次减去 3 计数(100,97,94,……),或者按字母表中的每个字母命名一朵花或说出一个球队的名字。第五章"运用思维去处理症状"中的放松工具,也可能有帮助。如果您真的在短时间内无法入睡,那就起来做点什么。读一本书,洗个热水澡,或者玩个纸牌游戏(不是在电脑上),15 分钟或 20 分钟后,再去睡觉。

有些人发现,设定一个"担忧时间"很有帮助。如果思绪纷乱让您无法入睡,那就在每天睡觉前安排一个"担忧时间"。把您的问题和烦恼写下来,列个清单,把它们从您的脑海中赶走,这样晚上就可以放松并睡个好觉,因为您知道可以等到明天的"担忧时间"再去想这些。

(四)睡眠呼吸暂停综合征和打鼾

如果一夜酣睡,但是早上醒来仍然感到很疲劳,那么您可能患有睡眠障碍。最常见的睡眠障碍——阻塞性睡眠呼吸暂停,患者通常并不知道自己患有这种疾病。当问及他们的睡眠情况时,他们说:"我睡得像个婴儿。"有时候,唯一的线索就是被别人抱怨鼾声很大。睡眠专家认为,阻塞性睡眠呼吸暂停非常普遍,大多数人并没有在临床上被诊断为睡眠呼吸暂停综合征。

睡眠呼吸暂停综合征患者,在睡眠过程中咽部或鼻子的软组织会放松,堵塞呼吸道,需要非常努力地呼吸。患者挣扎着呼吸一分钟,在要醒来前刚好能呼吸到空气,然后又回到睡眠中,再次开始这个循环。他们不记得自己在夜里醒过几十次。他们无法获得恢复身体能量和帮助康复过程所需的深度睡眠,这反过来又会导致更多的症状,如疲劳和疼痛。

睡眠呼吸暂停综合征可能是一个严重的甚至危及生命的医学问题,这可能是导致人在睡梦中死亡的原因之一。睡眠专家建议,如果人们在一晚的睡眠后总是感到疲倦,或者现在比年轻时需要更多的睡眠,则应该检查是否有睡眠呼吸暂停综合征或其他睡眠障碍。如果伴侣或配偶发现您打鼾,则很有必要去做相关检查。

(五)寻求专业帮助解决睡眠问题

您可以用本部分讨论的工具和技术来解决大多数睡眠问题,但有时您需要专业的帮助。**什么时候应该寻求专业帮助?**

▶ 如果疼痛造成一晚上 2 ~ 3 次睡眠问题,而且在醒后不能快速再睡着。

▶ 如果睡眠不足导致白天的活动(如工作或社交关系)出现严重问题,尽管您已经试过了本书建议的技巧,但睡眠仍然没有改善。

▶ 如果您白天不能保持清醒,特别是白天的困倦导致或几乎造成了事故的发生。

▶ 如果睡眠被呼吸困难所干扰,包括大声打鼾并长时间停顿、胸痛、胃灼热、腿抽搐、过度疼痛或其他身体状况。

▶ 如果睡眠伴随着其他问题,如抑郁、饮酒、服用安眠药或成瘾药物等。

及时寻求帮助,积极与医生进行沟通。大多数睡眠问题是可以解决的,一旦这些问题解决了,您会感到慢性疼痛明显缓解,情绪也会得以改善。

八、抑郁

大多数慢性疾病患者有时会感到抑郁。专家们认为,大脑某些化学物质(如神经递质血清素、去甲肾上腺素)失衡导致了慢性疼痛、失眠和抑郁。就像疼痛一样,抑郁也有不同程度。抑郁症可以从偶尔感到悲伤或忧郁,到严重的被临床诊断的抑郁症。临床诊断的抑郁症,也称为重度抑郁,以持续地感到无望和绝望为特征。大约有三分之一的慢性疼痛患者有临床抑郁症。

有时人们并不知道自己得了抑郁症。更多时候,他们可能不想承认这一点。与管理其他症状一样,可以通过自我管理、医学咨询和药物治疗来管理抑郁。最好的抑郁治疗是个体化管理,综合运用多种手段。您如何管理抑郁将导致不同的结果。

(一)什么是抑郁

难过有时候是很自然的。"正常"的悲伤是一种暂时的感觉,通常发生在特定的事件或损失之后。人们有时会用"郁闷"这个词来描述悲伤或失望的感觉:"错过了和朋友一起出游的机会,我真的很郁闷。"此时,虽然您感到悲伤或沮丧,但仍可以与他人交往,并在生活的其他领域找到快乐。

有时,悲伤对人们的影响更深或持续的时间更长,比如当失去亲人或被诊断出患有严重疾病时。如果抑郁或悲伤情绪严重、持久或经常发生,则可能患有临床抑郁症。严重的抑郁症剥夺了生活的乐趣,它会让人感到绝望、无助和毫无价值。患有严重抑郁症,可能会让人变得情绪麻木,甚至哭也无济于事。

抑郁影响着一切:思维方式、行为方式、与他人的互动方式,甚至身体运作方式。

(二)抑郁的原因

抑郁不是由个人的软弱、懒惰或缺乏意志力引起的。遗传、慢性疼痛状态和药物都会对抑郁症产生影响。消极的想法也会导致长期抑郁的情绪。您会被消极的想法困在无限循环中,它们会一次又一次地自动发生。以下感觉和情绪也会导致抑郁或使状况更糟。

▶ **对未来的恐惧、焦虑或不确定。**对经济状况、家庭状况、疼痛或治疗问题的担忧可能导致抑郁。尽快面对这些问题,会产生一种治愈的效果,有助于您和家人缓解忧虑,享受生活。第十七章"为未来做打算:恐惧与现实"将更多地讨论这些问题以及如何应对它们。

▶ **沮丧。**导致沮丧的原因可能有很多。您可能会想,"我就是不能做我想做的事""我感到很无助""我以前是能做到的""为什么没有人理解我?"您关注这些感觉的时间越长,就可能感到越孤独和孤立。

▶ **失去对生活的控制。**经历慢性疼痛,会让您觉得很多事情正在失去控制。您可能需要依靠药物治疗、定期看医生或者不得不依靠别人帮您做一些事情,这种失去控制的感觉会让您对自己和自己的能力失去信心。即使不能事事亲力亲为,但您仍然能主宰自己的人生。成为一个自我管理者,您可以掌控自己的生活。

有时候人们会没有意识到自己处于抑郁中,或者会尽量隐藏起来,不让别人发现。一旦给自己的真实情绪戴上面纱,其他人很难窥探到背后的真实情绪。在一些难以识别的抑郁症中,一个经常出现的现象就是拒绝接受帮助,即便是在自己极度需要帮助的时候。

抑郁情绪会导致回避、孤立和缺乏身体活动,这些行为会带来更多的抑郁情绪。您越是这样,就越有可能把支持、安慰您的人赶走。朋友和家人想要帮忙,但往往不知道该怎么做,当提供帮助的好意被拒绝时,他们可能会放弃。此时,抑郁的人会说:"看,没人在乎我。"

我抑郁了吗

下面列出了一个针对抑郁症的快速测试:先问问您自己,做什么能使您快乐。如果您不能很快回答这个问题,那么考虑一下这里列出的其他抑郁症症状,在过去的两周内,您经历过下列哪一种情况?

▶ **做任何事情都没乐趣或兴趣**。无法享受生活或与他人相处可能是抑郁的迹象。例如不想和任何人说话、出门、接电话,或给访客开门。

▶ **情绪低落、沮丧或绝望**。长时间感到忧郁可能是抑郁的症状。

▶ **入睡困难、睡不安稳或睡得太多**。醒来后睡不着或睡得太多、不想下床都是出现问题的信号。

▶ **感到疲倦或精力不足**。总是感到疲倦,通常是抑郁的明显症状。

▶ **食欲不振或暴饮暴食**。这种变化可能包括对食物失去兴趣和进食异常不规律或过量。

▶ **贬低自己**。是否觉得自己是一个失败者,或者已经让自己或家人失望了?怀疑自我价值,或者对自己的身材很不满意、持负面评价?

▶ **注意力不能集中**。包括看书看报、听歌、看电视时无法专注。

▶ **动作迟缓或烦躁不安**。您是否行动或说话太慢,以至于别人都注意到了?或者恰恰相反——您是否比平时更加焦躁不安?这两种情况都可能是抑郁症的征兆。

▶ **有自残倾向**。认为自己死了会更好或想要伤害自己的想法通常是严重抑郁症的一个重要信号。

抑郁的人还可能经历体重的增加或降低、对性或亲密行为失去兴趣、对个人护理和打扮失去兴趣、无法作出决定以及更频繁地出现其他状况。

如果有上述几种症状,请向医生、家人、好朋友、心理咨询师或社会工作者寻求帮助。不要什么也不做就等着这些感觉过去。如果您正在考虑伤害自己或他人,现在就寻求帮助。不要让悲剧发生在您和您爱的人身上。美国的自杀热线免费电话1-800-273-8255;加拿大热线电话是1-833-456-4566,魁北克热线电话是1-866-APPELLE(1-866-277-3553);中国的统一心理援助热线电话号码是12356。

幸运的是,治疗抑郁症的方法非常有效,可以减少抑郁症发作的频率、时长和严重程度。您可以控制自己的抑郁,就像控制自己的其他症状一样。

（三）抑郁的治疗

治疗抑郁症最有效的方法是药物治疗、心理咨询和自我管理，本部分将讨论这些管理方法。

抗抑郁药物

抗抑郁药物非常有效。这些药物通过帮助平衡大脑化学物质而起作用，更多内容请阅读第十五章"慢性疼痛的药物治疗及其他疗法"（第284～285页）。抗抑郁药物可以缓解疼痛、减轻焦虑和改善睡眠。大多数抗抑郁药物需要服用几天到几周才能起效，通常会显著缓解症状。如果您服用了医生开具的抗抑郁药，但并没有马上感觉好起来，请不要灰心，坚持下去。某些药物需要服用至少6个月才能达到最佳效果。

抗抑郁药的副作用通常在前几周最明显，之后会减轻或消失。如果副作用不是特别严重，请继续服用药物。当您的身体习惯了药物，会开始感觉更好。记住每天服用抗抑郁药物是很重要的。如果您因为感觉好些（或更糟）而停止服药，抑郁症可能会复发。抗抑郁药不会让人上瘾。如果您服用药物后有明显的副作用，或者药物并没有起作用，在停药或调整剂量之前应咨询医生。

心理咨询

有几种类型的心理治疗，特别是认知行为疗法，对抑郁症很有效。心理治疗或者咨询都是谈话治疗。认知行为疗法则聚焦在改变无望的想法，帮助人们调整情绪和行为，学习应对策略。认知行为疗法能帮助抑郁症患者考虑他们的真实痛苦，鼓励他们改变想法、感受和行为，包括压力应对等（更多有关认知行为疗法的内容请阅读本章第65页"恐惧"和第十五章"慢性疼痛的药物治疗及其他疗法"相关内容）。

和药物治疗一样，心理咨询很少有立竿见影的效果，可能需要几周（或更长的时间）才能改善。治疗通常包括每周1～2个疗程，持续几个月。通过学习新的思考和与他人相处的方法，心理治疗也可以帮助降低抑郁症复发的风险。

自我管理

自我管理也可能出奇地有效。您可以自己学习很多成功的心理治疗技巧，这对轻度到中度抑郁，或者仅仅是为了改善情绪都会很有效。一项研究表明，阅读和运用自我管理方法改善了近70%患者的抑郁症。

以下技巧和策略可以单独使用，也可以与药物治疗和心理咨询联合使用。

▶ **消除负面情绪。**独自一人的时候，如果经常哭泣、生气和大喊大叫，把自己的失败或坏情绪归咎于他人，或使用酒精或其他药物，通常会让您感觉更糟。您是否正在服用镇静剂或麻醉止痛药，如安定、利眠宁、瑞康、维柯丁、可待因、安眠药或其他"镇静剂"？这些药物会使抑郁症恶化或可能由于副作用而引起抑郁症。在与医生沟通之前不要停止服药，继续服用它可能有重要的原因，或者您可能会有戒断反应。

酒精也是一种"镇静剂",它会让您感到更沮丧。对大多数人来说,在傍晚喝一两杯酒都不是问题。但如果整天都想着喝酒,或者酒精干扰了正常的生活,则说明有酒精依赖问题。和医生谈谈您的饮酒问题,或者考虑参加一个匿名戒酒会以获得帮助。

▶ **制定娱乐计划。**当您感到忧郁或沮丧时,可能倾向于回避、孤立自己并限制活动,这恰恰不是您应该做的事情。维持或增加活动是治疗抑郁症最好的方法之一。散步、和朋友打电话聊天、欣赏日落、看一部有趣的电影、做做按摩、学一门外语、跟着瑜伽视频锻炼、上烹饪课、加入社交俱乐部等,都可以帮助您振作精神、远离抑郁。

有时寻找乐趣也并不容易,需要花心思去规划一些令您愉快的活动,不要单靠运气偶遇。列出您想在一周空闲时间做的事情,然后做好安排。即使不想这样做,也要尽量按照既定的时间表完成这些活动。户外散步、喝杯茶、听听音乐可以改善您的心情。如果不尝试,您永远不会知道它们给您带来的好处。

如果您情绪低落,感觉世界没有任何色彩,就要努力做出改变。去书店看最喜欢的书;听一些欢快的音乐或去跳舞;锻炼身体或让别人给您按摩;吃一些辛辣的食物;洗个热水澡或冷水澡;去花园散步或闻一闻花香。出去走走,总会带来惊喜。

制定计划并执行,展望未来,种一些花草。即使自己的孩子还在上高中,也要期待您孙子的大学毕业典礼。如果您知道一年中的某个时候特别难熬,比如圣诞节或生日,那就为这段时间制定具体的计划。不要被动地等着,应该提前做好准备。

▶ **采取行动。**继续您的日常活动。精心穿衣,对自己的外表要自信。整理床铺、走出家门、购物、遛狗、做饭,即使您有时不想做,也要督促自己完成这些事。

立即采取行动解决问题是缓解坏心情最有效的方法。您可以去打扫、整理房间,哪怕是整理书桌的抽屉。即使做一件简单的事情也可以改善您的心情,例如去网站浏览您感兴趣的时事话题、给老朋友或远方亲戚打电话或写信。

情绪不佳时,不要作重大决定或承担太多的责任。将大任务分成小任务,设定优先级,然后尽您所能去做(回顾第二章"成为一个积极的自我管理者"中已经证明的成功行动步骤)。感觉抑郁的时候不要作关乎人生的重大决定。例如,如果没有在一个新城市待过几周,不要贸然搬家过去。搬家可能是回避的表现。当您离开朋友或熟人时,抑郁往往会加剧,而且,麻烦或问题不会随着搬家而消失。一旦搬家了,原本能帮助您解决问题的人也已经被您"抛弃"了。

▶ **社交。**不要孤立自己,与积极、乐观的人交往,可以缓解您的不良情绪。去拜访亲戚和朋友,参加社区团体、读书俱乐部、社区大学课程、自助课程、锻炼或烹饪课程。如果您无法出门,选择和朋友线上聊天、参加线上读书俱乐部或其他线上活动。在加入任何公开线上活动前,请确保该互联网活动是经过审查的,有专人负责管理。

▶ **积极锻炼,转移不良情绪。**体育活动可以转移抑郁和消极情绪。抑郁的人经常抱怨他们感觉太累了,无法锻炼。但当抑郁时,您所感受到的疲劳感并不是由于身体上的疲惫。

试着每天锻炼 20 ~ 30 分钟。任何一种活动都可以提升您的情绪——从坐在椅子上锻炼到步行，再到水上运动。如果您让自己动起来，可能会发现自己有更多的能量（详见第七章"锻炼和身体活动"和第八章"运动让您感觉更好"）。

▶ **正向思维。**很多人可能会对自己太过挑剔，尤其是在抑郁的时候。您可能会发现自己的想法毫无根据、消极、不真实。改变消极想法，先从"重写"负面表述开始。例如，您认为"除非我把每件事都做得完美，否则我就是个失败者"，把这句话改成"成功就是尽我所能做到最好"。通过第五章"运用思维去处理症状"第 80 ~ 82 页"积极的想法和自我对话"，来改善消极想法。此外，当您情绪低落时，很容易忘记曾经发生过的美好事情。列出您生活中一些美好的或积极的事情，您还可以写下感恩日记，每天记录一两件让您感到开心的积极事情。在第五章"运用思维去处理症状"第 91 ~ 92 页可以学习更多表达感恩的技巧。

▶ **帮助他人。**帮助他人是改善心情的绝佳方法，例如帮朋友看小孩、为患者或盲人读书、做志愿者或慈善活动。如果无法出门，可以给养老院的人打电话聊天或者给他们写卡片。当抑郁的时候，您可能会认为"我自己的情况已经够糟糕了，我不想理会其他人的困难"，但是如果对别人施以援手，哪怕只是举手之劳，您会感觉更好。帮助别人的时候，您会从自己所处的困境中脱离出来，感觉自己是个有用的人，有助于提升自尊心。帮助弱者，有助于实现自我价值。助人者人恒助之。

使用这些技能，需要一段时间才能见效。但是如果这些策略不起效或加重了抑郁，请向医生或心理健康专家寻求帮助。心理咨询和 / 或抗抑郁药物对缓解抑郁症很有帮助，寻求专业帮助和服药并不是懦弱的表现，它们是坚强的象征。自我管理者是强大的。

九、愤怒

愤怒和沮丧是慢性疼痛的常见反应。带着慢性疼痛生活的不确定性和不可预测性可能会威胁到您的独立性和控制力。您可能会问"为什么是我？这不公平。"这是对慢性疾病的正常反应。有些人通过愤怒来表达他们的抑郁或焦虑。

您可能会生自己的气，生家人的气，生朋友的气，生医生的气，生整个世界的气。例如，您可能会因为没有好好照顾自己而生自己的气；您可能会对家人和朋友生气，因为他们没有按您想要的方式做事；或者您可能会对医生生气，因为他们不能解决您的问题。有些抑郁症或焦虑症患者常常会愤怒地表达他们的抑郁或焦虑。

（一）慢性疼痛和愤怒

慢性疼痛患者常常会感到担心。愤怒、沮丧，特别是表达不当的时候，不利于疼痛管理。

当您愤怒的时候,可能缺乏动力、不爱活动、与人产生敌对情绪,甚至是表现过激。过激行为包括突然发脾气、吼叫以及一些有攻击性的行为。这些行为会阻碍试图帮助您的人,会导致更强烈的孤立感、愤怒和挫败感。管理愤怒的第一步是承认您生气了,弄清楚您为什么生气。第二个重要的步骤是找出让您愤怒的原因。管理愤怒意味着接受您表达情绪的方式。

(二)化解怒气

以下几种方法可以帮助控制自己的愤怒。

劝慰自己

如何看待并理解周围发生的事情会决定您是否会生气。可以通过学习暂停和质疑自己产生愤怒的想法来化解愤怒。如果您改变了想法,就能改变您的反应。您可以决定是否要生气,然后再决定是否采取行动。这听起来很简单,但阻碍我们的是人们倾向于把愤怒看作自己之外的东西,是个体几乎无法控制的情绪。您可能认为自己是一个无助的受害者。您可能会责怪别人:"你让我很生气!"您可能会勃然大怒,然后说:"我忍不住。"您可能认为朋友自私、麻木不仁、盛气凌人,不重视您,您唯一的选择就是发泄愤怒。但只要稍加练习,即使是一个很容易冲动的人也能掌握一套全新的、健康的应对方法。您可以决定是否要生气,以及如何应对。

当开始有生气的迹象时,慢慢数到三,然后问自己以下三个问题。

1. **这件事重要到让我生气吗?** 也许任何让您生气的事情都没有严重到需要花费时间和精力去生气。这件事对您的人生来说是件大事吗?如果不是,那么不值当生气。提高您愤怒的阈值,告诫自己没有太多事情能够让您发脾气,不要沾火就着。如果您的愤怒阈值提高了,自然生气就减少了。

2. **我有理由生气吗?** 您确定知道发生了什么吗?您可能需要收集更多的信息,更好地理解情况,不要匆忙下结论或误解他人的意图或行动。如果您约了朋友见面,而他却晚到了半个小时,您可能会不由得火冒三丈。可是当您得知他是因为碰到了一个交通事故而晚到,那么就不会生气了。在生气前,先了解事实和真相。

3. **生气有用吗?** 通常,生气和冲动是不起作用的,甚至可能引发不好的结果。爆发或发泄会增加您的愤怒情绪,使人际关系紧张,并可能损害健康。

冷静

任何放松或分散注意力的方法,比如冥想或散步,都能帮助您平静下来。缓慢、深呼吸是最快、最简单的冷静方法之一(见第 50 ~ 51 页)。当您注意到愤怒情绪在积聚时,作出回应前做十次缓慢、放松的呼吸。有时暂时放下和独处一段时间可以缓解压力。此外,运动是释放压力和愤怒的好途径。

表达需要而不是指责

学习如何表达愤怒是很重要的,最好不要指责或冒犯他人。可以通过使用"我"(而不是"你")来表达自己的感受(详见第十一章"与家人、朋友和医护人员沟通"中关于"我"信息的讨论)。如果您选择用言语来表达愤怒,要知道很多人是无法帮助您的。很多人都不太善于与愤怒者打交道。这是真的,即使愤怒是正当的。

如果您真的需要一个出口来发泄愤怒的情绪,这种情况下,进行咨询或加入一个支持小组很有帮助。慢性病自我管理小组,包括慢性疼痛、心脏病、糖尿病、高血压和关节炎等自我管理小组是个不错的选择。

改变您的期望

您可能会从改变对生活的期望中受益。改变您的期望可以减少愤怒。人的一生中期望总是不断调整和改变的。例如,当您还是个孩子的时候,认为自己长大后可以做任何职业——消防员、芭蕾舞演员或医生。然而,随着年龄的增长,您重新评估了这些期望,以及您的能力、天赋和兴趣。通过重新评估,您可以更改自己的期望和计划。

您可以用类似的方式处理慢性疼痛带来的挫败感。例如,期望"一切都会好起来"可能是不现实的。然而,仍然期望做许多令人愉快的事情是很现实的。遗憾的是,很多慢性疼痛患者都想等病情改善以后才去行动;但当处于等待状态时,他们什么事情都不做,变得越来越不爱动、充满沮丧。改变期望有助于观念的转变。与其纠结于那 10% 您不能再做的事情,不如想想那 90% 您还能做的事情。愤怒是慢性疼痛患者的正常反应。学习慢性疼痛管理包括承认愤怒和寻找建设性的方法来处理它。

十、恐惧

疼痛和恐惧像对双生子。如果您已经经历了长时间的疼痛,可能就会畏惧与疼痛相关的事情。例如,您曾经在自驾游的时候出现过头痛,那么您会对下次自驾游感到恐惧。既往与疼痛相关的经历会成为焦虑的重要来源。

(一)慢性疼痛和恐惧

如果您从地板上捡东西时,后背出现剧烈疼痛,那么以后您会对再次做这样的事情或其他有助于康复的类似动作感到十分焦虑。尝试做这些动作会增加焦虑,导致肌肉紧张和压力相关反应(如心率增加),疼痛加剧。您可能会把这些动作当作潜在的威胁,根本不再去尝试。这种逃避行为,在短时间内会避免焦虑,但从长远来看,不利于健康。

逃避活动是不明智的。首先,想要逃避做这些事情的愿望会越来越强烈。尽管对疼痛的恐惧最初都仅会使您逃避某些行为(如避免开车、俯身取物),长此以往,您会逃避涉及带给您疼痛的所有行为(例如不再开车外出、扭动身体、伸手取物、从椅子上站起和坐下)。其次,避免这些行动会造成肌肉萎缩和身体功能减退,使您做任何事情(甚至是您最喜欢的事情)的时候都困难和加重疼痛。再次,当恐惧感变得更强烈些,您的专注力和精神就会更多地集中在疼痛上。把注意力放在疼痛上,就会转移走做其他重要事情的精力(例如家务或工作)。最后,如果对疼痛的恐惧导致您无法做任何有意义有价值的事情,您将感觉更加沮丧和抑郁。本章"抑郁"部分(第 57 页)提到,抑郁者会感到很难享受生活的乐趣。对抑郁者来说,做事情变得很困难,他们更不爱活动、肌肉进一步萎缩、生活能力进一步减弱。

(二)咨询和疼痛相关的恐惧

向专业人员咨询疼痛相关的恐惧会很有帮助。如果您经常感到害怕,生活比以前受限得多,可以考虑认知行为疗法。认知行为疗法有四个基本部分。如果您咨询疼痛相关恐惧的认知行为疗法,可能会得到四步法建议。第一,治疗师会和您一起讨论确定您最重要的生活目标。第二,认识到为什么直面恐惧也是有一定益处的。第三,治疗师和您一起确定一系列因害怕疼痛而避免做的行为清单。治疗师会展示一系列日常活动的照片,然后询问您做这些活动的担忧和考虑。行为清单会包括一系列活动,涉及难度很低的事(仅仅会带来很小或轻微的恐惧)到难度很高的事(会带来强烈的恐惧)。第四,治疗师会和您一起体验行为清单上的活动,先从难度低的事情开始,逐渐加大难度,每个活动体验多次。通过重复这些活动,您会意识到您所恐惧的事情,实际上并没有真实发生。您会变得自信起来,也就不那么害怕了。再做一些喜欢做的事情,您会觉得以前的生活又回来了。您逐渐学会应对疼痛相关恐惧的技巧,这些会使您将来的生活受益。

(三)克服恐惧的自我管理工具

如果疼痛相关恐惧感不是很强烈,以下介绍的自我管理工具会特别有用。

▶ **减少焦虑。**第五章"运用思维去处理症状"第 75 ~ 89 页介绍了锻炼、放松技巧和冥想的方法。每天花 5 ~ 10 分钟练习深呼吸,每天 2 ~ 3 次也会有健康益处。

▶ **如果情况不严重,您可以自我管理。**制定一个可以逐渐尝试您害怕的事情的计划表,包含 5 ~ 10 项事情,涉及您害怕程度不同的事情。试着一点点地尝试这些事情。例如,您害怕开车,那么先试着开 5 ~ 10 分钟。尝试做的事,重复做几次,直到您不再焦虑或者对管理恐惧满怀信心。在尝试中,您会有新的发现。例如,在晴天开车比在阴天开车更容易出现头痛,那么疼痛的源头可能不在于开车,而是光线。从简单的事情着手,逐渐进阶到难度高的事情。保持尝试,直到您能掌控恐惧,不再害怕这些场景。

十一、内疚

慢性疼痛患者常常会感到内疚和自责。引起内疚感的原因很多,您可能会觉得自己拖累了家人和朋友,也可能会觉得自己是个弱者,无法控制疼痛。在对疼痛缺乏了解时,您会觉得疼痛是自己造成的,继而会感到更加自责。

对于带有内疚或自责感的疼痛患者来说,他们自报疼痛的程度会更严重,且情绪方面会更加担忧,通常也会报告疼痛干扰了日常生活。当他们长时间处于内疚中,上述这些现象就尤其显著。这类患者通常会花很多时间去思考自己的疼痛,常常会想到底是什么人或什么事引发了疼痛,或者是因为自己做了或没做某事、听从了某项错误建议,或是疼痛治疗措施无效等导致了疼痛。在工作中,这类患者也会声称工作压力大、工作满意度低。

如果您多数时间会感到自责,甚至因自责而抑郁,请咨询医生。本章第57页介绍了抑郁自我管理方法。如果您只是偶尔感到自责,自责感不是特别强烈,可以尝试下面这些方法。

▶ **不要孤军奋战,请寻求外援。**慢性疼痛患者有自责情绪很正常。不要因为愧疚而不和家人朋友交流您的病情。可以试着改变,请敞开心扉,和他们聊聊您的感受。这样可以帮助您减轻紧张和担忧,会发现大家理解您,想要帮助您。

▶ **咨询专业人士。**如果您不了解疼痛的病因、不清楚疼痛的进展,咨询专业人士会特别有帮助。专业人士包括临床医生、心理治疗师、护士和理疗师等。术业有专攻,请向身边的疼痛专家进行咨询,请他们与您一起评估病史、诊疗记录,咨询疼痛现状和预期进展。随着对自己疼痛的现状和预后了解得更多,您就会更好地管理疼痛。

▶ **灵活掌握标准,适当给自己喘口气。**通常完美主义者对自己的要求很高,一旦无法达到这些要求,就会产生愧疚自责。这里有一些建议,有助于走出困境。制定一些小的、可操作的、绝对可以实现的日常活动计划;记录已经完成的计划,看到自己的进步;使用本书第91 ~ 93页提到的方法,善待自己,如品味愉快的经历、记录感恩的事情等。

十二、压力

压力是普遍存在的。什么是压力呢? 20世纪50年代,生理学家汉斯·塞利(Hans Selye)将压力描述为"人体应对刺激产生的非特异性反应"。其他学者认为,压力是人体对刺激产生的适应性反应,它可能是令人愉快或者痛苦的。人们面对负面事件,如失去挚爱时,会感到压力;在经历一些幸福的时刻,如孩子结婚,也会感到压力。

（一）身体如何应对压力

身体习惯于在一定程度范围内发挥功能，当范围发生波动时，身体会随之调整以应对变化，表现为心率增加、血压升高、肩颈肌肉紧张、呼吸急促、消化减慢、口干、出汗，这些都是压力的信号。

为什么会产生这些信号？当机体应对压力时，肌肉需要氧和能量；加快呼吸可以吸入尽可能多的氧气，排出尽可能多的二氧化碳；心率增加，为肌肉输送更多的氧气和营养素；同时，非急需的身体功能，如食物消化和身体的自然免疫反应等都会减慢。

通常，应激反应会持续到压力事件结束，然后身体功能会恢复正常。但有时身体也可能无法恢复到压力事件之前的状态，尤其当压力持续存在，身体就会持续作出反应。慢性压力的存在会导致一些慢性病发生，使一些症状更难以控制，如慢性疼痛等。

（二）对待压力的态度至关重要

我们已经讨论过身体在压力情况下的应激反应。您可能会产生一个疑问：为什么人们对相同压力的反应有很大差别？科学家发现，关键取决于个人对待压力的态度，把它视为威胁还是挑战。下面举两个例子来说明这个问题。

第一个例子，假如开车去见一个新的疼痛医生，路上汽油不够了，您需要停下来加油，眼看着与医生的会面就要迟到了。法蒂玛（Fatima）会把停下来加油作为一个真实的压力，产生了这样的想法，"我迟到了，医生会认为我忘记时间或者不在意这次约见""我晚到会打乱医生的日程，我就没机会看医生了""我再也预约不到医生了"。法蒂玛越把关注点集中在这些想法上，她脖子和肩部肌肉的疼痛感就会更严重。她会感到沮丧、焦虑、尴尬、失望，甚至不能清晰地思考问题。等停下来加好油后，法蒂玛飞快地驱车去见医生。最终迟到25分钟，她感觉非常沮丧，根本无法走进医生的办公室。

相反，梅兰妮却把汽车快没油了作为一个挑战。当她意识到自己需要停下来加油的时候，她感到有一点点紧张。她对自己有一点消极的想法，比如"我应该在昨天晚上检查一下汽油够不够"，这种想法最初会让她感到生气和恼怒。但是，她很快冷静下来，她想到，"没关系，我知道怎么处理这样的情况"，她开始清醒地思考应对方法。梅兰妮一边停车去加油，一边给医生办公室打电话，告诉他们她会迟到一会儿，前台回复梅兰妮可以把预约改到下午的其他时段。梅兰妮感到如释重负，加好油后，再次驱车前往医生办公室。离预约的时间还早，梅兰妮决定去吃个午饭。最后梅兰妮如约看了医生，一切都进行得很顺畅。

这两个例子告诉我们，对待和判定问题的方式直接决定了压力带来的影响。如果仅仅把注意力集中在压力带来多大的挑战和后果上，身体会更容易出现压力应激反应，如精神紧张、血压升高、呼吸加快、胃部不适、疼痛加重等，也会产生情绪上的问题如焦虑、恐惧、内疚等。正确认识日常生活中遇到的小问题和常见的压力,对我们是有益的,这也提醒我们积极使用自我管理工具。

压力在生活中无处不在,基本难以回避。学会与压力共处、适应压力和在压力下成长是自我管理的重要目标。虽然压力可能有害,但在有些情况下,压力是有好处的。压力可以帮助您准备好接受精神和身体上的挑战,激发必要的生活方式改变,并建立适应能力。压力对健康的影响会受到个人对压力的看法或"思维方式"的影响。您是否认为压力永远是不好的,应该加以避免?或者认为压力可以促进您的健康、成长和表现?在有压力的情况下,持"压力是动力"想法的人比那些认为压力会让他们生病、应该避免的人会做得更好,持"压力有害"想法的人会过得更艰难。将压力视为挑战而非威胁,有助于您在压力状态下的学习和成长。

第五章"运用思维去处理症状"中有关放松、药物治疗和积极自我对话的技巧,可以帮助您增加对压力的适应性。

(三)常见的压力来源

压力源是引起压力的源头。压力源的类别很多,可以是身体上的、情绪上的或环境导致的。无论导致压力的来源是什么,压力对身体的改变是相同的。有些压力可能是好的,比如工作晋升、婚礼、度假、一段新友谊、有了小宝宝。虽然这些压力源使您感到快乐,但仍然会引起前面讨论过的身体变化。不同类别的压力源往往会相互关联。事实上,一个压力源可能导致其他压力源,甚至使得现有的压力源影响更糟,例如,疲劳会导致焦虑、沮丧、懒得动和容忍度降低。本部分将介绍一些最常见的压力来源。

精神和情绪压力源

来自精神和情绪方面的压力要么令人感到愉快,要么让人难受。与朋友欢聚或见证孩子毕业时感受到的快乐,生病时感到的沮丧,这一喜一悲两种情景下,身体作出的压力反应是相当的。对此您可能会觉得很惊讶,但事实上大脑对这两种情景作出的对身体的认知反应是一样的。

环境压力源

来自周围环境的压力也有好的和坏的。环境压力源很多,如炎热的日子、砂砾遍布的海滩、凹凸不平的人行道、刺耳的交通噪声、恶劣的天气、打鼾的伴侣或者二手烟。每一种都会产生刺激,触发压力反应。

身体压力源

身体压力源可能来自慢性疼痛的症状,也可能来自愉快的事情,比如抱起新生儿或日常去商店购物。这些身体压力源的共同特点是,它们都需要人的身体提供额外的能量来应对。如果机体没有被调动起来应对它们,就可能出现肌肉酸痛、疲劳甚至某些症状的恶化。

（四）锻炼是有益的压力源

正如前面所说的,有些压力可能是好的,比如结婚、得到梦想中的工作机会、有个小宝宝,这些压力源使您感到快乐。锻炼是一个好的压力源。锻炼或任何类型的身体活动,都对身体产生一些需求,如心跳加快将血液输送到肌肉,肺部更努力工作,呼吸加快以满足肌肉对氧的需求,肌肉努力工作,以跟上大脑发出的继续运动的信号。

坚持锻炼几周后,您就会感受到变化,过去不可能做到的事情,现在可以轻松做到了。通过锻炼,心脏、肺部和其他肌肉等更有效率、更健康,同样的活动,产生的压力变小了,身体就已经适应这种压力了。心理压力源,也是同样的道理,在应对情绪方面的挑战并学会适应它们后,人们的情绪会更加稳定、意志坚强。

本书第七章"锻炼和身体活动"和第八章"运动让您感觉更好"将详细讨论运动的健康效益。

（五）识别压力

对大多数人来说,对压力的承受度可能每天都在变化。有时,可能已经承受了超过临界值的压力、生活即将失控,您却不自知。有时候您很难意识到自己承受了太多的压力。以下是一些压力过度的提示。

- ▶ 咬指甲、揪头发、跺脚或其他重复的习惯。
- ▶ 磨牙、咬紧牙关。
- ▶ 头、颈部、肩部肌肉紧张。
- ▶ 焦虑、紧张、无助、易怒。
- ▶ 经常发生事故。
- ▶ 忘记您通常不会忘记的事情。
- ▶ 难以集中精力。
- ▶ 疲劳和疲惫。

慢性疼痛也会出现上述表现,所以慢性疼痛也是一种慢性压力。

当然,除了疼痛,还有其他很多事情都会让您感到压力。有时候,您会发现自己表现出来或者感受到压力。有时当您感到压力时,可以自己控制。如果您感到紧张,花几分钟想想是什么让您感到紧张。做几次深呼吸,试着放松。同时,快速的身体扫描(第77～79页)可以帮助您识别身体的压力。第五章将详细介绍很多应对压力的好方法。

此外,尼古丁、酒精和咖啡因也会增加压力。一些人认为,吸一支烟、喝一杯酒、吃一些糖果、吃一些高淀粉和高盐的垃圾食物或者来一杯咖啡,可以缓解紧张情绪,但事实上反而徒增压力。减少这些物质的摄入可以帮您解压。

（六）应对压力的自我管理工具

应对压力并不复杂，可以从三个简单的步骤开始。

▶ **找出压力源，做成列表。** 考虑生活的方方面面：家庭、人际关系、健康、工作、经济保障、生活环境等。

▶ **将列表上的压力源进行分类。** 对于您列表上的每一个压力源，问问自己：它是重要的还是不重要的？ 能改变还是不能改变？ 压力源分为四类，分别为：重要且可改变，重要但不可改变，不重要但可改变，不重要且不可改变。

例如，戒烟是重要且可改变的，失去挚爱是重要但不可改变的。您最喜欢的球队比赛输了、交通堵塞或者糟糕的天气，这些事情都是不可改变的，可能重要、也可能不重要，这完全取决于您对每个压力源的看法。

▶ **为每个压力源选择一个解决策略。** 不同的策略适用于不同的压力源。以下介绍的方法可以帮助您有效地管理不同类型的压力源。

应对重要且可改变的压力源

您可以通过采取行动改变情况来更好地管理此类型的压力。自我管理工具包括解决问题的技能、决策能力、实施计划（第二章"成为一个积极的自我管理者"）、放松技巧（第五章"运用思维去处理症状"）、身体活动（第七章"锻炼和身体活动"和第八章"运动让您感觉更好"）、有效沟通和寻求他人支持（第十一章"与家人、朋友和医护人员沟通"）。

应对重要且不可改变的压力源

这些压力源是最难管理的。它们会让您感到无助和绝望，无论您做什么，都不能让别人改变，不能让别人起死回生，也不能从您的生活中删除痛苦的经历。您无法改变这种情况，但您可以尝试以下一种或多种策略。

1. **改变思考问题的方式。** 例如，想想它可能会更糟糕，关注积极的方面和学会感恩（见第 91 ～ 92 页），否认或忽视问题，转移注意力（见第 79 ～ 80 页），或接受您不能改变的东西。

2. **找到问题中可改变的部分。** 例如，您不能阻止飓风，但可以在它到来前做好准备或对飓风破坏的地方进行修缮。您无法说服家人戒烟，但可以约定不在车里吸烟。

3. **根据您的整体生活和事情的轻重缓急，重新评估问题的重要性。** 例如，也许邻居的批评根本没那么重要。

4. **改变情绪反应来减少压力。** 您无法改变已经发生的事情，但可以让自己感觉不那么痛苦。试着写下您最深层次的想法和感受（见第 93 页），寻求家人和朋友的支持，帮助他人，练习放松技巧，使用情境想象的方法，幽默，或出去散步。

应对不重要且可改变的压力源

如果压力是不重要的，首先试着放下它。或者，如果您不用太费力就能控制它，那就去处理它。解决小问题会提高您的技能和信心，从而解决大问题。该策略适用于不重要且可改变的压力源,也适用于重要且可改变的压力源。

应对不重要且不可改变的压力源

对于不重要和不可改变的问题,最好的解决办法是忽略它们。从现在开始,您可以放开不重要的担忧,这些都是常见的麻烦,每个人都有。不要让它们打扰您,用幽默、放松、情境想象或专注于更令人愉快的事情来转移自己对这些问题的注意力。

(七)压力管理和解决问题

想想哪些事让您感受到压力,比如堵车、旅行、购物或做饭。首先,看看是什么让您产生了压力。是因为您讨厌迟到,所以觉得堵车很有压力吗?还是因为您对目的地有很多不确定性,所以觉得旅行很有压力吗?是因为做饭太复杂,太费力,所以觉得有压力吗?

一旦确定了问题所在,就可以开始寻找减少压力的方法了。开车旅行时,您能早点出发吗?能让别人开车吗?或者不开车选择公共交通?动身旅行之前,能打电话给当地人询问有关轮椅通行、当地公共交通和其他您关心的问题吗?购物和做饭是否可以分成两天完成?能在时间充裕的时候提前准备饭菜吗?下午早些时候您能小睡一会儿吗?这样做饭的时候体力会好一些。

如果您知道某些情况会给您带来压力,可在它们发生之前就想办法解决它们。在脑海中设想一下,当这种情况发生时您会怎么做,这样就能做好准备。在确定了一些可能的解决方案后,选择其中一个,下次遇到这种情况时再试一试,然后评估结果。这是我们在第二章"成为一个积极的自我管理者"中讨论的解决问题的方法。

您可以通过改变情况来成功地管理一些类型的压力,但其他压力似乎在您没有预料到的时候悄悄接近您。处理突发压力需要的能力和处理任何压力问题一样。处理压力的技巧包括充足的睡眠、锻炼、饮食。但有时压力太大,这些技巧是不够的。此时,优秀的自我管理者会寻求咨询,如咨询师、社会工作者、心理学家或精神科医生。

像其他症状一样,压力的出现也是很多原因造成的,因此可以通过很多方式来控制。这取决于您对压力的认知,尝试找到适合您以及符合您生活方式的解决方案。

十三、记忆力问题

随着年龄的增长,许多人担心记忆力的变化。我们都有健忘的时候,但也有一些慢性疼痛患者会有越来越严重的记忆力丧失。药物使用、抑郁和痴呆等疾病都会造成慢性疼痛患者的记忆力问题。记忆和思维能力的改变也可能是疼痛造成的。科学研究认为,长期、持续的疼痛信号会引起大脑的多重改变。纤维肌痛患者更容易出现记忆力和注意力问题,通常称之为"纤维雾"。

当慢性疼痛伴有纤维肌痛、记忆力问题的时候,维持日常生活也变得不容易,您会感到困惑。清醒地思考、集中注意力、记住新的信息或者关注新的事物,每项事情都变得具有挑战性。尽管这样会给您带来焦虑和挫败感,但您还可以做些力所能及的事。

记忆力问题也可能是身体其他健康问题的信号,比如抑郁或某种疾病,或止痛药物带来的副作用。和医生开诚布公地谈谈您的注意力、记忆力和思考能力等问题,寻求专业帮助。

如果您想更深入地了解其他相关信息、有用的资源和网站,请登录 www.bullpub.com/resources。

改善记忆力和思考能力的自我管理技巧

▶ 先和家人聊聊,他们会更好地理解您的行为,更好地支持您。

▶ 给自己充足的时间来完成一项工作,别着急,别让别人催您。

▶ 不要试图在一段时间内完成多项工作,一次只做一件事情。如果一项任务很复杂,把它分解成几个小任务,可参考第六章"调整节奏 享受轻松和安全的生活"。避免做太超出您舒适区的事。

▶ 锻炼身体。运动能增加大脑的血液和氧气,能帮助更好地思考,可参考第七章"锻炼和身体活动"和第八章"运动让您感觉更好"。

▶ 定期练习放松技巧。把放松训练作为日常生活的一部分。和身体活动一样,放松练习可以舒缓神经系统,提升思考能力,可参考第五章"运用思维去处理症状"。

▶ 减少干扰。找个安静的地方,关掉收音机、电视机,专注地做事。

▶ 把房间收拾干净。把钥匙、手机放在固定的地方,使用后及时放回原位,这可以让您更有条理性。

▶ 使用提醒小工具。在房间的不同地方贴便利贴,或在日历本上写上重要提示。在电脑、手机上设置提醒,帮助您记住重要的工作和事情。

▶ 带上家人或朋友赴约。如果您有注意力不集中或记忆力下降,这样做可以避免遗漏信息。

（颜流霞）

运用思维去处理症状

一个人的思想、态度、情绪、精神和躯体健康都是密切关联的。一位自我管理专业人士说："心态不能决定一切,但心态非常重要。"心态是慢性疼痛管理的关键一环。大脑成像研究显示,大脑中的情绪和思维区域不仅相互关联,而且还会影响躯体感受区域,这些区域通过多条通路与神经系统连接。您的感受和思考作用于脊髓和大脑复杂的神经系统网络,通过启动或关闭"疼痛门",减轻或者加重大脑对疼痛的感知(详见第一章"慢性疼痛自我管理:概念与方法")。

尽管思维和情绪不能直接导致慢性疼痛,但能影响慢性疼痛和其他症状。研究表明,思维和情绪会刺激某些激素或化学物质在身体内发出信息,这些信息会影响身体的运作过程。例如,思维和情绪可以改变心率、血压、呼吸、血糖水平、肌肉反应、免疫反应、专注力、受孕能力,甚至战胜疾病的能力。愉快和不愉快的想法和情绪都会影响您的心率和呼吸,加速或减慢心率和呼吸。

人在情绪激动时,身体会作出生理反应,比如出汗或冒冷汗、脸红或流泪等。每个人都曾在某些时候感受过心理的力量以及它对身体所产生的影响。有时,仅仅是某段记忆或某个影像也能触发这些反应。比如:想象您正拿着一个大个儿鲜黄的柠檬,把它移近您的鼻子,您闻到强烈的柑橘香气;咬一口柠檬,柔软多汁,满口都是柠檬汁,顺着下巴滴落;现在您开始吮吸柠檬汁液。怎么样? 您的身体开始作出反应了吧。嘴巴紧闭并开始分泌唾液,甚至您还会闻到柠檬的香味。实际上您并没有品尝和闻到真实的柠檬,所有这些反应都是由心理和大脑对真实柠檬的记忆所触发的。

上述例子展示了心理对身体的影响,也为选择利用心理调节帮助管理慢性病症状提供了一个很好的佐证。通过训练和练习,学会用心理去放松身体、减轻压力和焦虑、缓解身体和心理症状引起的不适和不愉快。本章将介绍几种不同的运用心理调节去处理症状的方法,称为"思维"或者"认知"技巧,因为要用思维能力让身体发生变化。认知技巧不仅能帮助我们管理疼痛,也可用于人生管理。认识您的价值观是自我管理的一种工具,会对后面的认知技巧学习大有帮助。

一、价值观

您的思维、态度和情绪都源于您的价值观。什么是您的价值观? 为了找出这个答案,可以问自己几个问题。对您来说什么事情是重要的？什么让您的生活变得有意义？您生活的指导原则是什么？写出这些问题的答案可以帮助您认识价值观。有一些人认为持续的疼痛太难忍受了，他们会把关注点放在当下遇到的问题，整天都疲于应对疼痛，放弃了人生的大目标。认识和思考价值观对于应对慢性疼痛大有帮助。

价值观为什么这么重要，思考价值观可以给我们带来什么帮助？细细地思考您关注的事情，对您来说重要的事情，可以在很多方面帮助您。价值观指导行为，举个例子，如果您认为家庭关系对您意义重大，您可能就会和父母、儿女、亲戚等保持联系，会时不时地串串门、打电话或者发信息沟通近况。

认识价值观还可以帮助您从日常琐碎的事情中脱离出来，把注意力集中在对您有意义的人生篇章上，这会带来积极的、正面的影响。您可能会从疼痛的折磨中解脱出来，关注您和家庭成员间的关系、关注如何与您在意的人保持联系。认识价值观，您会积极寻找和思考对实现人生价值有益的机会。认识价值观，可以推动您走上一条能实现内心深处真实想要的人生道路。

关注价值观，您会发现处理日常压力会变得容易得多。如果您过着价值观引导的生活，就会把处理日常生活中的压力当作机会，而不是视为不易处理的难题。您的身体可能不会感到"压力山大"，负面的情绪也不会强烈和持久。遵循自己的价值观，可以让您百折不挠地应对生活的压力，成为一个更有效的自我管理者。

（一）目标和价值观

第二章中讨论了设定生活的目标。目标是您设定的想要达到的内容。目标和价值观有什么区别呢？价值观是您认为对人生有意义、重要且无法割舍的事情，它可以引导您的人生目标，诸如做个好伴侣、好父母、做个好人、关心他人或者照顾自己的身体。价值观和目标有很多不同点。价值观就像指南针，为目标指明方向；而目标是具体可实现的，例如每周和伴侣外出吃饭就是个可实现的目标。

如果只关注目标和成就，就会陷入对目标能否实现的焦虑中。如果不能实现一个目标，您可能会看轻自己，甚至要接受别人的议论和指点。您也可能发现，当实现了一个目标，获得的满意度和成就感其实很短暂，这种瞬间的快乐和满足并没有带给您太多的幸福。关注价值观，您会更能体会一个目标实现后带来的满足，因为一个个小目标的实现最终会解锁一个有意义的人生。

（二）认识您的价值观

如果有人问您这个问题，"当回顾您的人生，在过去这么多年里，对您来说最重要的、能带给您人生价值的事情是什么？"您会怎么回答呢？您对这个问题的回答会揭示您的核心价值观。表 5-1 是一个示例。

表 5-1 是一位退休的美术老师的回答，她患有慢性疼痛。看一下这位美术老师的回答，想想她的价值观，然后写下您对这个问题的答案。

表 5-1 认识您的价值观

我和伴侣的关系
我和孩子的关系
我和朋友的关系
过和年轻时不一样的人生
布置一个温暖、舒适的居家环境
维持身体健康
精神富足
拜访和帮助生病的人

通过罗列价值观清单，您有哪些收获呢？首先，可以帮助您认识真实的自己。有时候，您会陷于琐碎事务中，逐渐迷失自己。当您面对一个持续存在的压力源，如慢性疼痛时，情况更是如此。对自己进行深刻剖析和反思，找到自己的本性，是良好的开端。其次，列出价值观清单能帮助您认识到您想要的人生。有很多可供您每天选择和改变的方法。第三，关注价值观，可以帮助人们审视每日的活动对大目标的贡献和价值。您会发现，一些经常做的行为支撑您的价值观（比如每日运动与维持健康），而一些占据了大量时间的行为并不能支持您实现想要的人生（比如每天投入大把时间看电视）。最后，制定价值观核心清单，按照它作出具体的目标和行动计划，详见第二章相关内容。把价值观作为指导行动的基础、促进行动落实的动力。如果目标能服务于价值观，目标就变得有意义。

二、身心放松

"放松"这个词对不同的人有不同的含义，大多数人都能找到令自己放松的方法。放松自我管理的目标主要指通过使用思维技巧，减少或消除身心紧张，进而缓解症状。

您可能读到过或听说过，用心理放松的方法来管理疼痛。和很多人一样，您可能很困惑，如何使用这种方法，以及这种方法会给我们带来什么样的健康益处。放松涵盖了使用思维或者认知技巧来缓解身心紧张。放松有助于改善睡眠、呼吸，缓解压力、焦虑和疼痛。有些技巧可以帮助您放松肌肉，另一些则可以减轻焦虑和情绪压力，或帮您转移注意力。所有这些放松技巧都有助于症状的应对。

(一)放松的自我管理方法

下面是一些练习放松技巧的通用建议。

▶ **选择一个清静的地方和时间**,确保至少在 15 ～ 20 分钟内不会被打扰(如果觉得这个时间太长,可以先从 5 分钟开始。顺便提一下,浴室是许多家里唯一清静的地方,这也是个不错的选择)。

▶ **每天或者隔天尝试练习这些技巧** 1 ～ 2 次,每周至少 4 次。放松技巧是门新的技巧,您需要时间来练习。

▶ **不要盼望出现奇迹或者立马呈现效果。**通常,需要持续实践 3 ～ 4 周,甚至是更长的时间,才能产生效果。

▶ **放松应该是有帮助的。**最糟糕的情况是您可能会觉得某个技巧令人厌烦。如果某个技巧使您有不愉快的感受,或者让您更紧张或焦虑,请务必更换至本章描述的其他症状管理技巧。

快速和简单的放松活动

有些类型的放松活动非常容易、自然和有效,以至于人们并不认为它们是"放松技巧"。感受和体会您所有的感官都可以带来放松和精力恢复。可以考虑让下述这些放松活动成为您每周生活的一部分。

▶ 打个盹儿或者洗个热水澡。

▶ 找个舒服的姿势,读一本好书或听一本好书。

▶ 看一部有趣的电影,或者看最喜欢的电视节目。

▶ 做一架纸飞机,让它在房间里飞行。

▶ 按摩(或给另一个人按摩)。

▶ 偶尔品尝一杯红酒或调一杯茶。

▶ 到室外打理花草或在室内种植美丽的植物。

▶ 做做手工,如编织、陶艺或木工艺。

▶ 听有趣的广播。

▶ 读一首诗歌或鼓舞人心的谚语。

▶ 散步。

▶ 收藏硬币、民间艺术品、贝壳或小玩意儿。

▶ 听喜欢的音乐或大自然的声音(风声、水声、火焰燃烧的噼里啪啦声、小鸟呢喃的声音等)。

▶ 绕着屋子唱歌或跳舞。

▶ 把纸揉成一团球状,把废纸篓当作篮球圈,进行投篮活动。

▶ 观赏水景(海洋、湖泊、溪流或喷泉)。

▶ 观赏天空中的云或星星。

▶ 趴在桌子上,闭上眼睛休息 5 分钟。

▶ 揉搓双手直到暖和后,覆盖在闭着的双眼上。

▶ 大力摇晃双手和手臂 10 秒钟。

▶ 打电话给朋友或家人聊天。

▶ 微笑着向新朋友做自我介绍。

▶ 为别人做一些好事和意想不到的事情。

▶ 和宠物一起玩。

▶ 到心目中最喜欢的度假胜地旅游。

(二)短时间放松自我管理方法(5 ~ 20 分钟)

接下来您将学习一些技巧,可以每天使用以调节您的身心。

身体扫描

第 78 页有一个身体扫描的文字指引。可以做一个文本录音,也可以让别人读给您听或自己读,按照该指引的步骤,扫描身体。为了放松肌肉,您需要学习如何审视身体以发现哪些部位是紧张的。先学会扫描紧张的肌肉,再学会放松它们。第一步要熟悉紧张感和放松感之间的差别。这种身体扫描的练习将教会您比较这些感觉,并且随着不断练习,找到并放松身体任何部位的紧张。进行身体扫描最好的姿势是仰卧,但采用其他任何让您感觉舒适的体位也可以。

放松反应

赫伯特·本森医生开展的"放松反应"研究发现人体有多种自然的状态,可能您听说过"战斗或逃避"这种应激反应。当人们面临巨大的危险时身体会变得十分紧张,而当危险过去后,身体会倾向于放松,这就是放松反应。随着人们的生活节奏越来越快,身体会倾向于长期保持紧张状态,久而久之会导致丧失放松的能力。学习如何促使您的身体启动放松反应有助于改变这种状况。

要想实现放松反应,首先选择一个安静的环境,不会被外界所打扰。找一个您可以舒舒服服待 20 分钟的地方。

选择一个让您愉悦的词语、一个安静的目标或感觉。举个例子,重复一个词语或声音(比如"一")、凝视一个物品(比如一朵花)、沉浸在某个情绪中(比如安静)。

放空您的思想,把注意力从思维中抽离出来。您能感知思绪、图像和情感,但是不把注意力放在上面,让它们轻轻地流过。

现在,集中注意力做以下步骤。

▶ 找一个舒适、安静的位置坐下来。

▶ 闭上眼睛。

▶ 放松所有肌肉,从脚开始逐渐到脸,使它们保持放松。

▶ 用鼻子吸气。关注自己的呼吸。当用嘴向外呼气时,默念自己所选的词。放空大脑,集中注意力于您所选的字、音调或标志上。

▶ 不要勉强自己,放松,保持自然呼吸节奏。当一些分散注意力的想法、感觉或影像出现,无须理会,将注意力转到重述所选择的字上。不用担心您是否成功达到了一次深层次的放松。

▶ 连续做这种放松练习 10 ~ 20 分钟。您可以睁开眼睛看时间,但一定不要设闹钟。做完之后,安静地坐几分钟,不要睁开眼睛,也不要站起来。

▶ 每周练习 1 ~ 2 次。

身体扫描的文字指引

找一个感觉舒适的位置躺下来,让自己的身体慢慢下沉,您可能会渐渐闭上双眼……从现在开始,将注意力集中在呼吸上……吸气,让呼吸逐渐向下一直到您的腹部。然后呼气……再来一次,吸气……呼气……注意呼吸的自然节奏……

接下来将注意力集中到脚上。从脚趾开始,注意那里的任何感觉——暖和、凉快,无论那里有什么感觉……您只要简单地感受它就行。用您的心灵之眼,想象一下,当您吸气的时候,呼吸一直向下进入脚趾,带来新鲜的空气……现在,注意您脚上其他部位的感觉。不要去判断或思考您的感受是什么,只要简单地熟悉脚部的体验,您的身体下面有足够的支撑……

接下来把注意力集中到小腿和膝盖。这些肌肉和关节为我们做了很多工作,但通常我们并未给它们应有的关注。所以,屏住呼吸一直到膝盖、小腿和脚踝,请将注意力集中到上述部位出现的任何感觉……看您是否可以简单地保持感觉……吸入新鲜空气,并在呼气时释放紧张和压力,让肌肉放松和舒缓……

现在把您的注意力转移到大腿、臀部和髋部的肌肉、骨骼和关节上……屏住呼吸到达大腿,体会您所经历的任何感觉,它可能是温暖、凉爽、沉重或轻盈。您可能会意识到与身体下面物体的接触,或者可能是血液的流动。无论那里有什么……重要的是,您正在花时间学习放松……越来越放松,吸气……呼气……

将您的注意力转移到背部和胸部。感觉呼吸充满腹部和胸部……注意那里的任何感觉……不要判断或思考,只要简单地体会此时此处的感觉就可以。吸气,让新鲜空气滋养肌肉、骨骼和关节,然后呼出所有的紧张和压力。

现在集中注意力到颈部、肩部、手臂和手掌。屏住呼吸穿过颈部和肩部一直到指尖。不要太用力以免无法放松,只要体验此刻身体这些部位的感受即可……

把注意力转向面部和头部,注意从后脑勺开始的这种感觉,沿着头皮向上,然后向下进入额头……注意眼部及眼睛周围的感觉,向下进入脸颊和下巴……继续吸入新鲜空气让肌肉放松舒缓,呼气释放紧张和压力……

饱吸新鲜空气,扩散全身,从脚底一直向上延伸到头顶……然后呼出所有残存的压力和紧张……现在花几分钟享受这种沉静,吸气……呼气……清醒,放松,沉静……

现在,身体扫描接近尾声,回到现实,带着任何放松的感觉……舒适……平静,无论是什么感觉……告诉自己您可以在自行选择的任何时间和地点重复这个练习……然后,您可以睁开眼睛。

(三)转移注意力

我们的大脑很难将注意力同时集中在几件事上,因此可以通过训练将注意力从身体转向其他方面来减轻症状。这种方法称为分散注意力或转移注意力,对慢性疼痛患者特别有帮助。

研究显示,当一个人关注疼痛,大脑的数个区域就会显示强烈的疼痛相关活动,强度比不关注疼痛的时候更强烈。当您急于赶走焦虑的想法时可能会导致想得更多。转移注意力并非忽视症状,只是选择不要总是想着那些症状。虽然您不能轻易停止思考某件事,但可以分散自己的注意力,并将注意力转移到其他地方。

把疼痛或其他焦虑情绪从大脑里驱赶出去并不容易。当您试图压制某种想法,反而会一直想着它们。例如,尽您所能,不在脑海里想象一只朝您走来的大老虎。试着做几分钟,然后,问问自己,"我在想什么呢?"可能和多数人一样,您会发现几乎不可能不去想老虎。

您可能不能阻止自己去想一些事情,但是可以把注意力转移到其他地方。例如,尽情在脑海里想象一只朝您走来的大老虎。然后站起来,用力把手拍在桌子上,喊道:"停!"发生了什么呢?老虎消失了——至少在那一刻不见了。

转移注意力对于短暂的活动或预计加重的症状最有效。例如,如果您知道爬楼梯会出现疼痛,或夜里入睡有困难,就可以尝试以下转移注意力方法中的其中一种。

▶ 计划一下您在完成不愉快的任务后想做的事情。例如,爬楼梯时会出现不舒服或疼痛,就想一想当爬上楼后您想要做什么;如果入睡有困难,就尝试为一些将来的事做计划,且尽可能详细。

▶ 根据英文字母顺序,以每一个字母为首去想一个人名、一只鸟、一朵花或者任何东西。如果在某个字母卡住了,就从下一个字母开始继续想(对于疼痛和睡眠障碍,这些就是转移注意力的好方法)。

▶ 从 100 开始,每次减去 3 计数(100,97,94,91……)。

▶ 为了打发令人讨厌的家务事(如扫地、拖地或吸尘),可以将地板想象成一个国家或大洲的地图,尝试从东向西或从北向南移动说出所有的州、省或国家的名称。如果您对地理不感兴趣,可以将这些地方想象成您喜欢的商场或店铺。

▶ 回忆您所爱的歌曲中的歌词或一个老故事中的情节。

▶ 试试"停!"的技巧。如果您发现自己担心或陷入无休止重复的负面想法,就突然起立,手拍在桌子或大腿上,大声喊"停!"通过练习,您就不用大声喊了,只要低声说"停!"即可,或者无声说"停!"也是可以的。有人想象一个大的停车标志,也有人在手腕上戴一条橡皮筋猛烈地拉扯它从而打破消极思想的链条。或者,拧自己一下,也可能有用。总之,您可以尝试做任何重新引导您注意力的事情。

▶ 把您的注意力转移到一种愉快的体验上。看一下外面的大自然,试着识别您周围的所有声音,按摩您的手,闻一种甜的或强烈的气味。

在实际应用中,这些方法都可以调整。无论怎样,都可以帮助您转移注意力。

到目前为止,已经描述了一些运用思想进行短时间转移注意力的方法,但一些长期的活动对转移注意力也是有益的。找一项您感兴趣的活动,可以是任何形式的,如园艺、烹饪、阅读或看电影,甚至还可以做志愿者工作。找到这件事情的乐趣,可能是帮助了他人或自己学到了新东西。一名成功的自我管理者的标志之一就是他/她兴趣广泛,而且总是在做有意义和有价值的事情。

(四)积极的想法和自我对话

人们经常自我对话。例如,清晨醒来时,您可能会想,"我真不想起床。我好累,今天不想上班。"或者,在一个愉快的夜晚结束时,会想:"天啊,这真有意思,我应该经常外出。"这些自己想的或是对自己说的话被称作自我对话。如何看待自己、他人和未来会影响自我对话的方式。我们的想法可以是积极的,也可以是消极的,而自我对话也是如此。所以,当自我对话是积极的,它可以是重要的自我管理工具;一旦消极的自我对话形成了习惯,它就成了伤害或攻击我们的武器。

消极和把事情往坏处想的思维方式会伤害您的自尊、态度和情感。消极思维习惯会让疼痛感和其他症状恶化。能否成为好的自我管理者,对自己所说的话起到了主要决定作用。消极想法往往会限制我们的能力和行动,如果总是对自己说"我不是很聪明"或"我不能",那您就很可能不会去尝试学习新的技能,很快,您就会成为自己消极信念的俘虏。

消极的自我对话通常以这样的方式开头"我做不了……""如果我能……该多好""如果我不……该多好""我没有力气去做……",这一类的自我对话说明我们对自己应对疾病及症状的能力还不自信和担心。

消极想法的一个典型类型就是总把事情往坏处想。慢性疼痛患者,尤其容易如此。把事情往坏处想,是一旦有事情发生,就会预测最坏的事情要发生了。假设一周后您会稍微有点疼痛,您的后背突然疼痛加重。如果往坏处想,您会想到,我是不是会瘫痪,并且余生都会与剧痛相伴。

把事情往坏处想的思维方式会在很多方面影响您。首先,会让您的注意力难以从疼痛中脱离出来。其次,会让您觉得失去管理好疼痛的信心。最后,会让您情绪低落,影响您做事情。而且,还会影响睡眠,不健康饮食,愤怒的情绪会波及家人、朋友和同事。

幸运的是,这些消极的想法和自我对话方式是可以改变的。我们可以学习新的方法来进行更健康的自我对话,让它帮助我们而不是伤害我们。通过将消极、自我攻击的语句转变为积极的自我对话,可以更有效地管理症状。

和改变任何习惯一样,将消极的自我对话改变为积极的自我对话,需要经过练习,包括以下步骤。

1. **仔细倾听自己的心声,包括讲出来的和心里想的** 当您发现自己感到焦虑、沮丧或愤怒时,试一下这个方法。首先,记录下当时的情景。例如,是发生在早上起床有疼痛时,在做自己确实不喜欢的运动时,还是在漫长的一天结束的时候才出现疼痛。其次,写出您在那个时刻的想法。消极的想法常常有 3 种层面,对自己的不满、对别人的不满和对未来的不满。最后,写下当您出现这些消极想法时候的情绪,比如焦虑、抑郁或者愤怒。如果您想改变消极思维的习惯,第一步就是要注意病痛的时候、无意义的想法、病痛的感受之间的关联。

2. **问问自己,消极想法是否准确** 您是不是对自己要求太严格了?您是不是急于下结论?您是不是对未来做了最坏的打算?您是否将事情认为非黑即白?是否太绝对了?

3. **改变负面想法** 也许您在做一个不切实际或不公正的比较,承担太多责任,把事情看成是针对自己,或者要求完美。您在假设别人对您的看法吗?您知道事实是什么吗?着眼于证据,那么您便更有能力去改变这些消极思想或对话。如果是您的朋友有这些想法,您会怎么说服他们?

4. **回顾过去类似情境下发生的事** 通常,我们会为一些很少发生的事情担心数小时、数日、数周。您和别人相处的时候,疼痛有来找您吗? 我们往往会担心这些事情发生,而事实上它们很少出现。我们可以用过去的经历来打消消极想法。

5. **练习、练习再练习,把一个个消极的想法扭转成积极想法** 例如,您可能会碰到以下消极想法。

> 我的疼痛很严重。

> 我的疼痛再也好不了了。

> 事情再也回不到以前了。

> 我再也忍受不了了。

> 我一无是处。

这些消极想法会增加您的失望和疼痛,可以用积极的想法来换位思考。

> 我的疼痛很严重——今天虽然感到很疼,但是我知道疼痛只是暂时的。

> 我的疼痛再也好不了了——放松会儿,洗个热水澡,疼痛会好些,我一天只要做一件事就好了。

> 事情再也回不到以前了——正好,我可以尝试新的做事方法。

> 我再也忍受不了了——中午和朋友约个饭,这样我就不会总想着疼痛了。

> 我一无是处——还有人需要和依靠我,我是有价值的人。

这些评语并不意味着任何事情都是繁花似锦,疼痛会消逝不见。反而,表达了一种更为现实的、积极的展望,一种对您的疼痛感受带来实实在在效果的经历。

6. **写下或者在心里默念这些积极语句或读给他人听** 用卡片记录那些积极的、有帮助的励志语句,随身携带这些卡片。一旦脑海里浮现消极的想法,拿出卡片来读一读。重复这些积极的自我对话会帮助您用它们取代那些旧的、惯性的消极语句。

7. **在实际情况中练习这些新的积极对话** 经过练习,再加上时间和耐心,有助于将新的积极思考模式变成习惯。

8. **复盘成功** 当您对自己处理特定情况的方式不满意时,试试这个练习。

> 写下三种可能会变得更好的方法。

> 写下三种可能会变得更糟的方法。

> 如果您想不出替代的处理方法,想象一下您非常尊敬的人他们会怎么做。

> 想想您会给面对类似情况的其他人提供什么建议。

一开始,您会发现把消极思维转为积极思维并不容易。但是,只要您多多练习,就会发现它们的益处,做越做熟练。请注意,错误并不是失败,它们是学习的好机会。错误让您有机会尝试处理事情的其他方法,这是应对未来挑战的伟大实践。

（五）允许自己有悲观的想法和情绪

有时候，我们会努力避免产生悲观的想法和情绪。这个努力的掌握过程是问题的一部分，而避免任何让自己不喜欢的情绪和想法也会耗费您的精力。一个可能的解决方法是允许这些您不喜欢的想法和情绪出现在自己身上，让它们自然存在，不用想着去掌控它们。

为什么要接纳您在疼痛管理中经历的全部感觉呢？当您苦苦挣扎想要摆脱悲观的情绪，这个过程反而会让您想得更多，经历更多的苦痛。疼痛自我管理的一个部分就是要接纳我们有时会经历艰难的想法和情绪。学会观察，而不是对不想要的情绪作出过度的反应。以下是一些建议。

提醒自己："我的想法仅仅就是想法而已"。如果您发现自己被一个想法困住难以摆脱，可以提醒自己，想法是暂时的，它们终会消失。想法不是事实。对于不喜欢的想法，观察它们远好过去控制它们。您会注意到想法会变强烈也会逐渐消逝。当您往后退一步，试着去观察它们的时候，可能会发现它们在一点点地消逝，或者在一段时间后消失不见了。观察想法对您身体的影响。想法出现的当下，您会感到紧张、胃痛、心跳加速。当想法消失或者逐渐减弱的时候，紧张感和身体的反应会削弱，并最终消失。当您发现自己在控制不喜欢的想法时，试着什么都不做，观察想法给身体带来的反应。当您从想法和相关的记忆中后退一步，您会感觉好一些，慢慢地会感觉越来越好。

来看一个例子。上次和好朋友卓安娜逛街的时候，克里斯提娜发生了疼痛。从那以后，她反复在想，"我真是个糟糕的朋友，卓安娜以后再也不会想和我一起出去玩了。"克里斯提娜越是这么想，越会感到担心，越会确定她和卓安娜的关系维持不下去了。她断定这是个消极的想法，要避免这种想法。她试着忽略这种想法，一旦这个想法出现在她的脑海里，她会尽各种努力让自己从这种想法中脱离出来。但尝试不太成功，这个想法时不时地出现，克里斯提娜感到强烈的挫败感，她觉得自己没有足够的能力控制这个消极的想法。

但是，如果克里斯提娜换一个方法，试着停下来，观察她的想法带来的后果，情况可能就不一样了。她会这么想，"我真是个糟糕的朋友，卓安娜以后再也不会想和我一起出去玩了。"首先，她会发现，这个念头有时候会很强烈，有时候会很微弱。她也会注意到出现的其他想法，"卓安娜是我真正的朋友，即便我不能和她一起出去玩，她也会一直是我的朋友。"也就是说，克里斯提娜开始注意到想法仅仅就是个想法而已，她脑子来来往往的念头，只存在于她的脑海，不是客观存在的事实。因此，她可能会认识到，一旦想法出现了，就随它去吧，没必要冥思苦想地去控制它们。她发现这样做，会带来有益的结果。她发现自己再也不受想法的束缚，不受困于想法之中。观察想法，就可以把这个情绪的针刺拔掉了。例如，在反复地经历和观察这些想法后，克里斯提娜会发现自己再也不会像最初时那么担心了。

让情绪顺其自然地发展。您的情绪会像波浪一样起伏。不要去控制或者规避它们，试着让情绪顺其自然。在面对负面情绪的时候,脑子里多想想波浪。和大海里的浪涛一样,一些情绪会很猛烈,而且会持续很长时间。观察海浪,您会发现当它们碰到了海岸,会由强转弱。当您让情绪的波浪自由发展,您会认识到自己的情绪时刻在变化。相反,如果非要去控制和战胜情绪,您可能会错过它们的强度和频率会变化的事实。

先从注意到情绪并给它们简单地分类开始,比如悲伤、恐惧、愤怒和愧疚等;再想象自己在情绪的波浪上冲浪,冲浪者不与波浪做斗争,而是顺着波浪而动。如果情绪变得强烈,静静地等着。关注情绪,不去评判它们。当情绪变得强烈或者微弱的时候,留意您的反应。您的感受有变化吗？您感到沉重感、轻松感,感到冷还是热？您的身体有什么反应？您的呼吸和肌肉紧张度如何？您想去控制或者规避情绪的意愿又如何？留意您情绪的波浪慢慢靠近海岸的时候,您的这些感受是不是也在发生改变。

让情绪顺其自然地发展,掌控自己的情绪波动,是了解自己的最好方式之一。当您向后退一步,而不是去避免、阻挠、消除病痛的感觉,您会更加了解自己。您会认识到不需要去控制情绪或者对情绪作出反应。可以让自己的情绪出现,观察它们的变化,顺其自然。

第 90 页正念练习介绍了可以帮助观察情绪的方法。

向专业人士寻求帮助

有时,消极的自我对话自发地产生,即便您已经尽力去控制了,但仍然不能阻止它干扰您的情绪。您可能会感到被卡住了,没有动力也没有希望能改变这些想法。

如果您过于关注疼痛的持续时间,陷入疼痛带来的消极情绪不知所措,请咨询心理学家或治疗师等专业人士。如果您还没有治疗师,可以和家庭医生讨论您的困扰,坦白地告诉他们您的感受,可能是由于抑郁症导致了您目前的状况,需要接受评估和治疗(见第四章相关内容)。

寻求他人帮助,让您更清楚地认识和改正自己的消极思维方式,将会是一个重要的突破口,有利于您管理疼痛。研究发现,积极乐观的慢性疼痛患者比消极悲观的患者发生伤残的可能性低。所以,改变思维方式和态度十分重要。

(六)想象

您可能认为"想象"一直都在您的脑海中,但实际上,想象中的想法、文字和图像都会对您的身体产生非常真实的影响。大脑经常无法分辨您是在幻想中还是某件事真的发生了。

观看恐怖电影时,您可能会心跳加快、呼吸急促或颈部肌肉紧张。电影中的图像和声音导致了这些感觉。在梦中,您的身体会对于恐惧、喜悦、愤怒或悲伤作出反应,这一切都是您的想象力带来的。如果您闭上眼睛,生动地想象自己在一个安静的游泳池里,或者在温暖的海滩上放松,您的身体也会在某种程度上作出反应,就好像您真的在那里一样。

引导性想象和想象可视法可以使您通过发挥想象力来缓解症状,这些技巧有助于将注意力集中到治疗性质的图片和建议上来。

引导性想象

引导性想象可以转移注意力,通过将您引导到另一个时空而把注意力从疼痛和其他症状上转移。想象自己身处安宁的环境,可以帮助您达到更深层次的放松。引导性想象如同一个引导性的白日梦。

引导性想象中,把注意力集中在一个图像上,下方的引导性想象描述文稿描绘了想象场景。通常引导性想象始于视觉,例如首先从您所看到的开始,然后,通过嗅觉、味觉和声音,使图像更加生动有力。

有些人的想象力非常丰富,很容易用他们的"心灵之眼"看到图像。即便如此,如果您的图像不像一部伟大电影中的场景那么生动,也无须担心。人们的想象力程度不同,这是十分正常的。试着将注意力集中到一幅美丽的图片上或一首优美的曲子上,有助于培养想象力;尽可能关注细节,调动您所有的感官来感知这些图像。

引导性想象中可以由您完全掌控,您就是这部电影的导演,可以把任何您想要的想法或感觉投射到您的心理屏幕上。如果您不喜欢某一特定的形象、想法或感觉,就把您的意识转向更加舒适的东西。您可以通过图像来摆脱那些不愉快的想法。例如,您可以试着想象,将不愉快的思绪放在竹筏上,看着它们漂走;或者用一把大扫帚把它们扫走;或者用一个巨大的橡皮擦将它们擦掉。在任何时候,您都可以睁开眼睛,并停止这种练习。

引导性想象文稿:乡间漫步

现在给自己一些时间,令您的思想和身体平静下来。无论此刻身在何处,只需舒适地安顿下来。如您喜欢,可闭上眼睛。深深地从鼻子吸入一口气,充满到您的肺部和腹部;然后撅起嘴唇,将气徐徐地、完全地呼出,让您的身体重重地下沉……

再次通过鼻子吸气,一直向下到您的腹部,然后撅起嘴唇缓慢地呼气——释放所有的紧张,抛开脑海中的一切,让自己的注意力只集中在此时此刻……

想象自己正在走过一条宁静古老的乡村小路。和暖的阳光轻吻着您的背……小鸟在唱歌……空气平静而芬芳……

无须匆促,您注意到自己步履轻松自由。您沿着这条路行走,欣赏着周围的环境,穿过一扇旧门。

它看起来很诱人,您决定穿过大门。在您打开门的时候,门嘎吱作响。

您发现自己进入了一个古老的花草丛生的花园——花儿随处生长盛开,葡萄藤在断树上攀爬,青葱草地,绿树成荫。

深呼吸……享受醉人的花草气息……听听鸟唱虫鸣……一股微风拂过,您的皮肤感到凉爽。您全身的感官都活跃过来,回应着这个愉快宁静的时刻和地方……

当准备好继续前进,您悠闲地沿着花园小径最终来到一个茂林之中。您的眼睛发现了树木和植物宁静的生活,阳光透过树叶照射下来,空气和缓清凉……您品味着树木和泥土的芬芳……渐渐地察觉到附近溪流的淙淙回响。驻足片刻,您沉浸在这些风景和声音中,深深吸入清凉芳香的空气……每一次呼吸,您都会有清新的感觉……

继续沿着这条路走一段时间,一条小溪出现在您的眼前。流水清幽,自由地在石头和断木之间流转。沿着溪旁小径往前走,不一会儿,您走到一个阳光明媚的空地,这里有一条小小的瀑布正潺潺流落进平静的池水中。

您找到一个很舒适的地方,安然坐下,这个地方非常完美,令人完全放松。

您感觉很惬意,尽情地享受这个宁静地方的温暖和独处……

过了一会儿,该是回程的时候了。您站起来,带着轻松和舒适,沿着小路往回走,再次穿过那清幽的茂林,经过阳光普照的大花园……最后再次深深呼吸那芬芳的花香,从嘎吱作响的大门出来。

现在您离开这片世外桃源并回到乡村小路,您感到平静和精力充沛。您心怀感激,清楚知道,每当自己想要精神焕发的时候,都可以随时回到这个特别的地方。

现在到了结束这段放松的时候了。您可能想要花点时间,想象一下自己带着这种平静和精力恢复的体验回到日常生活中……当您准备好了,做一次深呼吸,然后睁开眼睛。

引导性想象文稿:海滩漫步

首先找到一个舒适的姿势,无论您坐着还是躺着。松开任何紧身的衣服,让自己尽可能舒适。双腿分开,双手垂落两侧或置于膝上,如果您还有任何不舒服,就转换到一个更舒适的姿势。

当您准备好了,逐渐闭上眼睛,将注意力转向您的呼吸。吸气,腹部鼓起,带来新鲜的空气以滋养您的身体。然后呼气。注意呼吸的节奏,吸气……呼气……不要以任何方式控制它,只专注于您呼吸的自然节奏……

现在,在您的脑海里,想象一下自己站在美丽的海滩上。天空蔚蓝,蓬松的白云慢慢飘过,您沉醉在美丽的色彩中……温度不冷不热刚刚好,阳光明媚,您闭上眼睛,沐浴在温暖的阳光中……微风轻抚着您的脸,完美地配合着阳光。

然后,您转过身,俯瞰浩瀚的海洋,您听到海浪轻柔地冲刷海岸的声音……鞋子下面踩着湿润的沙子,有点坚硬……或者,如果您决定脱下鞋子,您可能会喜欢上站在凉爽潮湿的沙子里的感觉,您还可以让翻卷着的海浪轻轻地冲过双脚……或者您只是停留在海浪无法触及的地方……

远方,您听到海鸥在相互呼唤,鸟儿优雅地在空中滑翔。此时此刻,感受内心的轻松愉悦,或许感到某种内心深处的放松、舒缓、平静以及其他任何感觉……

现在,沿着海滩散步。慢慢转身,自由地沿着海滩漫步,享受海浪的声音、阳光的温暖、微风的轻抚。当前行的时候,不要着急,您的步伐变得越来越轻快……您闻着海洋的气味……停下来呼吸新鲜空气……然后继续前行,享受这个地方的宁静。

过了一段时间,您决定休息一下。您找到一个舒适的地方,坐着或躺着……给自己一点时间,单纯地享受这个独属于您的空间……

现在,准备返回了,您站起来,舒适、悠闲地沿着海滩往回走,带着放松、舒适、平静、愉悦以及其他任何感觉……注意在这里是多么容易。一直走到您开始漫步的地方……

现在停下来,最后再看看周围,欣赏多彩的天空和大海……海浪冲刷海岸的轻柔声响、阳光的温暖、微风的凉爽……

当您准备离开这个特别的地方时,带着快乐、放松、舒适、平静以及其他任何感觉——知道您可以选择任何适当的时间和地点回来。

现在把您的意识带回现实,专注于您的呼吸,吸气……呼气……再做几次呼吸……您准备好了吗,现在可以慢慢睁开眼睛。

以上引导性想象的文稿,将会带您经历一次精神上的漫步。使用想象时,请遵循以下几个步骤。

▶ 阅读数遍文稿直到您熟悉了有关景象。文稿中有省略号的地方,请停顿 10 秒钟。然后找一个安静的地方坐下或躺着,尝试在脑中再现这一情景。完成一次引导性想象文稿内容需要 15 ~ 20 分钟。

▶ 找家人或朋友以缓慢的语调为您阅读文稿。提醒他们在有省略号的地方停顿 10 秒钟。

▶ 可在自己或他人阅读文稿时将其制作成一段录音以便可以随时播放。

▶ 使用预先录制的、具有类似引导性想象脚本的磁带、CD 或数字音频文件。

想象可视法

这是另外一种可以让您随心所欲地塑造自己的一种方式。与引导性想象不同,想象可视法允许您自己创造影像,而不是为您推荐一些影像。想象可视法给了您一个运用想象力的机会,通过画面来展示您想要做的事情。

我们每天都在使用想象可视法。当您在做梦、担忧、看书或听故事时,就已经在尚不自知的情况下采用了某种形式的想象可视法。在所有这些活动中,脑海会产生影像让我们看。当我们制定一天的计划,考虑所作决定的可能结果,或为某件事情或某个活动进行排练时,我们也会使用想象可视法。

想象可视法管理症状的一种途径,是回忆过去快乐的场景。例如,试着回忆曾经使您快乐的某个特别节日或聚会的每个细节。那里都有谁? 发生了什么事情? 您做了什么或讲了哪些话? 您也可以通过回忆一次度假或其他重要及愉快事件的细节来使用想象可视法。

想象可视法也可以用于计划未来一些事情的细节或为一个幻想设计细节。例如,可以想想这些问题的答案:您打算怎样去花一百万元? 您理想中的浪漫邂逅是怎样的? 您理想的家或花园看起来该是什么样? 在期待的假期里您想去哪里以及想做什么?

想象可视法的另一种形式是在心里想象一些符号来代表身体不同部位感到的不适或疼痛。比如,把疼痛的关节想象成红色,试着去消除红色,当红色慢慢全部消退,您的疼痛感受也会减轻;胸部憋闷,可以想象成身体被绷带束缚,随着绷带不断地拉长直至脱落,您的不适症状也会减轻。

想象可视法有助于建立信心、实现个人目标。制定每周行动计划之后,花几分钟时间来想象一下自己正在做计划中的事情:散步、做运动或服药。在心里排练将要采取的这些步骤是为了成功地实现您的目标。想象可视法帮助我们建立自信,提升技能。

想象法:针对不同疾病状态下的自我管理

创造特别的意象,可以帮助您管理和改善特定的症状或疾病,尽管这些疾病无法治愈。使用对您来说强有力、有意义和生动的图像——如果可能,使用您所有的感官来创建图像,该图像不需要特别精确就能起效,只要您发挥想象力并对自己充满信心。下面是一些可以起作用的图像的例子。

▶ 用于缓解紧张和压力

一根紧紧缠绕的绳子慢慢解开。

蜡烛软化、融化。

紧张感从您的身体里旋出，然后顺着排水管流走。

▶ 用于疼痛

抓住电视遥控器，慢慢地把疼痛的音量关小，直到您几乎听不见它，直到完全消失。

清凉平静的河水流淌过您的全身，冲走了所有的疼痛。

一束白色的激光打到您身体上感到疼痛和紧张的部位，随着激光的消失，躯体的疼痛也消散了，您感到放松和温暖。

把所有的疼痛都放置在一个坚固的大金属盒子里，关上盒子并密封好，用一个结实的大挂锁把它锁上。

▶ 用于抑郁

您的烦恼和悲伤情绪附着在五颜六色的巨大氦气球上，飘到清澈的蓝天上。

一束强烈、温暖的阳光冲破乌云。

您感到一种超脱和轻盈的感觉，可以让您轻松地漂浮于时光之上。

▶ 用于伤口和受伤

在墙面的裂缝上覆盖石膏。

强力胶水把细胞和纤维粘在一起。

把松开的鞋带系紧。

完成一个拼图作品。

▶ 用于心脏和血管疾病

一辆微型疏通卡车快速通过您的动脉并清理堵塞的管道。

水自由地流过一条宽广开阔的河流。

一组船员在一艘小船旁排成一排，简单而有效地拉着细长的小船穿过光滑的水面。

▶ 用于功能减弱的免疫系统

懒散困倦的白细胞觉醒，穿上防护盔甲，与病毒对抗战斗。

白细胞迅速繁殖，就像数以百万计的种子从一个成熟的种荚爆出。

▶ 用于过度活跃的免疫系统（过敏、关节炎、银屑病等）

再次确认过敏原触发的是错误警报后，消防站中过度警惕的免疫细胞放心地回去继续玩扑克游戏。

内战结束了，交战双方同意不再攻击他们的同胞。

使用上述任意一种影像，或者制造一个属于自己的影像。记住，对您来说最生动且有特殊含义的影像就是最好的。为了促进健康和康复,充分发挥您的想象力吧!

三、其他心理调节的工具和技巧

以下介绍的工具也可以帮助您理清思路、积极转移情绪、减少紧张和压力。

(一)正念

正念包括尽可能用心地活在当下的每个时刻,哪怕是痛苦的时刻。当练习正念时,您会集中注意力于眼前,而无须判断这个时刻为快乐或悲伤、好或坏。正念不仅仅是一种放松技巧,它是一种对生活的态度,是一种每时每刻都能平静地观察和接受任何正在发生的事情的方法。

这听起来可能很简单,但人们的思维通常是浮躁的、评判性的,这就很难做到正念的集中。就像一只不安分的猴子从一根树枝跳到另一根树枝一样,人们的思想也总是从一个想法跳到另一个想法。

练习正念时,试着把注意力集中在当下。正念的"目标"只是观察——并不是试图改变或改进任何事情。尽管正念的本意不是改变想法,但可以积极有效地改变人们的思维。研究表明,正念练习可以对大脑的记忆、学习和情感区域产生正向的改变。大量研究已经证实正念练习在缓解压力、减轻疼痛、集中注意力和缓解各种其他症状方面的益处。观察和接受生活的本来面目,接受所有的快乐、痛苦、挫折、失望和不安全感,会使您变得更平静、更自信,更好地应对随之而来的一切。

要塑造您的正念能力,请遵循以下步骤。

▶ 舒适地坐在地板上或椅子上,背部、颈部和头部挺直,不要僵硬。

▶ 集中在单个物体或活动上,如您的呼吸。随着每一次呼吸进出您的鼻孔,把注意力集中在感受空气的流动上。不要试图通过加快或减慢呼吸来控制呼吸,只要体会它就好。

▶ 即使您决心把注意力放在呼吸上,您的思想也会很快走神。当这种情况发生时,观察您的思想去了哪里:可能是一段回忆,对未来的担忧,身体的疼痛,也可能是一种不耐烦的感觉。然后慢慢地把注意力再转回呼吸上。

▶ 用您的呼吸作为一种稳定器,来调节您的身心活动。每次有想法或感觉出现时,承认它即可。不要分析或判断它,只需观察,然后将注意力转回您的呼吸。

▶ 放下那些要有所成就或要做某些特殊事情的想法。只要把正念时刻随着一次次的呼吸串在一起。

▶ 起初,练习5分钟就可以,甚至1分钟也可以。您可能希望逐渐延长时间到10分钟、

20 分钟或 30 分钟。

正念训练就是时时刻刻对意识的练习。您可以将正念应用于任何事情,如吃饭、洗澡、工作、交谈、做杂事或与孩子玩耍。

(二)静息反射

Charles Stroebel 医生研发了一种叫作"静息反射"的放松技巧。该方法有助于缓解短期压力,如平息暴食或抽烟的冲动,避免对糟糕的路况发火,还可以帮助您处理日常生活中的烦恼。它能缓解肌肉紧缩、牙关紧闭和憋气的情况。无论何时只要您感觉压力爆棚的时候,就可以在一天中多次使用静息反射,睁着眼睛或闭着眼睛进行都可以。

要练习这一技巧,请集中注意力遵循以下步骤。

1. 意识到是什么让您倍感压力。诸如,一个响铃电话、一个令人愤怒的评论、想要吸烟的冲动、一个令人担忧的想法等。

2. 对自己重复"大脑保持警觉,身体保持放松"这句话。

3. 让眼睛和嘴角上扬,发自内心地微笑。这样您的面部肌肉就不会产生恐惧或愤怒的表情。内心的微笑是一种感觉,其他人看不到。

4. 缓慢地吸气,数到 3,想象着呼吸从您的脚底进来。然后缓慢地呼气,感觉您的呼吸沿着大腿向下,通过脚向外释放。让您的下巴、舌头和肩部肌肉感到放松。

经过几个月的练习,静息反射会成为一种本能,只需几秒钟就能搞定!

(三)自然疗法

很多人正在经历"大自然缺失症"。多去户外走走,您就可以自行治愈这种状况。几千年以来,人们发现回归自然环境有助于治疗。远离人工照明,从过多的电脑和电视屏幕时间中休息一下,把手机放在口袋里,去户外。在公园里短暂散个步,或去美丽的户外进行一次长期的旅游,都可以恢复您的身心。如果天气不好,可以去公园,闻闻花的芳香,享受自然的色彩之美。您也可以把大自然带到室内,比如植物、宠物、鱼缸、收集的岩石或松林气味。即使和宠物玩耍或者抚摸宠物几分钟也能降低血压、平复情绪。

(四)学会感恩

专注于生活中进展顺利的事情,可以改善您的心情、提升幸福感。您对什么感恩?研究表明,人们可以通过感恩练习来增加幸福和身体健康。我们鼓励您尝试以下三种方法。

▶ **写一封感谢信。**给一个对您特别好、但从未得到适当感谢的人写一封感谢信,收件人可能是您的老师、导师、朋友或家庭成员。对他／她的善意以及对您所做的具体事例表示感谢，描写一下这些行为让您有什么感受。理想情况下，如果有可能，尽量当面向对方大声朗读您的信。留意自己的感受，同时观察对方的反应。

▶ **每天至少感激三件好事。** 每天睡觉之前，至少写下三件当天进展顺利的事情。任何小事和微小感觉都值得记录，一句赞美的话、一部有趣的电影、一条朋友的留言或者只是一杯美味的咖啡。通过把感恩转化成文字，您增加了感恩，更好地记住了祝福。品味和放大每个积极事件。知道您每天晚上都会写关于一天生活的文章，将会改变您一整天的心理状态。您会有意识地寻找并关注发生的好事。这个简单的工具可以帮助您改变一整天的心情。没有必要每天都写新的事情。如果您觉得每天都写太频繁，可以每周写一次。

▶ **列出您认为理所当然的事情。** 例如，如果您的慢性疾病影响了膝盖，您仍然可以感恩肘关节和双手还能正常工作。您也可以庆祝没有头痛或背痛的一天。数一数您的幸事，有助于收获更好的心情和更多的快乐。

（五）列出您的个人优势

对您的才能、技能、成就和素质进行个人盘点，无论大大小小均列出。个人优势可能包括有幽默感或有创造力、善良或总是准时。庆祝您的成就。当事情出了问题时，参考您的积极因素清单，并把问题放在正确的角度，然后问题就变成了一个特定的体验，而不是决定您一生的东西。

（六）践行善举

暴力和灾难无处不在。当有不好的事情发生时，这是头版新闻。践行善举是应对苦难、绝望和嘲讽的解药。寻找机会去给予而不期待任何回报，让您周围的人甚至陌生人惊叹您是多么善良！以下是一些例子。

▶ 为身后的人把门打开。

▶ 送人一张电影票和音乐会门票。

▶ 给需要鼓励的朋友送一份匿名礼物。

▶ 帮助双手被占住的人搬运重物或开门。

▶ 讲一些您所知的关于帮助和善良的积极故事。

▶ 培养一种感恩的态度，感谢您所得到的善意。

▶ 种一棵树。

▶ 微笑着让别人排在您前面或者在高速公路上允许他人超车过去。

▶ 捡垃圾。

▶ 将您的停车位让给另一个司机。

发挥自己的创造力，践行善举。善良是可以传递的，具有涟漪效应。一项研究表明，被给予意外善待的人更有可能帮助别人。

（七）通过记录来排解焦虑

想要隐藏内心深处的负面情绪是很困难的。随着时间的推移，压力会破坏您身体的防御能力，削弱免疫力。把您的感觉告诉别人或把它们写下来，把它们变成文字并帮助您整理它们。文字可以帮助人们理解和淡化一个令人不愉快的事件，并最终把它置之身后。讲出自己的故事，可以带来一种释放和控制的感觉。

在一项研究中，心理学家杰米·彭内贝克（Jamie Pennebaker）研究了倾诉或写作的治疗效果。研究中，第一组被要求表达对发生在他们身上的坏事的最深刻的想法和感受；第二组被要求写一些普通的事情，比如当天的计划。两组每天写 15 ～ 20 分钟，连续 3 ～ 5 天。没有人读过他们写的东西。

结果令人惊讶。与那些写普通事件的人相比，写自己糟糕经历的人报告的症状较少，看医生的次数更少，缺勤天数较少，情绪得到改善，对前景更加乐观。在写作至少 6 周后，他们的免疫功能增强。对于那些写出了以前未公开的痛苦感受的人来说，这一点更加明显。

当您遇到令人困扰的问题或过往时，或者不愉快的经历总是萦绕心头时，试着把它们写下来。往往这些时候，您很想找人倾诉，但因为害怕尴尬或被责怪而无法倾诉，这时就可以把它们写下来。

把这种记录当作处理令人不安或创伤性经历的方法，以下提供一些建议。

▶ 制定具体的记录时间表。例如，您可以连续 4 天每天写 15 分钟，或者连续 4 周每周写 1 天。

▶ 在一个您不会被打扰的地方进行记录。

▶ 无须分享您的记录——这可能会阻止您诚实地表达。按照您自己的心愿，保存您写的东西或销毁它。

▶ 探索内心最深的想法和感受，分析为什么您会有这样的感觉。写下您的负面感受，如悲伤、被伤害、仇恨、愤怒、恐惧、内疚或怨恨。

▶ 连贯地写，不要停顿。不要担心语法、拼写或文笔通顺。如果您的记录是清晰和连贯的，那就更好了，但也不必一定这样。如果没有什么想写的了，就重复您已经写过的东西。

▶ 即使您不擅长记录，也要继续做下去，它会变得越来越容易。如果您不能记录，试着用录音机讲 15 分钟，谈谈内心最深的想法和感受。

▶ 不要指望马上就会好起来。起初您可能会感到悲伤或沮丧，通常在一两个小时或一两天内消退。大多数人在记录几天后就会体验到宽慰、幸福和满足感。

▶ 记录有助于您理清需要采取什么行动,但记录代替不了行动,也不能用记录来回避现实。

四、精神力和放松

慢性疼痛会给生活带来诸多不便和麻烦。慢性疼痛会限制您和他人的交往,加大工作难度,甚至无法工作,导致经济拮据,还会带来其他健康问题(比如增重、睡眠问题等)。掌握自我管理的技能,并不意味着您能避免上述这些问题,而是提升您处理这些困难的应对能力。

精神力是指对不良事件的应对和恢复能力,也指心理弹性。当您变得更强大,适应力更强,您依然需要面对小的问题和生活中的大事。但是,随着适应力的增强,您的抗压性也会提升,压力持续的时间就会缩短。基本上,您能鼓足勇气应对这些困难。

如何增强躯体力量?第七章"锻炼和身体活动"和第八章"运动让您感觉更好"提供了一系列增加躯体耐力、灵活性和力量的建议,包含了您过去可能会因为害怕疼痛或一些其他原因而不敢去做的一些锻炼活动。如果您能按照这两章的建议去做,可能一开始做起来很难,随着力量和耐受性的增加,慢慢地就不那么难了。

同样,精神力和适应性也可以通过练习来提高。不要因为担心、焦虑或其他负面情绪,规避练习。相反,把您放置到这些情景中,先从简单的场景开始,然后慢慢过渡到更有挑战性的场景。

本章介绍了很多建立精神力的练习技巧。这些技巧有一个相同点,就是让您主动建立精神力,而不是去逃避困难的场景、想法和情感。困难意味着学习和成长的机会。每一个练习都是您学习自我管理策略的行为试验。您会找到适合自己的策略,也会发现下一次可以改进的策略。

放松、想象、积极面对、基于现实思考都是可以用来强化自我管理的有用工具。和本书中其他工具一样,能帮助您管理疼痛和其他症状。和身体活动锻炼一样,用思维来管理健康状况需要练习和时间。如果觉得还没有看到效果,别着急,别放弃。耐心些,保持练习,慢慢地就会有收益。如果您的症状进一步恶化,一定要及时就医。需要让您的照顾者及时了解您正在练习的技巧,详细地介绍您对疼痛管理和健康状况的规划,这样有助于获得安全、适宜的照顾。

打造精神力

1. **使用放松技巧**。练习肌肉放松或做一些能让您感觉轻松自在的活动。比如，洗个热水澡或听您喜欢的音乐。

2. **转移注意力**。把注意力从疼痛中转移到让您感到愉悦的事情(比如看日落)或者需要投入大量精力的事情上(比如倒数数字，或背一首新歌的歌词)。

3. **积极的、现实的思考，自我对话**。有困难，和自己说说。改变过度的、负面的评价，无论对自己、对他人还是对未来，多些现实的、积极的评价。

4. **练习引导性想象**。可以使用引导性想象文稿。或者集中在对您有意义的特殊图像(比如您最喜欢的度假胜地)，想象每一个细节。

5. **正念练习**。关注当下，比如注意您的呼吸。只观察发生的事情，不去做任何评价。

6. **静息反射练习**。可以多多练习静息反射，增强您在遇到困境时的松弛感。

7. **享受宠物、植物和大自然的乐趣**。从室内走出去，到户外享受大自然的美丽、聆听自然的声音、呼吸自然的空气，沉浸于自然带给我们的心灵震撼。

8. **设定担忧时间**。设定一个担忧时间，在这个时间段里，只思考令您担忧的事情，并制定解决方案。如果接下来又发生了一件令您担忧的事情，先记录下来，尽可能不去想它，然后在下一个担忧时间里再去考虑它们。

9. **练习感恩**。关注您身边进展很顺利的事情，记录下每天发生在您身上的好事，或者写一封信感谢。

10. **写下你的压力**。在日记本上写下让您感到压力的事情。最好写下您正在经历的且没有和其他人分享的情感和想法。

(颜流霞)

第六章

调整节奏
享受轻松和安全的生活

安德里亚很早就退休了。她期待花更多的时间陪伴孙子和孙女,并加入老年活动社团。然而,退休几个月后,她患上了慢性关节痛和背痛。她试图参加社交活动,但活动结束回家后会感到剧烈疼痛。如果某一天她和孙子孙女一起玩,第二天就会因为疼痛而无法起床。安德里亚变得沮丧,经常整天躺在床上。她变得虚弱和疲惫。朋友和家人试图提供帮助,但她总是拒绝。她每周只洗一次澡。似乎无论她做什么,疼痛都越来越严重。

一位朋友建议安德里亚把每次的活动限制在 10 分钟以内。她惊喜地发现这个建议很有效。但 10 分钟还不够,她想恢复正常的生活。她咨询了医护团队,医护人员建议她记录下能做什么、能做多久,以及做什么可能会引发疼痛(请参见表 4-1,第 44 页)。安德里亚需要认识到每一天、每一次活动的过程中疼痛如何影响她的生活,也需要了解一些小的事情是如何引发疼痛的。

在表 4-2(第 45 页)所示的工作表帮助下,安德里亚注意到通过"轻松运动计划"中的锻炼,她在厨房中站立时的疼痛得到了缓解。另一位朋友推荐的引导性想象方法使她平静下来,并能够做更多的事情。她和医疗团队一起寻找更有效的药物,还接受了职业康复师的治疗,专业人士提供了很多有用的方法。

现在,安德里亚会在孙辈们来访的前一天和后一天休息,孩子们在的时候他们可以一起玩游戏。最近,她和当地老年活动社团一起进行了一次短途旅行。尽管安德里亚有时还会受到疼痛的折磨,但她很欣慰自己的生活已经逐渐恢复了。

本章将讲述如何调整生活空间、规划活动,将有助于您缓解疼痛。当您规避了可能引发疼痛的原因后,会进一步更好地调动身体、规划空间、改进活动、调整生活的节奏。这些自我管理方法可以帮助您过上更安全、更独立的生活。本章将分享几种方法,帮助您预防受伤、调整活动节奏并提高安全性。选择您认为最适合您的方法,目标是让您能够做您需要做和想做的事情。

一、监测和了解疼痛

为了更好地了解您的疼痛,可以使用疼痛日记或行为记录单(参见表 4-1 和表 4-2)。如果您填写了一系列类似的行为记录单,您将发现生活中被忽略的一些生活方式。这些生活方式可以帮助您深入了解哪些活动可以缓解疼痛。您也可以使用记录单来实时测试新方法,观察哪些方法有效,哪些原因会导致疼痛早期症状出现。

在填写并阅读了行为记录单后,安德里亚注意到疲劳和疼痛比她想象的要早得多,学会了识别疼痛发作的早期迹象。她的观察使她在日常生活中增加了有计划的休息时间和活动时间,缩短了卧床时间,从而有更多的时间做想做的事情。

用记录单监测疼痛时需要注意一件事:有些人记录疼痛时过度关注疼痛,研究人员发现这种过度关注会让事情变得更糟。尽量在您的观察中保持中立。乐于从记录中学习,并找到管理疼痛的新方法,而不是消极地关注疼痛记录。

二、保持良好体态

身体力学是人们在日常活动中的运动方式。好的动作始于好的姿势。在日常活动中恰当的体态和姿势有助于有效地控制疼痛。下面列举一些慢性疼痛患者对体态和姿势的看法。

"多年来,我一直患有严重的头痛,并咨询了许多专家,尝试了许多药物,但都没有效果。我买了专门的眼镜来使用电脑,尽管这种眼镜对某些人有帮助,但对我而言没什么用。后来我调整了办公桌的设置。我为笔记本电脑额外增加了一台显示器、一个鼠标和一个键盘。我还买了一把带扶手和脚凳的新椅子,当坐下来时脚可以接触到地面了。现在我每天都是这样使用电脑的,头痛得到了很好的缓解。"

"当我走路开始一瘸一拐时,我的行动变少了,觉也睡不好,而且背部开始疼。最后我去看了理疗师。她教我如何慢慢走路,保持身体平衡,并鼓励我使用拐杖。哇,这一切都有帮助!我还加强了膝盖的锻炼,这样我可以继续做喜欢的事情。"

"做饭、洗碗和洗衣服时,我都会注意自己的姿势和移动方式。过去我经常因为扭动身体和弯腰导致背部紧张,现在我做事时就不会出现疼痛了。"

(一)练习良好的站姿和坐姿

脊柱有三条自然的生理弯曲:颈部、上背部和下背部,这些弯曲可以缓冲压力,缓解突发的"运动冲击"保护您的背部,为身体保持良好姿态(如坐、站)提供支撑。良好的姿势可以维持生理弯曲。当身体的所有部位都保持良好姿势时,您就会有良好的生理弯曲,从而预防肌肉、韧带、肌腱和关节的劳损。

图 6-1 和图 6-2 展示了良好的坐姿和站姿。为了练习良好的姿势,在站、坐或改变姿势时,轻轻收紧并抬起腹部肌肉来支撑躯干。收紧并抬起腹部肌肉可以帮助您调整身体的方向,减轻背部的压力。尝试一下,您会发现不同。

使用以下检查来获得良好的站姿,如图 6-1 所示。如果理想的姿势增加了疼痛,请咨询理疗师或职业治疗师。

▶ 耳朵在肩膀的正上方。

▶ 肩膀在臀部(肩膀放平、放松)的正上方。

▶ 臀部与膝盖在一条直线上,并且保持臀部在膝盖的正上方。

▶ 膝盖在脚部(膝盖伸直保持自然放松)的正上方。

▶ 双脚分开与肩同宽(双脚均匀受力)。

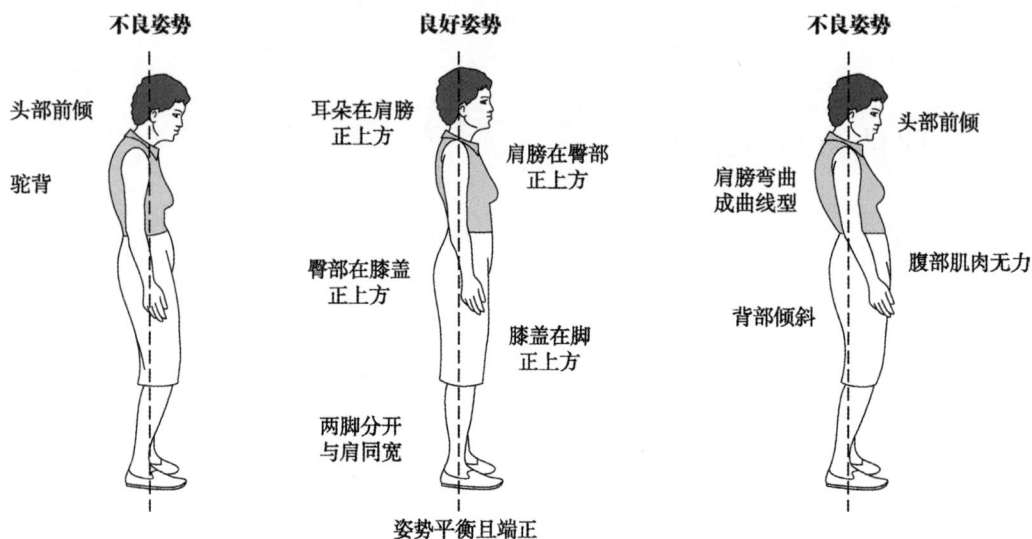

不良姿势	良好姿势	不良姿势

头部前倾

驼背

耳朵在肩膀正上方

肩膀在臀部正上方

臀部在膝盖正上方

膝盖在脚正上方

两脚分开与肩同宽

姿势平衡且端正

头部前倾

肩膀弯曲成曲线型

腹部肌肉无力

背部倾斜

图 6-1　站姿

有关改善姿势的练习,请参见第 101 ～ 103 页。良好的坐姿,如图 6-2 所示。

▶ 耳朵在肩膀正上方。

▶ 肩膀放松,不要耸肩。

▶ 上背部放松,在臀部正上方。

▶ 腹部肌肉稍稍收紧。

▶ 臀部弯曲 90 度。

▶ 膝盖弯曲 90 度。

▶ 臀部平放在座位上,两侧臀部重量均匀。

▶ 双脚平放在地板或脚凳上。

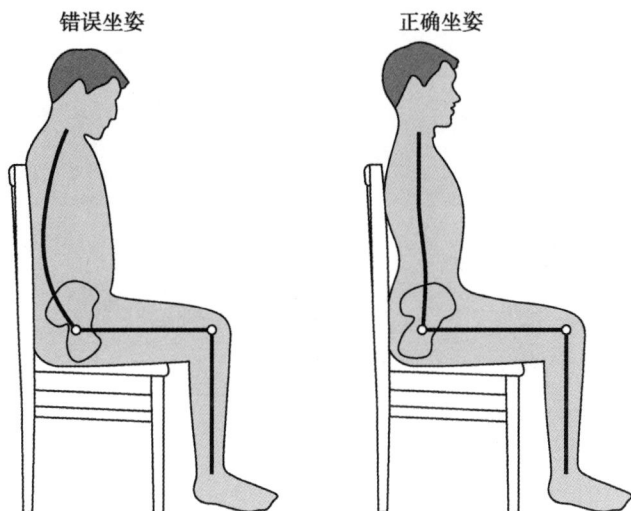

错误坐姿　　　正确坐姿

图 6-2　坐姿

(二)使用电脑时保持良好姿势

使用电脑和电子设备(例如手机、笔记本电脑、平板电脑)时,姿势也很重要。图 6-3 展示了使用常规办公桌和立式办公桌时使用电脑的正确姿势。

使用笔记本电脑时要保持良好的姿势。长时间在不合适的位置使用笔记本电脑可能会导致疼痛。如果您喜欢在家里或办公室使用笔记本电脑,可以考虑使用单独的键盘和显示器。参考图 6-3 来设置您的笔记本电脑。

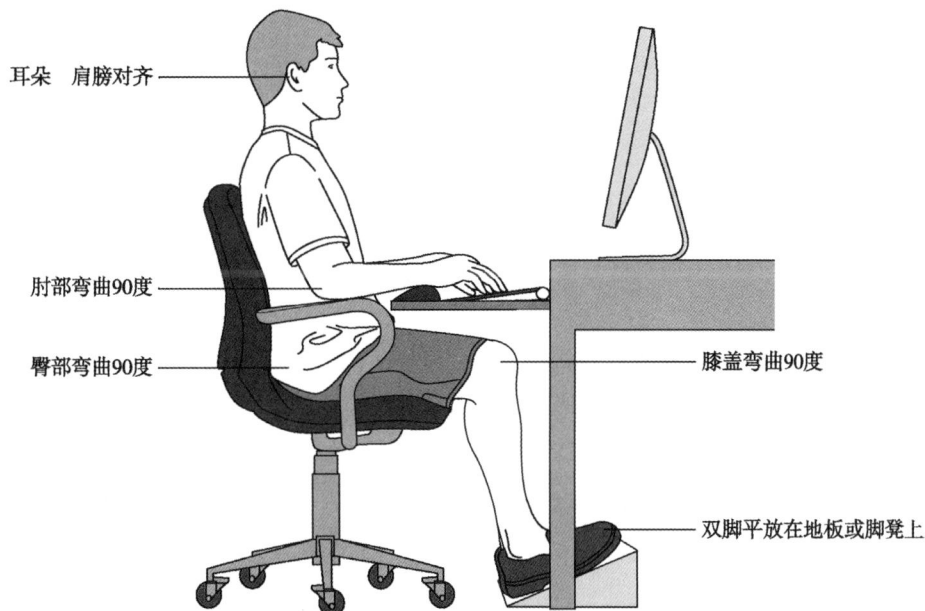

耳朵　肩膀对齐

肘部弯曲90度

臀部弯曲90度

膝盖弯曲90度

双脚平放在地板或脚凳上

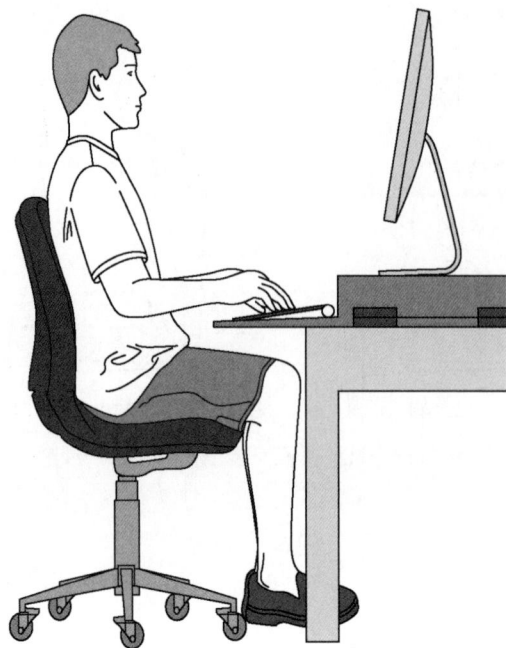

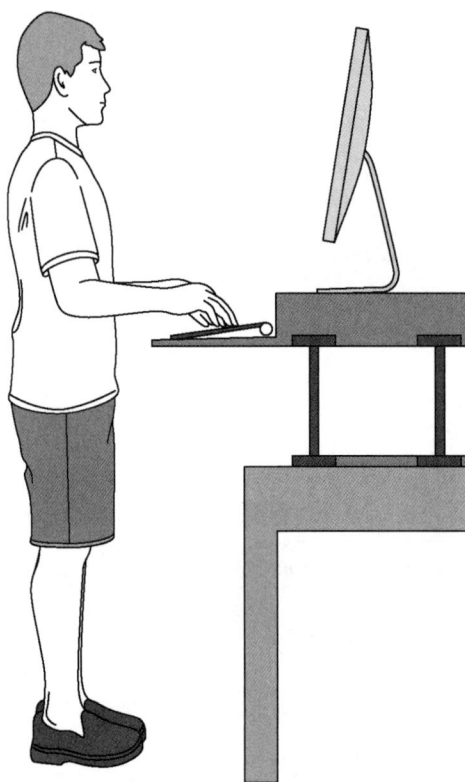

图 6-3 使用电脑的正确坐姿和站姿

立式办公桌,也称为坐立式办公桌(图6-3),可以让人们减少静坐时间。目前关于立式办公与疼痛管理的研究较少。如果您想买一个立式办公桌,务必确保使用该设备使您在站立或坐下办公时可以保持良好的姿势。将键盘放置恰当位置,以便打字时肘部弯曲90度。您还应该有一个腕托,这样可以减轻肩部的压力。显示器的顶部应与眼睛水平或略低于眼睛水平。如果您佩戴眼镜,请考虑将显示器降低3～5cm,以获得更舒适的观看效果。

长时间使用电脑会导致前臂肌肉紧绷、肩部紧张或手部疼痛。以下是一些解决电脑使用问题的额外方法。

▶ 一个可调节的屏幕对保持良好的姿势有很大帮助。

▶ 电脑的功能,如屏幕放大镜和文本转语音软件等可以节省力气并减少眼睛和手部疲劳。

▶ 热身和缓解疼痛的运动可以提高工作效率并减轻疼痛。热身运动,如散步或进行第八章"运动让您感觉更好"介绍的"轻松运动计划"(第146页),可以调动肌肉,增加血液循环。拉伸有助于延长和放松紧绷的肌肉,防止疼痛发作。在电脑前工作时,颈部、肩部、手腕和背部会变得紧绷。弯曲和拉伸、手腕转动伸展、举手、摆动头部使耳朵贴近肩膀可以缓解肌肉酸痛。如果其他部位如脚踝感到紧绷,请考虑脚踝运动。

(三)安全变换姿势

当改变姿势时,体态和身体力学也很重要。当您转动身体、着急、姿势不对的时候,都会导致疼痛增加。

本部分提供了一些日常生活中需要变换姿势时的分步指导。仔细查看指导和图片,并尝试按照步骤操作。请朋友或家人在您第一次练习时从旁观察,以确保您正确练习。变换姿势的关键是安全和稳定。如果这些指导对您不起作用,请咨询职业治疗师或物理治疗师。如果医疗保健提供者为您提供了其他指导,请遵循专业指导和建议。

日常活动中的身体力学

在日常活动中采取良好的姿势,比如穿衣、洗澡或者仅改变某些姿势,可以保护您的背部和四肢。以下是一些减少疼痛和提高安全性的建议。

▶ 如果需要向前倾捡东西,请弯曲膝盖并弯曲臀部。不要弯曲腰部,这样会使脊椎绷紧。

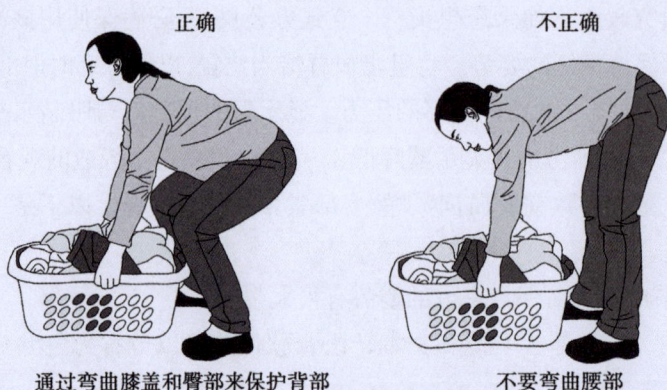

正确　　　　　　　　　　　　　不正确

通过弯曲膝盖和臀部来保护背部　　　　不要弯曲腰部

▶ 使用辅助设备(参见第106～107页)或者改变您的姿势,以避免尴尬的身体姿势。例如,考虑将脚放在一个低凳子上穿袜子,或者使用穿袜子辅助工具。在淋浴时,使用长柄海绵来减少弯曲和扭曲,以清洗背部或脚部。

▶ 减少扭转,尤其是向前弯曲时。一个有用的技巧是想象您戴着皮带扣,确保想象中的皮带扣和您的双脚指向同一个方向。

▶ 在您行动之前,花点时间保持稳定。为了避免从坐着或躺着的姿势移动时头晕,请在开始移动之前,慢慢站起来并在一个位置停留片刻。当您起床时,这样做非常重要。

▶ 在做对您有难度的动作时,先做三次深呼吸或进行呼吸练习保持平静,并在呼气过程中减少肌肉紧绷。

坐、站以及改变姿势时,缓缓收紧并提升腹部肌肉,以支撑脊柱。

(四)从坐着到站起

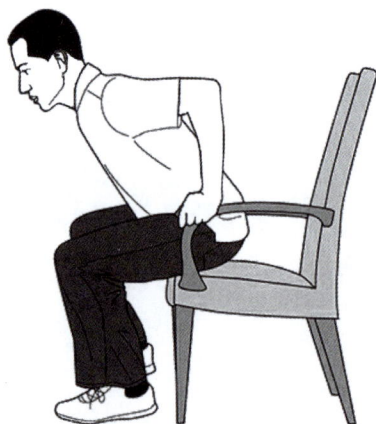

1. 做两次深呼吸,放松肌肉,不要屏住呼吸。

2. 向前滑动臀部,坐在椅子的前半部分。

3. 确保脚平放在地板上,与膝盖成90度角。

4. 身体前倾(鼻子在脚趾正上方)。

5. 收紧腹部肌肉,从椅子的扶手和臀部轻轻推至站立姿势。

更多提示,请参阅第八章"运动让您感觉更好"的"从坐到站"练习。

(五)躺到床上

1. 坐在床上,离枕头大约 30cm。

2. 向后挪,不要坐在床边。膝盖后部应该接触到床垫。

3. 将身体慢慢地放在靠近枕头的手臂上。

4. 弯曲膝盖,躺到床上。您可能需要朋友、照顾者或家庭成员的帮助,也可以使用抬腿器(第 107 页),这是一个非常简单的工具,可以帮助自己上床。

5. 仰卧。

6. 放松双腿,保持舒适。有些人的关节需要得到支撑,进而减轻疼痛。询问理疗师或职业治疗师对枕头或其他支撑物的具体建议。

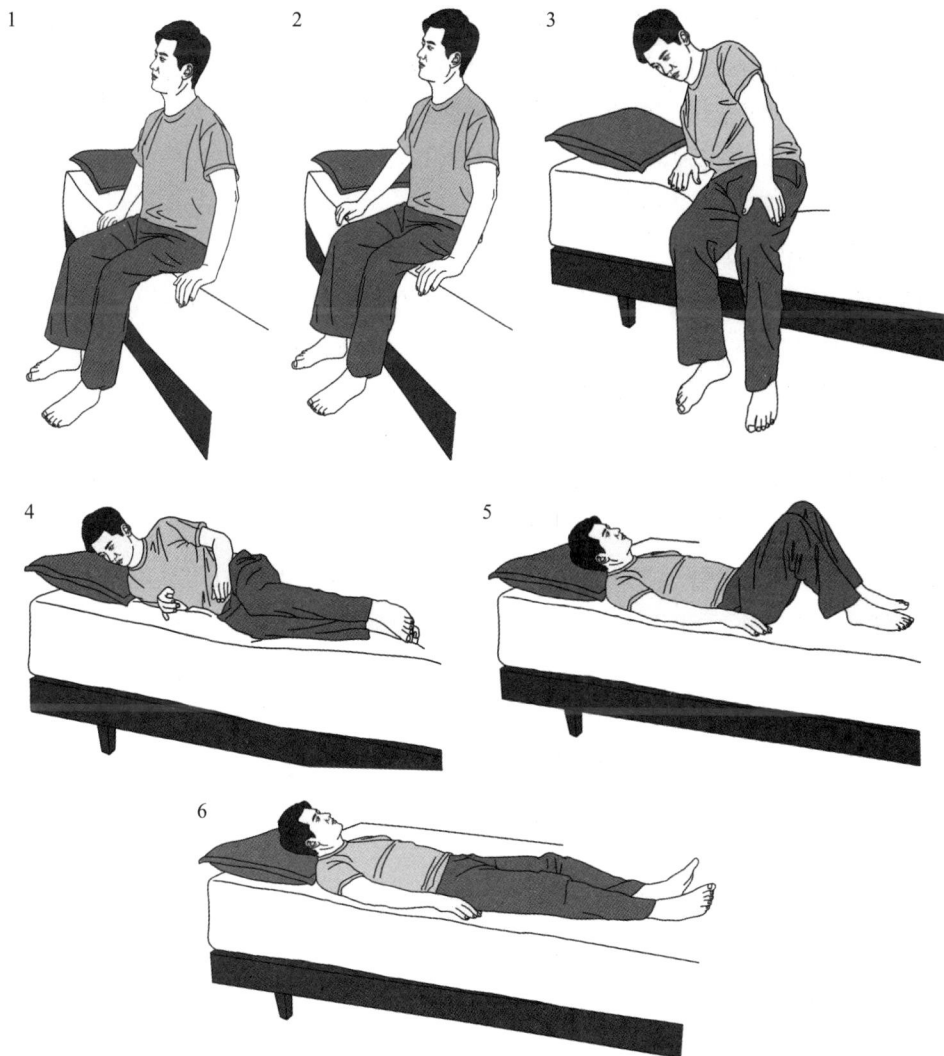

(六)使用拐杖

许多人拒绝使用拐杖,或只是偶尔使用,或没有正确使用。他们可能认为拐杖让他们看起来很老或身体有残疾,他们不想显得虚弱。有些人甚至认为,使用拐杖会削弱肌肉力量,或者只有在一侧比另一侧虚弱时才应该使用。这些想法大多都是不正确的。您是否注意到,健壮的徒步旅行者经常使用手杖来增加安全性、平衡性和稳定性。和手杖一样,拐杖可以增加平衡性和稳定性,防止跌倒。拐杖可以帮助您走得更远,缓解疼痛的同时做更多的事情。下决心使用拐杖并不容易,这不意味着您不能自立或屈服于疼痛,拐杖是一种增加独立性、减少疼痛和预防伤害的工具。

单点拐杖(图 6-4)提高了安全性和平衡性。行走时它可提供额外的稳定性,辅助人们在不平坦的地面上行走或更容易地上下台阶。当身体一侧疼痛或虚弱较明显时,拐杖可以减轻行走时的疼痛。许多人发现,使用拐杖可以增加信心,使他们感觉更稳定,并减轻疼痛。拐杖有很多种颜色和图案,而且可以很时尚。几个世纪以来,拐杖甚至被视为类似于珠宝或帽子等配饰。

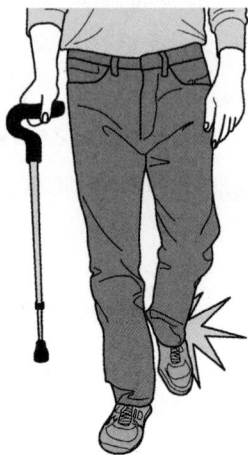

图 6-4 单点拐杖

选择和使用拐杖的提示:

(1)**握**:如果您的手或手臂疼痛,最好使用手柄直径为 4 ~ 5cm 的拐杖。测试手柄,确保您能够舒适地握持而不必用力,也不会因为手柄太大而使手绷紧。

(2)**拐杖触地的尖端**:拐杖末端的橡胶尖端抓住地板,为您提供牵引力。如果别人送给您一根拐杖,或者您的拐杖已经用了很长时间,请检查一下,确保拐杖触地的尖端,尤其是尖端底部的橡胶面形状良好。如果拐杖的尖端看起来有磨损,可以在药店或医疗用品商店购买替换的配件。

(3)**合适**:如果别人送您一根拐杖,请确保它适合您。大多数拐杖可以调整。

▶ **姿势**:手拿拐杖,手肘弯曲,角度约为 15°。如果您使用拐杖主要是为了平衡,则可以稍微弯曲肘部。

▶ **长度**:拐杖的长度很重要。如果您的拐杖太长,每次抬起和放下都会使您花费更多的力气。如果太短,使用时您的身体就会倾向一侧,进而失去平衡。无论太长或太短,都会引起不平衡的姿势,进而增加疼痛。为了确保拐杖长度合适,您可以将手臂垂下来,手杖的顶端应该与手腕对齐。

(4)**正确的用法**:以下是使用单点拐杖的说明。

▶ 站直。提升并收紧腹部肌肉,这有助于获得更多支撑。

▶ 把拐杖靠近您的身体。

▶ 将拐杖放在垂直的位置。

▶ 为了保持正常行走,拐杖和腿同时站立向前走。如果您的身体一侧比较虚弱或疼痛更加明显,则把拐杖握在比较强壮一侧的手上。如果不存在身体的哪一侧更加虚弱或疼痛,则把拐杖握在您觉得更舒服的手上。

▶ 当您准备好走路时,第一步先迈出不拿手杖的那一侧肢体。如果您右手拿着拐杖,第一步先迈左腿。

▶ 确保同时迈腿和使用手杖。当您迈出不拿手杖的那一侧肢体时,确保手杖留在原地。

▶ 确保拐杖接触地面。如果拐杖不碰到地面,它就不会提供支撑,还可能会增加您受伤的风险。

▶ 不要拖着拐杖。

如果仍感到走路不稳或持续疼痛,您可能需要另一种类型的拐杖或辅助设备。请寻求理疗师的帮助,您需要进一步自我管理咨询服务。

三、使用辅助设备使活动更容易、更安全

与所有技术一样,辅助设备的目的是让生活更轻松。辅助设备可以帮助您减轻疼痛和疲劳。我们都使用过辅助设备,例如,使用阶梯凳帮助够到货架高处的物品。只要仔细寻找,总有某种设备可以帮您做成某件事。作为一名自我管理者,您的工作就是找到您需要的设备来安全地进行日常活动。试试问如下的问题:"有哪些可用的设备?""如何正确使用设备?""设备是否有助于缓解疼痛和/或疲劳?"

想想您的日常生活。是什么导致疼痛和疼痛的发作? 是什么让您疲惫不堪? 您可能需要回顾一下您的疼痛或症状日志来回答这些问题。接下来,问问自己,"有什么设备可以提供帮助吗?"本部分列出并描述了许多有用的辅助技术,如果您正在考虑购买新产品,本章是一个很好的开始。

浴室是一个事故频发的地方。当您在浴室时,使用以下辅助设备将使您更安全。

▶ 立式马桶座圈、淋浴椅和扶手(图 6-5)可以减轻膝盖、臀部和背部的压力。如果您不能长时间站立,或者从坐到站有困难,它们会很有帮助。

▶ 在洗澡时,长柄海绵可以减少身体的扭动和弯腰。

▶ 安装手持式淋浴喷头并使用按压式洗发水或沐浴露,可使沐浴更容易(淋浴喷头使水更容易到达身体的各个部位,按压式沐浴露比光滑的肥皂更容易操作)。沐浴手套也可以减少您使用毛巾所花费的时间和精力。

▶ 一些设备可以帮助如厕后的清洁和擦拭。如果您身体活动受限,使用这些设备可以减少身体的扭动。在网上或医疗用品商店搜索寻找自动清洁和擦拭的马桶辅助器具。您也可以考虑坐浴,上完厕所后用水进行清洁。

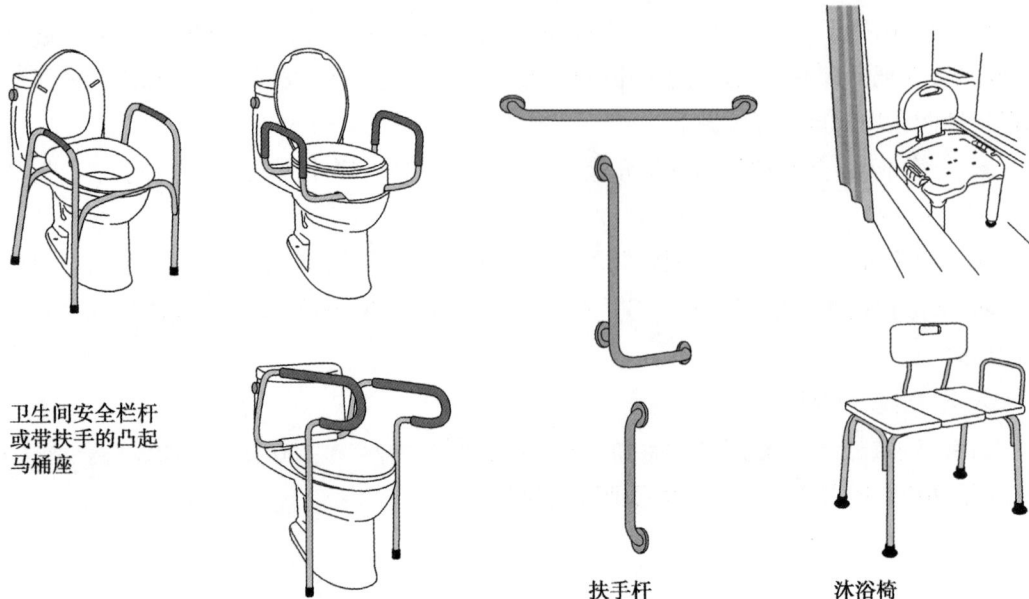

卫生间安全栏杆
或带扶手的凸起
马桶座

扶手杆　　　　　　　沐浴椅

图 6-5　立式马桶座圈、淋浴椅和扶手杆

　　如果您穿衣困难,可以考虑买大一号的新衣服。找一件宽松的衣服,领口大一点。如果纽扣或拉链不方便,可以考虑使用魔术扣。使用弹性鞋带减少鞋子对脚的挤压。使用弹性鞋带时,您只需用鞋拔子将脚滑入鞋中,不必系鞋带或解开鞋带。应对弯腰导致的下背部疼痛,请使用长柄鞋拔子。坐着穿鞋也是一个很好的方法。在卧室里可以使用抬腿器,尤其是在安全地躺在床上的情况下(图 6-6)。夹物器可以帮助您拿起鞋子和袜子,穿上或脱下它们,对从地板上捡起物品也很有用。

　　厨房里也有许多辅助设备,其中一些如图 6-6 所示。

　　▶ 食品加工机,一个用于切片以及易于抓握的器具(也称为组合餐具)使烹饪和进食变得更容易。许多家庭厨房商店都有这些,或者您可以在网上购买。您也可以自制一个便于抓握的小装置,即在厨具用品的手柄上套一个泡沫材质的套子(直径 4 ～ 5cm)。

　　▶ 重量轻的盘子、餐具、锅和平底锅可以减轻肩部、手腕和手部的压力。

　　▶ 防滑的桌垫和勺状餐盘可以使食物的准备和食用更容易。

　　▶ 使用滚动式手推车可一次运输多个物品,而不是重复搬运。考虑沿着柜台滑动沉重物品,而不是直接提起重物。

　　请查看当地的医疗用品商店、药店或上网寻找辅助设备。网上购买通常是最简单的。使用"辅助设备"或"辅助装置"等搜索词以及使用场景、地点(例如"卧室""浴室""厨房")进行在线搜索。您也可以找一个有"辅助设备租借"的老年中心或社区组织租借设备(如助行器和浴室安全设备)。一些社区组织还赠送旧的设备,如果您有不使用的设备,也可以把它捐赠出去。

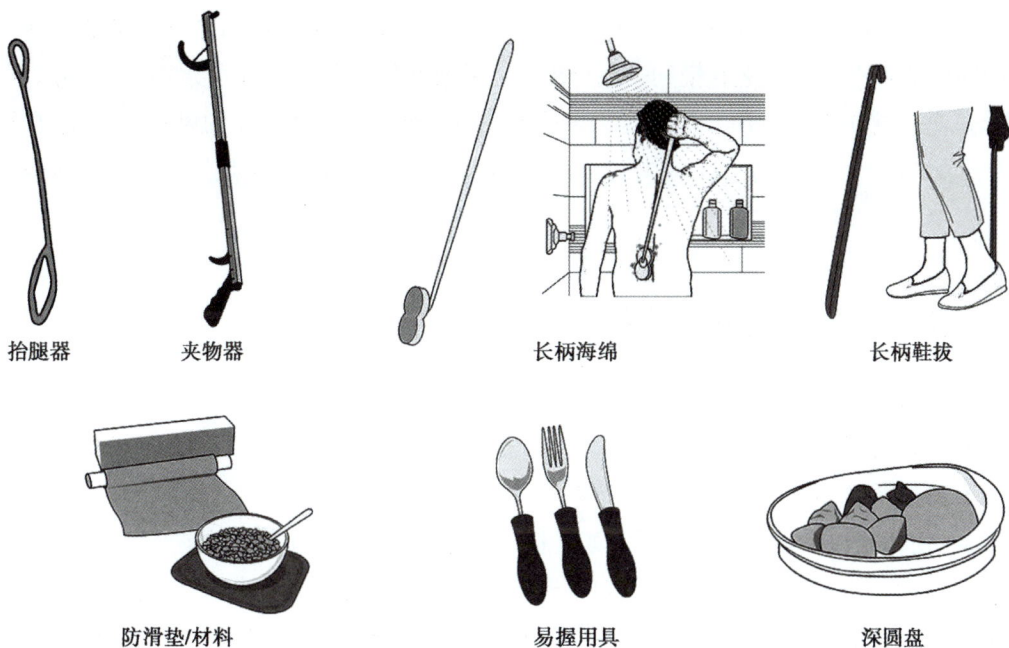

| 抬腿器 | 夹物器 | 长柄海绵 | 长柄鞋拔 |

| 防滑垫/材料 | 易握用具 | 深圆盘 |

图 6-6　更多的辅助用具，使任务更容易完成

四、改造您的家以确保安全

就像简单的设备可以帮助您一样，家里的小变化也可以使日常活动更容易，并有助于疼痛自我管理。

（一）布置您的空间

一些行之有效的策略可以让生活空间更安全，更轻松地独立生活。

▶ **消除杂乱。**保持道路畅通。将电缆和电线抬高、远离地板，考虑使用无线设备。扔掉任何容易导致滑倒的地毯。

▶ **重新排列家具。**重新放置家具使您用起来更安全、更方便。例如，您可以在卧室里放置一把带扶手的结实椅子，用来坐着穿衣服。您可以在厨房里也放一把结实的椅子，可以坐着休息，等待食物煮熟或水煮沸。如果您稳定性不错，但您想坐着做饭，可以找一个支撑良好的高脚凳。

▶ **重新整理橱柜里的物品。**把最常使用的物品放在橱柜的前面，以便取用，这能避免您每次使用物品时都要弯腰伸手去拿物品。经常使用物品的存放高度应该在肩部和臀部之间的高度。

▶ **将经常使用的物品放在每个房间,如果您住在多层住宅,则每个楼层都放这些常用的物品。** 把拐杖、手机、老花镜和其他有用的物品放在您经常使用和需要它们的地方。可以多备一些这样的常用物品。当您着急去接电话时会增加疼痛和跌倒的风险,如果您在每个房间都放置一个座机,或者在口袋里放一个手机,您就不必匆匆忙忙地冒着跌倒的风险去接电话。

(二)选择合适的家具以减轻疲乏和疼痛

合适的家具也可以帮助您保持安全,减少疼痛发作。

▶ **选择带扶手的、结实的椅子。** 不稳定的椅子容易导致跌倒。从带扶手的椅子上站起来要比从躺椅或沙发上站起来容易得多。

▶ **使用高度合适的床和椅子。** 如果椅子或床太低,在没有人帮助的情况下很难起身。太高且没有靠背的椅子,比如凳子,也不安全。虽然高床比较容易下床,但身体受限的人很难独立躺下。如果床的高度对您造成了困扰,可以考虑购买一张可以调节高度的床。如果您难以从床上或椅子上起身,请咨询康复专家,比如职业治疗师或物理治疗师。

(三)调整日常活动

在进行某些日常活动后,如支付账单、洗衣服或准备早餐后,您可能会感到疼痛。但我们很难确切地弄清楚是哪些行为引起了疼痛发作。将引起疼痛的活动分解为步骤可以更容易地简化或调整它们。例如,考虑制作沙拉的所有步骤。

1. 弯腰、低头,伸手从冰箱、碗和橱柜中取出食材。
2. 将食材和工具放置到操作台上。
3. 切碎或撕开沙拉食材,打开盛橄榄或其他配料的瓶罐。
4. 制作或添加沙拉酱。
5. 翻拌食材。
6. 清洁柜台、工具和用具。
7. 把沙拉酱等收起来。

制作沙拉对某些人来说轻而易举,但对另外一些人来说,这是一项痛苦的任务。在表 6-1 中,您可以看到一些缓解疼痛和疲劳的方法。右边是调整沙拉制作任务的具体方法。首先要预估哪些办法可能有帮助,然后试用该办法,看看它是否有用。您可能会发现使用一种或多种办法有所帮助。填写表 6-2 中的空格,以尝试调整完成您认为存在困难的活动或任务。

当列出清单时,试试您认为最可能有效的办法。避免一次尝试所有办法。

表 6-1　调整制作沙拉的办法

目标	改进方法
减少搬 / 举东西	备菜时使用带轮子的手推车收集食材
减少步骤 / 简化	避免切菜,买一袋已经准备好的沙拉绿色蔬菜
改变姿势	坐着做沙拉(或坐着休息)
使用辅助设备	使用不需要抓握的大手柄沙拉钳;使用一个易于使用(或自动的)开罐器和带有易于抓握手柄的刀具
重新整理存储空间,方便存取	将经常使用的物品存放在臀部和肩部之间的高度

表 6-2　简化任务的修改

花一分钟时间思考使您觉得疼痛的活动或工作,请在此处写下:

思考这项活动或工作所涉及的步骤,并在此处列出:

1. ＿＿＿＿＿＿＿＿＿＿
2. ＿＿＿＿＿＿＿＿＿＿
3. ＿＿＿＿＿＿＿＿＿＿
4. ＿＿＿＿＿＿＿＿＿＿
5. ＿＿＿＿＿＿＿＿＿＿
6. ＿＿＿＿＿＿＿＿＿＿

现在列出使此任务更容易完成的方法:

1. ＿＿＿＿＿＿＿＿＿＿
2. ＿＿＿＿＿＿＿＿＿＿
3. ＿＿＿＿＿＿＿＿＿＿
4. ＿＿＿＿＿＿＿＿＿＿
5. ＿＿＿＿＿＿＿＿＿＿
6. ＿＿＿＿＿＿＿＿＿＿

目标	改进方法
减少搬 / 举东西	
减少步骤 / 简化步骤 / 将任务划分为更小的步骤	
改变姿势	
使用辅助设备	
重新排列存储空间,方便取用	
其他方法	

(四)限制任务时间

　　另一种调整日常活动(如洗盘子或放盘子)的方法是限制花在这些活动上的时间。要做到这一点,您可以给自己计时,看看在没有疼痛或其他症状的情况下完成任务需要多长时间。如果您发现 15 分钟后感到疼痛,那么做 10 分钟。您不必一次性完成所有任务,可以稍后回来完成。在进行除尘、清洁、烹饪和其他日常琐事时,也请这样做。试着一次只整理一个房间,甚至只整理房间的一侧。在准备和上菜的单独步骤中准备蔬菜,一次清空洗碗机的一个架子,稍后再清空另一个架子。把洗干净的衣服收起来,一次折叠几件衣物,过一会儿再叠几件即可。

如果您倾向于沉浸在任务中,并在任务完成后感到疼痛,请为休息时间设置计时器。或者制作一个最喜欢的歌曲播放列表,边听歌边做事,歌曲播放结束时就是您需要停下来休息的时候了。您还可以将任务分解为多个步骤,然后制定一个时间表,每天只做一个步骤,并在几天内完成整个任务。这样,您可以在不增加痛苦的情况下完成任务,例如,每天只需给一个房间除尘或整理车库中的一个橱柜。

五、活动节奏

如果疼痛让您很难做需要做和想做的事情,那么调整生活的节奏是最有用的自我管理工具之一,可以帮助您再次享受更积极的生活方式。调整生活节奏包括增加休息时间,以慢节奏进行活动。通过使用本部分中的活动节奏调节方法,您可以设计一个时间表,有助于更好地控制活动。

研究表明,调整活动节奏可以延长工作或做任务的时间、减少关节僵硬以及减少疲劳,可以让慢性疼痛患者避免过多或过少的活动。每个人都不一样,所以请根据您的个人情况来应用这些信息。无论您是慢性疼痛管理的新手还是经验丰富的老手,现在就把它当作一个新的开始。生活改变了,您的身体就会发生变化,日常活动也会发生变化。

(一)平衡活动和休息

当应对慢性疼痛时,您很难在活动和休息之间取得正确的平衡。常识可能会告诉您,如果疼痛,就停止活动。急性疼痛就是身体在提醒我们要休息、要治疗。但慢性疼痛不同于此。停止所有的活动会使您的情况更糟,不活动会因肌肉僵硬和肌肉无力而引起新的疼痛。诀窍是在不同类型的活动和休息之间找到平衡,在不增加疼痛的情况下尽可能多地做一些事情。

慢性疼痛患者通常会避免活动或过度活动。下面是一些例子。

逃避活动

五年前,70 岁的弗朗西斯科患上了慢性臀部和背部疼痛。他不再走动,家人为他做一切的事情。弗朗西斯科认为休息会有帮助。然而,休息让事情变得更糟。他变得很虚弱,需要尝试两到三次才能从常坐的椅子上站起来。而当他终于站起来时,会发生呼吸急促、疼痛加剧。弗朗西斯科变得沮丧且无助。幸运的是,他的妻子帮他洗浴并穿好衣服,但他发现自己几乎丧失了一切活动能力。

弗朗西斯科的经历很常见。对疼痛的恐惧会导致人们逃避活动,但不活动会导致更多的疼痛和疲劳,这是一个恶性循环,如图 6-7 所示。休息太多有很多负面影响,会导致进一步的残疾、抑郁和更多的疼痛。如果您有卧床数天的经历,就不难回想起刚下床走动时您是多么虚弱和摇摇晃晃。这种衰弱状态被称为衰弱综合征,数天的不活动就会导致衰弱、疼痛、疲劳和精神状态不佳。

过度活动

尼基塔有慢性背痛,她在家办公。尼基塔早早起床打扫厨房,为家人做早餐,然后 9 点钟开始在电脑前工作,一直工作到中午。她非常专注,工作时不理会任何疼痛。在过去的几个月里,她一直都在更加努力地工作。与此同时,她开始每周五天步行半小时。然而,她的疼痛逐渐加重,结束一天的工作时她发现自己一瘸一拐。有人告诉她锻炼有用,而且她不想变得虚弱,想继续走路。但最近她不得不卧床几天,并服用了止痛药。尼基塔希望有更好的方法来缓解疼痛。

像那些过度休息的人一样,强迫自己、忽视疼痛、过度活动的人也处于恶性循环之中(图 6-8)。这个循环持续的时间越长,恢复的时间就越长。尽管您想做更多,但实际情况是您能做的会越来越少,这令人很沮丧。

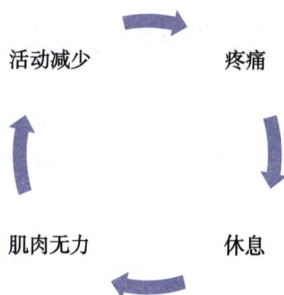

图 6-7　不活动的恶性循环

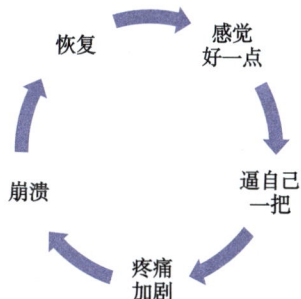

图 6-8　过度活动的恶性循环

锻炼可以帮助减轻疼痛

玛格丽特患风湿性关节炎多年了,她的背部和手部饱受疼痛影响。她感到疲倦,经常需要休息。她最开始参加了"轻松运动计划",很快她开始参加一个为关节炎患者设计的锻炼项目。参加这个项目几周后,她感觉身体不那么僵硬了,精力更充沛了。项目负责人告诉参加活动的疼痛患者,如果觉得累了或疼痛有所增加,就要放慢速度或暂时停止运动。他们鼓励玛格丽特,如果课堂上教的练习引起了疼痛,那么就尝试另一种不会引发疼痛的练习。课程结束后,玛格丽特开始每天在家附近散步 5 分钟。就像在课堂上一样,她并不着急,慢慢开始。她会观察自己的身体,从每天 5 分钟最终增加到每天散步一两次,每次 10 分钟;其他时候,她还增加了每天的休息次数,也会在累的时候调整体态姿势,她更加注意自己的姿态。玛格丽特说,参加运动课给她带来了一系列积极的变化。

(二)创建活动节奏计划

到目前为止,本章已经讨论了身体功能、使用辅助设备、重新布置家庭和调整任务的方法。希望您也能观察和了解自己的日常活动,看看自己是做得太多还是太少,或者每一项都多多少少做了一些。以下是帮助您创建活动进度计划的一些窍门。

1. **列出您通常一周内每天做的事情** 从最常规的一天开始。当您列出清单时,注意哪些活动会导致疼痛,哪些不会导致疼痛。注意您是否有做太多或太少的倾向。弄清楚您每天需要做什么,每天想做什么。

2. **按重要性排列** 考虑一下需要完成的事情。如果一整天都不活跃,您是不是需要做点什么活跃起来。避免一天内安排太多事情,这会导致匆忙、疲惫和疼痛加剧。如果您太忙,请确定优先事项。哪些事情您可以不做或少做,或者有人可以帮您做? 这样您就可以花时间做更有利于健康的活动了。

3. **调整以平衡休息和活动** 不间断地工作,忽视疼痛,匆忙完成一项任务会导致疼痛或使现有的疼痛更严重。仔细阅读下面的列表,确定一些您认为可以帮助您平衡休息和活动的调整方法。选择其中一种方法,对您的时间表作出调整,尝试去做,看看是否有效。下面是一些调整的方法。

▶ 如果一件事情不能一次性做完,就在感觉到累之前停下来休息。

▶ 出现疼痛或疲劳的迹象时,停止工作或活动,伸展肢体或休息。例如,在电脑前工作时,每隔 20 ~ 30 分钟进行一次有计划的拉伸休息。

▶ 安排每天的休息时刻,或在一天中感觉最疲惫的时候休息。花几分钟做一次放松运动,或者读一篇最喜欢的文章。

▶ 如果您需要做一项非常花费体力和精力的活动,那就减少当天的其他活动。

▶ 需要外出时,如与孩子们出游或购物旅行之前、之后,都要安排休息。

▶ 如果您想长时间做某件事,那一定要注意保持良好姿态。例如,参加每周电话会议时,先坐一会儿,然后站起来。有专门的设备可以使工作、站立和坐下更容易(见图 6-3 中的立式办公桌)。

▶ 将活动分解为多个部分。调整活动,使其相对简便省时。

▶ 每天交替进行简单和有难度的活动。

▶ 在开始活动(如打扫房间、庭院作业或园艺)之前进行热身运动,如散步、拉伸和放松。

▶ 定期安排符合您能力水平的娱乐活动。可以从一些不费力的身体活动开始,如读书会或与朋友打电话,然后再过渡到需要更多体力的活动,如在当地的小公园散步。

4. **根据自己的身体状态调整日程安排** 您可能已经计划好要做一个小时的活动,但活动开始 20 分钟后您感到了疼痛。活动时间表不是一成不变的,所以要关注自己的身体状况,如果原定的活动安排导致了疼痛,那就要作出调整,尝试在活动中使用不同的姿势或休息一下。您还可以修改这项活动,或将其安排在另一天的日程中。

5. 关注压力、营养和睡眠 如果通常不会让您疲劳或疼痛的活动开始让您疲惫不堪,也许还有其他原因。想想您吃了什么,生活中发生了什么,以及您的睡眠情况。当饮食或睡眠不好时,您可能需要调整日程安排。思考一下下面这位慢性疼痛患者的故事。

有一天,我去上了运动课,做这些运动使我的疼痛程度达到了 10 级,以前从未发生过。教练问:"您今天吃了什么?"我说:"没什么,只有黑咖啡。"她接着问:"您昨晚睡得怎么样?"我回答:"不太好。"然后,我开始注意到睡眠和饮食如何影响我的疼痛。

有关睡眠、压力和营养如何影响疼痛的更多信息,请阅读第四章"了解和管理常见的症状和情绪"、第五章"运用思维去处理症状"、第九章"健康饮食与疼痛自我管理"和第十章"健康体重与慢性疼痛自我管理"相关内容。

我们再次访问弗朗西斯科和尼基塔,回顾他们的日常生活(表 6-3 和表 6-4),然后探讨他们如何修改自己的日程时间表,以便更好地进行活动。

表 6-3 弗朗西斯科的日常生活

时间	实际活动
早上 7 点	醒来
早上 8 点 45 分	下床
早上 9 点	在妻子的帮助下,穿衣和洗漱
上午 10 点	早餐
上午 11 点	看电视
中午 12 点	看电视
下午 1 点	午餐
下午 2 点	看电视
下午 3 点	小睡
下午 4 点	看电视
下午 5 点	小睡
下午 6 点	晚餐
晚上 7 点	看电视
晚上 8 点	看电视
晚上 9 点	看电视
晚上 10 点	看电视

当弗朗西斯科回顾自己的时间表（表6-3）时，注意到大部分时间都在看电视或在自己最喜欢的椅子上打盹。家人鼓励他做更多的事，他同意了。他几乎每天都开始自己穿衣。起初，他可以穿上衬衫，但穿裤子和袜子仍然需要他人帮助。几周后，穿袜子变得容易了。弗朗西斯科想了想他还能做些什么，比如散步和陪伴孙辈。开始时，他每天在电视广告期间绕着房子走2分钟，每天五六次。如果有任何疼痛，他就会停下来休息1分钟，接下来的几次只走1分钟。他也会在电视广告休息时间做一些轻松运动计划中的练习，每天1～2次（参见第八章"运动让您感觉更好"第146～159页。）

一个月之内，弗朗西斯科感到精力充沛，并注意到在傍晚时不会打盹了，并且能够花更多时间陪伴住在隔壁的孙子们。每天早餐后，他还开始和妻子一起在街区散步10分钟，每次散步增加几分钟。他们的起床时间大概半个小时，但弗朗西斯科不得不延长一些，因为散步使他感到更加疼痛。他认识到做事情应该循序渐进。在熬过令他很疼痛的第一天后，第二天他减少了活动。几个月后，弗朗西斯科只尝试一次就可以自己站起来，而且也不会出现呼吸急促的情况。现在他越来越怀念与朋友打牌的日子，于是开始考虑如何重新开始打牌。

弗朗西斯科之所以成功，是因为他想感觉更好。他注意自己的疼痛状况并逐渐作出了改变。做运动时很认真，姿势很好。当坐在椅子上时，每小时都会调整一下坐姿。妻子和家人鼓励他自己掌握控制权，作出内心想要的改变。家人也鼓励他重新开始自己过去喜欢的活动。因为一整天都没有打盹和坐着，他晚上睡得更好，有更多的精力去社交。虽然他放慢了脚步，但即使遇到挫折也没有停下来。

表6-4　尼基塔的日常生活

时间	实际活动
早上7点	清洁厨房
早上8点	做早餐
早上9点	用笔记本电脑工作
上午10点	用笔记本电脑工作
上午11点	用笔记本电脑工作
中午12点	午餐
下午1点	用笔记本电脑工作
下午2点	用笔记本电脑工作
下午3点	用笔记本电脑工作
下午4点	快走锻炼

时间	实际活动
下午 5 点	准备晚餐
下午 6 点	晚餐
晚上 7 点	打扫卫生
晚上 8 点	淋浴,准备次日的事情
晚上 9 点	床头阅读
晚上 10 点	睡觉

看着日程安排(表 6-4),尼基塔意识到她从早到晚都没有休息。她的首要任务是实行八小时的轮班工作。为了做到这一点,她需要简化在家里的工作量。她与丈夫和两个十几岁的孩子讨论了帮助做饭和打扫厨房的工作。家人决定每个人都可以自己管理简单的早餐和午餐。他们制定了一个时间表,以便每天晚上都由不同的人负责晚餐。尼基塔想每周做两天晚餐,周末做一次。这些调整减轻了她每天在家里的工作量。

尼基塔尝试了这个新的时间表,感觉不那么匆忙了。一两周后,她在工作前增加了一个短暂的放松活动,肌肉紧张感和疼痛减轻了。尼基塔查阅了平衡休息和活动的调整方法(第112 页),得到了一些关于休息的想法。她决定每 30 分钟换一次姿势,每小时休息 5 ~ 10 分钟。在休息期间,她做了一些轻松活动项目的练习。起初,她走得太快了,这加重了她的疼痛。随后她放慢了脚步,观察自己的姿势,减轻了疼痛。

尼基塔还将她下班后的长距离步行缩短为短距离步行,并增加了拉伸练习,过去下午的疼痛现在也减轻了。完成工作后,她放松下来,晚餐时与家人交谈。她想找一个有趣的家庭活动,比如一周至少一次的晚上玩棋盘游戏。

由于这些改变,尼基塔现在轻松多了,并且能够更好地管理自己的日程。她仍在尝试对日程作出新的修改,以便帮助她顺利度过充满挑战、满负荷的工作周。

尼基塔和弗朗西斯科都意识到,他们可以从审视自己日常生活的安排中学到很多东西。成功的原因在于逐步尝试新的活动和逐渐作出调整,并评估它们是否有帮助。两人都受益于家庭的支持。他们使用了本章中的许多办法,一步一步地调整一天的安排,以创造一个更令人满意和更有节奏的时间表。两人都能在日程安排中增加健康的活动,并因此感觉更好。随着继续感觉更好,他们正在考虑做更多有趣的活动。

(三)重拾旧好

玛尔塔患有慢性下背部和膝盖疼痛。在经历了漫长而艰难的疼痛发作后,她离开了自己的职业生涯。在休假期间,她作了很多改变,包括定期休息和短暂的运动休息,以及定期进行放松练习。在疼痛最严重的时候,她请人帮忙打扫、做饭和洗衣服。她回到工作岗位,并与主管讨论住宿事宜。他们就辅助设备和时间表调整达成一致,以支持她的工作需求。

玛尔塔感觉好多了,她开始考虑她过去喜欢的活动,想再继续做。弹钢琴和园艺是她能想到的活动,而园艺是她真正想再次从事的活动。她知道这可能很有挑战性,并且必须采取不同的做法。她询问朋友,并在网上寻找关于慢性疼痛患者从事园艺的资源。她惊喜地发现有很多想法和资源。

玛尔塔列出了园艺工作一天的步骤,并提出了一些调整。这些调整措施包括在升高的花园操作台上进行种植(图 6-9),使用轻便的工具,并把园艺材料放在花园操作台附近的工具箱里。她列出了需要得到帮助的活动,比如购买土壤来填满抬高的花园操作台。她付钱给邻居的儿子请他帮忙买土,填满花园操作台。她选择了更容易生长、无须每日打理的植物。做园艺时,在疲倦之前就进行休息,并注意身体姿势,避免扭转身体和弯腰。就这样,玛尔塔在她的花园操作台里种花了,看着花草的生长,她非常高兴。玛尔塔已经找到恢复生活的方法了。

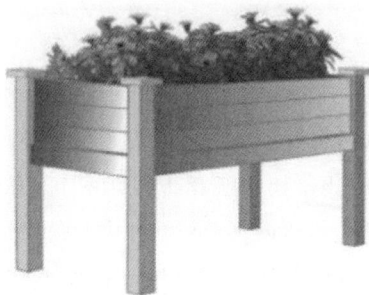

图 6-9　升高的花园操作台

(四)管理疼痛发作

疼痛发作是额外的疼痛,通常与过度活动、疲劳、压力、匆忙、过度忙碌的一天或其他影响日程安排的事情有关。某些种类的疼痛更容易发作。为了防止疼痛发作,请不要忽视疼痛。保持良好的睡眠、饮食、放松和锻炼习惯,在日常生活中加入热身活动。了解不同的疼痛以及是否需要就医很有必要,需要您与医疗保健提供者更多地沟通。

疼痛发作时,您的第一反应是停止一切活动去休息。但是,请不要这样做,您需要尝试对造成疼痛加剧的活动进行调整或停止该项活动。您应该增加促进健康的活动,如培养良好的睡眠习惯和放松技巧,并增加休息的次数。如果可能,避免停止一切活动和搁置您的整个日程时间表。

管理慢性疼痛需要注意哪些因素会加重疼痛,然后慢慢作出改变,并认识到什么有效,什么无效,这需要耐心。调整生活的节奏有助于满足您需求的日常活动。从一个小小的改变开始就会有所不同。善待自己,慢慢地丰富疼痛自我管理方法和技巧。疼痛管理的底线是感觉自己能掌控自己的生活,做自己需要做和想做的事情。

(杜成欣)

第七章

锻炼和身体活动

活跃的人比不活跃的人更健康、更快乐。这适用于各年龄段和不同身体状况的人,包括慢性疼痛患者。不活动会导致或加重疼痛、残疾和其他疾病。为了更好地控制慢性疼痛,您需要学会如何平衡活动和休息。第六章"调整节奏 享受轻松和安全的生活"解释了全天规划适当休息时间的重要性。

同样重要的是,计划有规律的活动和锻炼。身体活动让您保持健康,这样就有力量、耐力和精力去做您想做的事情。保持健康可以帮助长期控制慢性疼痛。科学研究表明,定期锻炼有助于缓解慢性疼痛、改善功能、促进全身健康和幸福感。研究还表明,参加柔韧性、力量和耐力锻炼,以及太极、瑜伽和气功等项目者,在疼痛和日常活动方面都有改善。

您可能知道身体活动和定期锻炼很重要,但当患慢性疼痛时,可能不知道能做什么以及如何做。好消息是,有很多信息可以帮助您开始锻炼,并获得成功。例如,官方指南解释了身体活动的重要性,并提供了相关开始身体活动的项目。这些指南详细说明了哪种锻炼或身体活动是最好的,以及您需要的量。从本章和第八章"运动让您感觉更好"中,您将了解这些指南,以及如何作出明智的锻炼选择。

当然,仅仅知道做什么是不够的,您还必须采取行动!通过身体活动让生活更愉快、更舒适、更健康,这取决于您自己。本书中运动相关信息并不能取代医学或其他专业的健康建议。如果您已有一个与本书建议不同的运动处方,在改变您的运动项目之前,一定要咨询医生或治疗师。

一、为什么要运动

数十年的研究证实,定期运动是健康生活的关键。运动可以提高力量、精力和自信心,减轻压力、焦虑和抑郁的感觉;可以帮助您睡得更好,感觉更放松和更快乐。除了减少慢性疼痛,运动还可以预防和帮助管理心脏病和糖尿病,改善血压、血糖和血脂水平。运动可以帮助保持健康体重,减轻负重关节的压力。

运动通常是疼痛康复计划中最大的一部分。最近一项关于慢性疼痛非药物治疗的综述发现,对于慢性下背部疼痛、髋关节和膝关节骨关节炎、纤维肌痛和紧张性头痛患者,运动是减轻疼痛和改善功能最好、最持久的方法。对各种类型广泛疼痛患者,运动可以提高正常活动的能力;减轻疼痛、压痛和疲劳;增强肌肉力量。力量运动和伸展运动可以改善慢性颈部疼痛和某些类型的头痛。许多因循环不良或其他原因导致腿部疼痛者可以通过定期运动计划走得更远、更舒服。强健的肌肉可以帮助关节炎患者提高关节稳定性，缓解运动时的震动和冲击，从而保护关节。经常运动也有助于滋养关节、保持软骨和骨骼健康。有证据表明，经常运动有助于预防血栓形成，对心脏病和血管疾病患者特别有益。

身体活动和锻炼可以提高力量、增加灵活性和耐力，从而让您可以参加更多有意义的活动。运动还可以减少由于肌肉紧张、关节压力过大、疲劳和平衡不良带来的其他伤害。

这些都是好消息。更好的消息是，并不需要数小时痛苦的、汗流浃背的运动来获得健康益处。研究表明，短时间的适度身体活动也可以改善健康和身体素质、减轻疼痛、改善日常功能、降低疾病风险、改善情绪。积极活动还能帮助您更好地控制生活，减少慢性疼痛的影响。坚持运动是根本！

二、运动的分类

正如不同的食物（如碳水化合物、蛋白质、脂肪和纤维）有不同的益处一样，不同种类的运动对身体也有不同的影响。运动方式主要有四种。

▶ **耐力运动（也称有氧运动）**：您的耐力取决于心脏、肺和肌肉的健康状况。心脏和肺必须有效地工作，把足够的、富含氧气的血液输送到肌肉。肌肉必须足够强壮，才能使用氧气。有氧运动时会使身体的大块肌肉连续运动，如散步、游泳、跳舞、修剪草坪或骑自行车。许多研究表明，有氧运动可以减少疲劳、提高幸福感、缓解抑郁和焦虑、提高睡眠质量、改善情绪、提升精力。

▶ **柔韧性运动**：柔韧的关节有助于您舒适、安全地移动。柔韧性受限会引起疼痛，导致受伤，使得肌肉活动困难，且疲劳得更快。当您平时不怎么活动或日常活动受限时，关节的柔韧性会下降。某些疾病也会导致关节柔韧性下降。即使您有慢性疼痛，也可以通过温和的伸展运动来提高柔韧性。

▶ **力量运动**：您必须使用肌肉来保持肌肉的强壮。肌肉不活动时，会变弱和萎缩。当肌肉变弱时，您很快就会感到虚弱和疲劳。对许多人来说，肌肉无力会导致残疾和缺乏行动能力。运动可以使肌肉做功更多，从而得到增强。

▶ **平衡性运动**：为了保持良好的平衡，需要躯干和腿部强壮协调的肌肉、柔韧性和良好的体态。虽然跌倒的原因有很多（如视力差、光线差、地板上的地毯等障碍物、头晕、疲倦或精力不集中等），但强壮的身体和良好的身体协调性非常重要，可以帮助防止跌倒和伤害。

三、身体活动指南

许多国家和一些机构,包括世界卫生组织(WHO),都有关于需要做什么身体活动以及做多少来保持健康的指南。世界各地的指南都差不多,有或没有慢性疾病和残疾的成年人都适用。当您阅读这些指南时,重要的是记住它们是您要努力实现的目标而不是起点。一般来说,只有大约 25% 的人运动能够达到指南的要求。并不是所有人都能达到这些目标,所以不用担心自己是唯一达不到运动目标的人。

您的目标是逐渐、安全地将身体活动水平增加到适合程度。或许您可以做到像指南所示的那样多的运动,或许您并不能做到指南中的要求。但重要的是,学习指南的内容、掌握这些知识和信息,采用一种适合自己的方式让生活变得更有活力、更健康。现在就开始做一些力所能及的运动吧!即使是每天数次、每次只有几分钟的活动也是一个好的开始。重要的是做一些对您有益的事情,逐渐养成习惯,并尽您所能地逐渐增加每次身体活动的时间或每周活动的天数。

以下指南内容来自美国卫生与公众服务部。请记住,指南只是给您指明目标,而不是要求您立刻就达到这些要求。

▶ 成年人每周应进行至少 150 分钟(2.5 小时)的中等耐力(有氧)运动或至少 75 分钟的高强度运动。

▶ 有氧运动每次至少进行 10 分钟,坚持持久。每天进行几次 10 分钟的中等强度运动,与长时间运动一样有益健康。

▶ 每周至少 2 天对所有主要肌肉群进行中等强度的肌肉强化运动。

▶ 如果不能达到指南要求,也应该尽可能动起来,避免久坐不动。最新的指南强调,每次运动 10 分钟十分必要,也会带来健康收益。

《中国人群身体活动指南(2021)》建议 18 ～ 64 岁成年人:

▶ 每周进行 150 ～ 300 分钟中等强度或 75 ～ 150 分钟高强度有氧活动,或者等量的中等强度和高强度有氧活动组合。

▶ 每周至少进行 2 天肌肉力量练习。

▶ 保持日常身体活动,并增加活动量。

加拿大运动生理学协会(CSEP)发布了针对 18 ～ 64 岁和 65 岁及以上人群的身体活动指南,可以从 www.csep.ca/guidelines 网站获取。加拿大指南同样强调了以下两点。

▶ 身体活动做得越多,身体受益会越多。

▶ 行动能力差的人,应进行身体活动,以增强平衡感和防止跌倒。

四、耐力运动

耐力运动可以使您精力充沛、充满活力。耐力运动有很多种,任何能活动到胳膊和腿部,并且能坚持至少 10 分钟的身体活动都可以称为耐力运动,并可归为合格的身体活动。通常我们认为散步、游泳、骑自行车、跳舞或健身课等都是耐力运动,但其实做家务或养花种草也是耐力运动。做一些有规律的活动总比什么都不做要好。请记住,您选择的运动应该足够舒适,这样您可以坚持至少 10 分钟。

频率(多久运动一次)、每次运动多长时间以及运动强度等,都很重要。您可以通过调整频率、时间和强度来调整运动力度。

(一)频率

频率指您多久运动一次。每隔一天做 1 次运动是一个很好的开始。指南建议每周运动 3 ~ 5 天。如果可能,不要超过 2 天不运动。

(二)时长

时长指每次运动的时间长度。指南建议每次至少运动 10 分钟。随着耐力的增强,可以增加每次运动的时长,每天做几次 10 分钟的运动。

(三)强度

强度指运动时的努力程度。适度的强度是安全有效的。当进行中等强度的运动时,可以持续运动一段时间并且在运动中可以正常地说话或哼唱歌曲。高强度的运动并不一定总能带来收益,可能还会增加受伤的风险。在进行高强度运动时,会感到呼吸困难,运动时无法说话,或者运动只能持续几秒。您的健康状况决定了您做一项运动的强度。例如,10 分钟的快走对运动员来说是低强度,但对一段时间没有运动的人来说却是高强度。当您开始耐力运动时,可以从让您感觉良好的低强度运动做起。

找出适合您的中等强度,这样您就不会太过用力。一些简单的技巧可以用来评估运动强度。

▶ **谈话测试:**运动的时候,能和别人或自己说话,或大声背诵诗歌。中等强度运动时可以轻松讲话。如果您因呼吸困难或气短而无法进行谈话,那就是高强度运动,要赶紧慢下来。谈话测试是判断运动强度的一种简单、快捷的方式。如果您患有肺部疾病,谈话测试可能不适合。这种情况下,可以尝试主观体力感量表。

▶ **主观体力感**:把努力程度从 1 ~ 10 分打分。1 分表示努力程度最低,指坐着什么都不做的情况。10 分表示努力已到极限,即努力只能坚持几秒。中等强度有氧运动的良好水平是努力程度在 3 ~ 5 分之间。运动时,问问自己的努力程度是多少。如果您的分值太低就稍微努力一点,分值太高就放松一点。

▶ **心率**:除非正在服用心脏调节药物(如 β 阻滞剂),检查心率是另一种测量运动强度的方法。心跳越快,强度越大(当您受到惊吓或紧张时,心跳也会很快,但这里讨论的是心脏对身体活动的反应)。中等强度的耐力运动会将心率提高到最大安全心率的 65% ~ 76%。最大安全心率随着年龄的增长而下降,这意味着随着年龄的增长,安全运动心率会降低。有很多方法可以测量心率。一些类型的健身器材有手柄,可以记录脉搏。戴在手腕或腰部的智能手表和监控器也可以测量心率。您需要知道什么运动心率最适合您。表 7-1 提供了建议。

表 7-1　不同年龄中等强度运动心率

年龄	运动心率(每分钟心跳数)	运动心率(每 15 秒心跳数)
30 ~ 39 岁	122 ~ 144	30 ~ 36
40 ~ 49 岁	115 ~ 137	29 ~ 34
50 ~ 59 岁	109 ~ 129	27 ~ 32
60 ~ 69 岁	102 ~ 122	25 ~ 31
70 ~ 79 岁	96 ~ 114	24 ~ 29
80 ~ 89 岁	90 ~ 106	23 ~ 27
90 岁及以上	83 ~ 99	21 ~ 25

五、建立自己的耐力计划

可以通过改变频率、时长和强度来制定耐力运动计划。我们建议您开始时循序渐进地进行低强度至中等强度的运动,并增加频率和时长,向指南推荐的每周 150 分钟努力。达到指南要求的一个很好的方法是,在一周的大多数天中,中等强度的身体活动累计达到 30 分钟,这仅需要每次 10 分钟每天 3 次即可,或选择一次做 30 分钟。运动可以是散步、骑动感单车、跳舞、游泳或需要中等强度活动的家务杂活的组合。重要的是要记住:150 分钟是目标,而不是起点。

(一)运动计划举例

即使现在您每次运动时长仅 2 分钟,只要坚持,也可以做到每次 10 分钟每天 3 次的建议目标。不是每个人都能达到指南目标,但几乎每个人都可以学会积极运动以获得的健康益处。定期运动会带来健康益处。中等强度运动是目标,如果您目前不运动或一般不运动,最好从低强度运动开始。

以下中等强度身体活动计划可以使您达到每周 150 分钟有氧运动的目标。

▶ 每周 5 天,每天 3 次,每次 10 分钟中等强度步行。

▶ 每周 3 天,中等强度自行车骑行 30 分钟(大部分是平地),再加上每周 2 次 30 分钟步行。

▶ 每周 2 次 45 分钟的中等强度有氧舞蹈,再加上 2 次 30 分钟步行。

▶ 每天 30 分钟,每周 5 天园艺和庭院工作(浇花、培土、除草)。

如果您刚刚起步,可以从以下活动开始。

▶ 绕着房子走 5 分钟,每天 3 次,每周 5 天(总共 75 分钟)。

▶ 水上有氧运动课程每次 40 分钟,每周 2 次,另外 2 天每天 2 次每次 10 分钟步行(总共 120 分钟)。

▶ 每周 1 次低强度有氧运动课(50 分钟),另外 2 天每天步行 30 分钟(总共 110 分钟)。

(二)热身与放松

当您进行中等强度运动时,开始前的热身运动和结束后的放松活动很重要。热身时,做几分钟低强度运动,让肌肉、心脏、肺部和循环系统逐渐为强度更高的运动做好准备。热身可以降低受伤、疼痛和心律不齐的风险。放松活动可以帮助身体恢复到正常的休息状态。重复热身活动或慢走,在放松过程中做一些温和的柔韧性练习可以放松身体,并有助于减少肌肉酸痛和僵硬。

六、选择耐力运动

本部分将讨论一些常见的耐力运动。这些运动能增强心脏和肺部功能,并锻炼肌肉,同时还能缓解紧张,帮助控制体重。这些运动大多也能增强骨骼(水中运动除外)。

(一)步行

步行是较为简便、花费少且安全的运动方式,而且几乎可以在任何地方进行。您可以自己走,也可以结伴而行。走路比慢跑或跑步更安全,对身体的压力也更小。如果您久坐不动,或者有关节或平衡问题,步行是一个特别好的选择。购物、拜访朋友、做家务的时候都可以选择步行,为运动提供机会。使用拐杖、助行器者也可以进行步行锻炼。如果您已经有一段时间没有步行了,刚开始时步行 5 ~ 10 分钟就足够了。当您感觉良好时,可以尝试交替快走和慢走,并增加运动的总时间。每周增加快走时间不超过 5 分钟,尝试累计快走 20 ~ 30 分钟。记住,您的目标是每周大部分日子都进行中等强度的步行,每次步行时间至少 10 分钟。

开始步行计划之前,请考虑以下建议。

▶ 在平坦的地面上行走。健身步道、购物中心、学校跑道、有人行道的街道以及安静的社区都是不错的选择。

▶ 通过散步来热身和放松。

▶ 设定自己的步调。开始时宁可慢一点,也不要走得太快而导致很快出现疲劳感。

确保鞋子穿起来舒服,并且完好无损。有鞋带或魔术贴的鞋子可以根据需要调整宽度,这样能比一脚蹬的鞋子提供更多的支撑。如果系鞋带有困难,则可以考虑魔术贴或松紧带。很多人买可拆卸鞋垫的鞋子并用更减震的鞋垫来替换。体育用品商店、药店和鞋店可以买到这种减震鞋垫,买鞋垫的时候应带上步行鞋,试穿鞋时要垫着鞋垫,确保鞋子有足够的空间容纳脚。鞋垫有不同的尺寸,可以用剪刀修剪使之适合您。如果您的脚趾需要更多的空间,可以试试只用 3/4 的鞋垫,刚好漏出脚趾。如果医生对鞋垫提出过要求或建议,请遵医嘱。

如果您走路时小腿疼痛,可能是因为热身时间不足。在开始步行之前,试着做一些跟腱拉伸运动(见第八章“运动让您感觉更好”相关内容)。开始步行时,先慢走至少 5 分钟,保持脚和脚趾放松。

膝盖疼痛是另一个常见的问题。快走会给膝关节带来更多的压力。开始时放慢速度,或走较短的距离或较短的时间。活动膝关节和原地踏步(见第八章“运动让您感觉更好”第 137 页和第 139 页)可以作为热身运动的一部分。

慢慢地走一走来热身,可以减少小腿抽筋和脚后跟疼痛。如果您的腿有循环问题,走路时小腿会抽筋或疼痛,可以交替进行舒适的快走和慢走。放慢行走速度,保证腿部的血液循环,以防疼痛加剧导致停止行走。运动可以帮助您逐渐走得更远,减少抽筋或疼痛。如果这些建议都没有效果,可以向医生或治疗师咨询。

(二)游泳

对于大多数慢性疼痛患者来说,游泳都是一项极好的运动,游泳时要用到整个身体。如果您有一段时间没游泳了,可以考虑开始一段复习课程。持续 10 分钟以上游泳,可视为有氧运动。尝试不同的泳姿,在每一圈或两圈后改变泳姿。这样可以锻炼所有的关节,不会让任何一个部位过度疲劳。

游泳是一项很好的有氧运动,但不能改善平衡或强壮骨骼。因为游泳使用手臂,会导致过度的呼吸急促,对肺病患者来说尤其如此。然而,对哮喘患者,游泳可能是首选的运动,因为水分有助于缓解呼吸短促。严重心律不齐的心脏病患者,如已使用植入式除颤器(AICD),应避免游泳。

开始游泳计划前,请考虑以下建议。

▶ 蛙泳和自由泳通常需要大量的颈部动作,可能会不舒服。要想解决这个问题,可以戴上面罩和通气管,这样就可以保持面部一直在水下,呼吸时不扭伤脖子。

▶ 戴上泳镜。泳池里的化学物质可能会刺激眼睛。

▶ 在锻炼后洗个热水澡或泡个热水澡有助于减少身体僵硬和肌肉酸痛。

▶ 一定要去配备有资质的救生员的场所游泳,或者和朋友一起。不要单独去游泳。

(三)水中运动

与在陆地运动相比,水的浮力使人体的压力更小,更容易活动和加强肌肉和心血管系统。如果您不喜欢游泳或者学习划水不舒服,可以在水中走圈或者参加游泳池的水中运动课程。大多数有游泳池的社区中心都提供这些课程。入水越深,关节受到的压力就越小。然而,水深达到胸部以上会很难保持平衡。双腿分开或膝盖弯曲一些,让水覆盖更多的身体。如果您家里有游泳池且想要制定自己的日常计划,有很多水中运动的书籍可以获取相关信息。您也可以在网上找到水中运动的视频。美国和加拿大国家关节炎组织对水温的建议是29～33℃。

开始水中运动计划前,请考虑以下建议。

▶ 穿专为水中运动设计的鞋子。有些款式有魔术贴,更容易穿上。

▶ 如果您对寒冷敏感或有雷诺综合征,请戴上水中运动手套,穿潜水衣或紧身裤,穿下水用的衬衫。

▶ 穿浮力带或救生衣可以增加浮力,减轻臀部、膝盖和脚的重量,增加舒适度。

▶ 和在陆地上一样,运动得慢些会使运动更容易。在水中,通过移动时能推多少水来调节运动强度。例如,当您在水下前后移动手臂时,手掌相对移动会很困难。如果把手掌向下,前后划动手臂,只有手的狭窄边缘推向水面,将会更容易。

▶ 请注意,额外的浮力可以让关节比平时进行更大的活动,特别是在温暖的游泳池中运动时。开始时慢慢来,不要因为感觉很好就在泳池里待太久。等次日确定您身体的反应后再继续。

▶ 如果有哮喘,水中运动可以帮助避免其他类型运动可能引发的哮喘症状恶化。这可能是由于水汽对肺的有益作用。但请记住,对于许多肺部疾病患者来说,涉及手臂的运动比腿部运动更容易引起呼吸急促。

▶ 如果您有卒中发作史或其他可能影响力量和平衡的状况,确保有人可以帮助您进出泳池。您可以找一个靠墙的地方,或者和一个在需要的时候可以伸出援手的朋友待在一起,这样可以保证您的安全。

▶ 如果泳池没有台阶,爬上爬下梯子很困难,建议泳池工作人员在泳池的梯子扶手旁放置一个三阶厨房凳。这花不了多少钱,但可以提供更容易进出的台阶。当不需要时,厨房凳很容易移走和存储。

(四)健身单车

健身单车提供了健身的好处,且避免了户外的危害。健身单车不会给臀部、膝盖和脚带来过度的压力,可以很容易地调整锻炼强度,也不受天气的影响。一侧肢体瘫痪者,可以在健身单车上运动,对瘫痪的肢体进行特殊辅助下的锻炼。健身单车是一种特别好的替代运动——当您不想走路、不想做剧烈运动或不能在户外运动时,可以使用健身单车。

开始健身单车运动计划前,请考虑以下建议。

▶ 让它变得有趣。您可以一边踩踏板一边看视频、听有声书或听音乐。有些人会采用"自行车旅行"地图,记录他们的里程和路线。记录您骑车旅行的时间和距离,您会惊讶于您能骑多远。

▶ 健身单车使用的肌肉与步行不同。在腿部肌肉习惯踩踏板之前,您可能只能骑几分钟。从没有阻力开始,当骑行变得更容易时,稍微增加阻力。当增加阻力时,效果和骑自行车上山是一样的。如果阻力太大,膝盖可能会酸痛或者会筋疲力尽,这使您还没有得到耐力运动的收益就不得不停止运动了。

▶ 以舒适的速度骑行。对于大多数人来说,每分钟 50 ~ 70 转是一个适宜的开始速度。一些自行车有转速计数器。如没有,可以数一下 1 分钟内右脚到达最低点的次数来计算转速。当习惯骑自行车时,可以提高速度。然而,更快并不一定更好。听节奏合适的音乐,有助于以一致的速度踩踏板。多次骑行经验会告诉您速度和阻力的最佳组合。

▶ 设定一个目标,以舒适的速度骑 20 ~ 30 分钟自行车。快踩或慢踩、增加或减少阻力的蹬踩应交替进行,可以减少劳累,确保运动时间。使用心率、自我感知运动强度或谈话测试(第 120 ~ 121 页)来评估,以确保运动强度是合适的。

▶ 在感觉状态不佳的日子里,可以通过无阻力、低转速或短时间蹬车来保持运动习惯。

健身单车清单

一辆安全的自行车有以下特点：

▶ 上下自行车时，车身是稳定的。

▶ 阻力容易设置，并可以设置为零。

▶ 座椅舒适且可调节，如此，当踏板在最低点时，可几乎完全伸展膝盖。

▶ 踏板大，踏板皮带宽松使踩踏板时脚可以轻微移动。

▶ 膝、踝周围有足够的空间。

▶ 车把可以满足良好体态和手臂位置舒适。

（五）使用其他运动器材

如果您上下健身单车有困难，或者居住的地方没有地方放自行车，可以尝试康复机。康复机是一种带有脚踏板的小设备，可以固定在床脚，或放在椅子前的地板上。想获取康复机，可以咨询治疗师或医生，或者询问有运动器材的药店。

康复机可以满足您通过踏板进行运动。可以设定康复机阻力，通过调整腿的伸展长度和膝盖弯曲程度，达到不同程度的锻炼目的。对于有平衡问题、虚弱或瘫痪者来说，康复机是一个很好的替代健身单车的选择。其他慢性疾病（如肺病）患者，可能也会发现康复机是开始运动计划的一种愉快的方式。

臂曲柄或臂力计是一种锻炼手臂的自行车。对于不能使用腿部进行主动运动者，可以通过使用臂曲柄来提升心血管功能和上肢力量。与有经验的治疗师或指导员密切合作来制定运动计划是很重要的，因为与使用腿部更大的肌肉相比，只使用手臂进行耐力运动需要不同强度的监测。由于可能会感到呼吸急促，许多肺部疾病患者可能会发现手臂运动不如腿部运动愉快。

还有很多其他类型的运动器材，包括跑步机、划船机、越野滑雪机、迷你蹦床、爬楼梯机和椭圆机等。大多数健身房和娱乐中心都配有这些设备，有商用和家用两种型号。

如果您正在考虑开始使用运动器材，要先明确想要达到什么目标。如果想改善心血管功能和提高耐力，选择能帮助您一次尽可能多地活动身体的设备。动作应该有节奏、重复、平稳，设备应该舒适、安全、对关节没有压力。如果您想购买一个新设备，在购买前最好试用一两个星期。

（六）当地健身课程

当地健身房、老年活动中心或娱乐中心的健身课程既有趣又安全，也可以通过舞蹈课进行有氧运动，如桑巴舞或爵士舞。一些传统的舞蹈如萨尔萨舞、交际舞和广场舞也是很好的有氧运动。太极拳、气功和一些武术课程也很受欢迎，对提高耐力、力量、平衡和放松都有帮助。瑜伽有助于柔韧性、力量、平衡和放松，但大多数情况下，瑜伽课程不是有氧运动。第八章"运动让您感觉更好"将介绍更多太极和瑜伽的知识。

进入一个新的课程时，首先要向教练自我介绍，让他们知道您是谁，需要做哪些运动方面的提升。如果您不认识课程班里的其他人，试着去认识他们，开诚布公地解释为什么您做事情的方式会有所不同。这样您会感觉更舒服，会发现别人也有特殊的需求。让教练告诉您如何改进运动程序以更适合您，是否放慢速度、减少手臂练习、休息一下或缩短运动时间。

想要与众不同，必须要有勇气、坚定和幽默感。您能为自己做的最重要的事情是选择一个鼓励所有人按自己节奏运动的教练，以及一个大家都很友好、很开心的班级。旁听课程，与教练交谈，并在签订合同和付费前至少试听一节课。

开始运动课程前，请考虑以下建议。

▶ 穿舒适、合脚的防滑鞋。

▶ 保护膝盖。保持膝盖放松（健美操教练会建议膝盖稍微弯曲）。

▶ 不要过度拉伸。热身运动和放松运动都包括伸展和强化运动。记住，要在舒适范围内进行伸展运动。保持姿势，不要晃动。如果需要，向教练咨询替代运动。

▶ 交替运动类型。许多运动场所有各种各样的运动机会：配有心血管器械的设备室、游泳池和有氧运动工作室。如果一个小时的有氧运动课程对您来说有难度，看看是否可以加入这个课程进行热身和放松，在有氧运动的部分使用健身单车或跑步机。许多人发现，这样的常规运动既能给他们带来个性化运动计划的好处，也能享受到集体运动的社交乐趣。

▶ 有很多很好的运动视频、DVD 和录像带可以在家使用。视频中的运动强度各不相同，从非常温和的椅子运动到非常剧烈的有氧运动。查阅视频，并向医生、治疗师或运动专业人员寻求建议。

七、自测耐力：评估自己的进展

对一些人来说，感觉精力更充沛、更健康就足以表明耐力运动取得了进展。其他人可能需要一个量化的证据，来表明运动计划有效。衡量进展，可以使用本节中描述的一种或两种耐力测试方法,选择最适合自己的就行。在开始运动前记录自己的情况,运动 2 ~ 4 周后,重复测试,并检查改善情况。向医生或健身教练咨询,为自己设定一个合理和安全的目标。

▶ **按距离测量。**对于步行和骑自行车,记录在设定时间内走了多远。例如,看看您在 5 分钟或 10 分钟内走了多远。通过数走过了多少个街区来测量距离,或用计步器记录步数。如果选择游泳,测量游泳池的长度。您的目标是用更少的时间走更长的距离,或毫不费力地完成相同的距离。

▶ **按时间测量。**通过步行、骑车、游泳或在水中行走,测量一个给定的距离,估计一下您认为自己能在 3 ~ 5 分钟内走多远。可以选择几个街区、实际距离或游泳池长度,开始计时,并以适当的速度运动。到达终点时,记录完成全程所花的时间和主观体力感(范围 1 ~ 10 分)。您的目标是用更少的时间完成这个距离,或毫不费力地完成相同的距离。

八、社区中的锻炼机会

许多经常运动的人至少和另外一个人一起运动。两个或更多的人可以互相激励,整个班级可以成为一个朋友圈。然而,单独运动会给您最大的自由。您可能会觉得没有适合的课程,或者没有一个朋友陪着您。如果是,可参考本章和第八章"运动让您感觉更好"中的建议,制定您自己的计划。随着进步,您发现这些感觉会改变。

大多数社区都提供各种各样的运动课程,包括针对 50 岁以上人群的特殊项目、适应性运动、购物中心散步、健身步道、太极拳和瑜伽。以下是寻找课程的好地方。

▶ 查询当地的社区和老年活动中心、公园和娱乐项目、成人教育课程、针对特定健康状况(如关节炎、糖尿病、癌症、心脏病)的组织以及社区大学。这些项目内容和运动工作人员的培训都有很大不同。课程的费用通常都不贵,而且工作人员会尽量满足您的需求。

▶ 研究表明有几种运动项目对老年人、关节炎患者和其他特殊健康状况患者有帮助。获取这些运动项目,请访问循证基础领导力合作组织的网站 www.eblcprograms.org/evidence-based/map of programs/。

▶ 公共卫生机构经常赞助适合各种年龄和需求的课程。

▶ 医院通常为心脏病或肺部疾病患者开设有医护人员参与的课程(心脏或肺康复课程)。这些课程往往比其他社区课程贵,但可能有医疗监督。

▶ 健康和健身俱乐部通常提供有氧运动或有氧健身课程、负重运动、心血管设备,有时还提供温水游泳池,通常会收取会员费。

找到适合您的课程

当您探索社区项目时,咨询以下事情。

▶ **为初学者设计的中、低强度运动课程。**在注册和付款之前,应观察课程并参与至少一节课。

▶ **合格的指导老师有指导与您运动能力相似者的经验。**知识渊博和经验丰富的指导老师更有可能了解特殊需求,并愿意且能够与您一起运动。

▶ **会员政策允许您按课程或短系列课程付费,或允许您在无法参与时暂停会员资格。**一些健身机构根据您使用的健身服务的数量提供不同的价格。

▶ **易于到达、停车和进入的设施。**停车场、更衣间和运动场所应方便、安全,并配备专业人员。

▶ **友好、容易交流的员工和成员。**

▶ **具备紧急情况管理方案,配备经过心肺复苏和急救认证的指导员。**

九、运动中可能遇到的问题和解决方案

表7-2列出了运动过程中可能出现的一些问题和可能的解决方案。注意有些问题很严重,在出现这类问题时应该停止运动,寻求帮助,并在继续运动之前咨询专业人员。

表7-2　运动中遇到的问题和建议

问题	建议
心律不齐或心跳过速;胸部、下颚、手臂或颈部疼痛、紧绷或受压	停止运动,马上寻求帮助 联系医生,在医生确认您没有健康问题之前不要运动
运动结束后仍持续呼吸急促	立刻联系医生,在医生确认您没有健康问题之前不要运动
轻度头痛、炫目、晕厥、出冷汗或意识模糊	仰卧,或者坐下来,头放在两膝之间 立即就医,在医生确认您没有健康问题之前不要运动
运动后过度疲劳,特别是持续到次日	下次少做些运动,如果持续感到疲劳,请咨询医生

★★★

本章为身体活动和耐力运动相关内容。第八章"运动让您感觉更好"将阐述姿势、柔韧性、力量和平衡,讨论可以选择的运动,以满足您的需求,并提供更多关于社区课程的信息,如太极拳和瑜伽。此外,第八章还介绍了一个完整的轻松运动计划(MEP)。MEP 是一套综合且温和的锻炼全身各部位的运动,可用于检查锻炼成效。

(吉宁)

运动让您感觉更好

如果患有慢性疼痛,在日常生活和活动中,您通常会采用不同的身体姿态,以缓解疼痛。您可能变得不爱动,运动也没那么多。如果您觉察到了这些变化,这是个良好的开端。有句老话"用进废退",如果不经常活动身体,比如肌肉和关节的锻炼,人就会失去耐力、力量和灵活性。如果您患慢性疼痛,变得不那么爱动,日常活动受限,则可能变得抑郁或焦虑,倍感压力,疼痛加剧。当这种情况发生时,进行活动会变得更加困难和痛苦。

第七章"锻炼和身体活动"介绍了不同类型的运动,讨论了患慢性疼痛时保持身体活动的重要性,以及如何在一天中安排至少30分钟耐力运动和身体活动。本章包含具体的运动、运动计划及相关插图,您可以放心地做这些运动,会让您感觉更舒适和放松,并改善体态、灵活性、平衡和力量。当上述这些能力得到提高时,日常生活就会更容易、舒适和安全,活动起来会更轻松、疼痛减少,您会更健康、更有成就感、情绪饱满。

一、如何使用本章内容

本章包括四个部分。第一部分是健身,该部分介绍了四组具体的运动,以满足身体不同部位的特定需求,可以帮助塑造良好的姿态、改善平衡、强健肢体。您可以在家里按照本书的插图和说明做这些运动。第二部分是社区项目,提供了关于太极拳、瑜伽和水上运动的各种课程和项目的信息和技巧,您可以在社区或网上找到这些课程和项目。第三部分是轻松运动计划(MEP),这部分提供了26个舒缓运动的完整指导,是一个改善灵活性和令人放松的运动计划。MEP有运动插图可以帮助您练习。第四部分是进度自查,介绍了一些检查运动进度的方法。

运动的第一步是决定您想做什么、能做什么。您是想减少压力、增加灵活性、改善平衡能力还是想增肌?本章的每一部分都提供了多种选择,您可以选择其中一种方式开始运动,可以增加或减少某项运动,或将不同的运动进行组合以满足您的需求。

例如,您可以选择每天早上做平衡运动,下午做MEP。或者一周做3天姿态练习、2次MEP,周末参加瑜伽课。在您的耐力常规锻炼中加入本章的一些运动,可以制定出一个全面的健身计划,并尝试该计划,看看感觉如何,使其更适合您自己。

二、健身运动

本部分包含四组运动。

▶ **体态运动**（VIP）。七种锻炼背部和躯干的运动，提醒您保持良好的体态。

▶ **腿部运动**（SL）。五种加强腿部力量的运动。

▶ **平衡运动**（BB）。七种提高站立、行走平衡的运动。

▶ **手脚运动**（HF）。六种有助于改善僵硬或虚弱的手腕、手部、脚踝和脚部的运动。

一般性的运动建议

如果疼痛、肌肉无力或关节紧张让您活动受限，只需在自己能力范围内尽可能地做这些运动。要点是朝着标准动作的方向努力，不必苛求完美地完成该动作。坚持运动一段时间后，您可能会发现可以完成该动作了，并且做运动的幅度也逐渐增加。您也可以按照适合自己的方式去做这些运动。

开始运动时，请记住以下几点。

▶ 循序渐进，不要用力过猛。

▶ 保持良好的姿态。挺直身体，目视前方，想象身体向天花板纵向拉伸。

▶ 如果身体开始感到疼痛，就停下来。伸展运动应该让您感觉良好，而不是疼痛。

▶ 任何运动开始时重复次数不要超过 5 次。当您找到合适自己的运动后，逐渐增加运动次数。

▶ 注意身体左右两侧的平衡，身体左右两侧的运动次数应相同。

▶ 自由呼吸。可以在运动时大声数数，不要屏住呼吸。

（一）体态运动（VIP）

正如第六章"调整节奏　享受轻松和安全的生活"中所介绍的，良好的运动始于良好的姿态。日常运动中良好的身体功能和姿势可以帮您控制疼痛。如果您有颈部或背部疼痛，或者不确定这些运动是否适合您，在开始前咨询医生、理疗师或其他医疗保健人员。

1. 收下巴

这项运动可以缓解下巴、颈部和上背部的紧张或疼痛，帮助您学习并保持良好的体态。您可以在开车、坐在书桌前、缝纫、阅读或运动时进行。只需坐直或站直，轻轻将下巴向后滑动。当您的下巴向后移动时，保持向前看（图 8-1）。您会感觉到后颈变长变直。为了帮助您正确地做该动作，把手指放在您的鼻子上，然后把头直着向后拉离手指（不要担心有一点点双下巴，挺直脖子会让您看起来更好）。

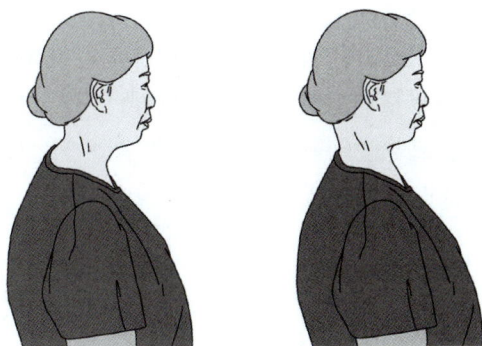

图 8-1　收下巴

正确收下巴姿势的提示

▶ 耳部齐肩,而非超过。

▶ 头部在躯体和颈部之上持平,而非探出。

▶ 颈后垂直,直上直下,不要前倾。

▶ 有一点双下巴。

2. 早安伸展

可以坐着或站着做这项运动。开始时,双手微微握拳,手掌向下,手腕交叉。吸气,伸展双臂向天空,同时伸展手指。呼气,同时伸展双臂并放松(图 8-2)。

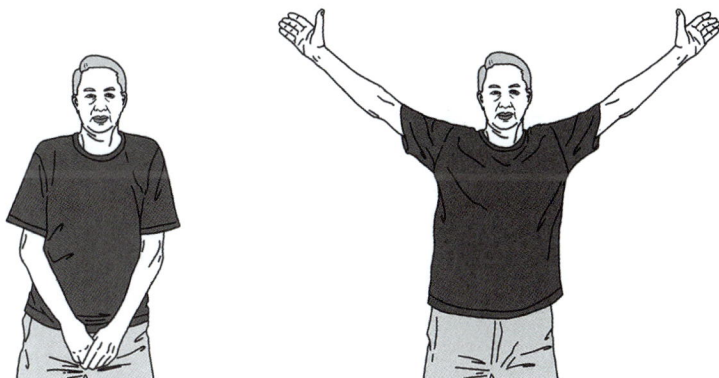

图 8-2　早安伸展

3. 对挤肩胛骨

这是一项加强后背中部、上部并拉伸胸部的运动。坐着或站着,收下巴,肩膀放松。双臂打开伸向两侧,肘部弯曲。尽量向后移动手肘,将肩胛骨挤压在一起。保持一段时间,然后慢慢地向前移动手臂,让肘部触碰到一起,指尖朝上(图8-3)。如果该姿势不舒服,当您前后移动手肘时,放低手臂或者把手放在肩上休息。

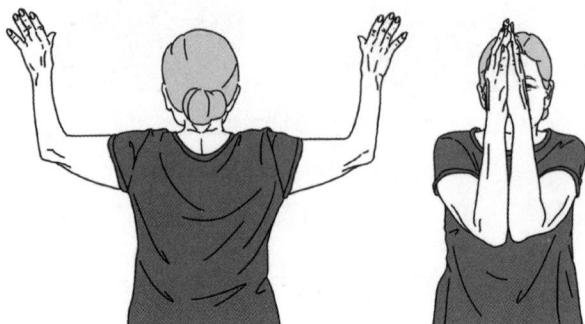

图 8-3　对挤肩胛骨

4. 卷曲和拱背

该运动可改善整背部柔韧性,缓解紧张,平静心绪。刚开始时动作幅度要小,不要拉伸后背下部。在有直背的椅子上或凳子上稍微前倾坐。取坐姿,头部挺直在肩部正上方,肩部在臀部正上方,双脚平放在地板上。慢慢呼气,向前伸展。腹部向脊柱靠拢,下背部向椅背靠拢。后背和肩膀转圈,头向前,下巴向胸部靠拢,拱起后背。保持不动。吸气,胸部向前、向上,同时肩膀向上、向后。抬头并缓缓上看,保持舒适的情况下尽量向上看(图8-4)。用自己的节奏重复动作几次。

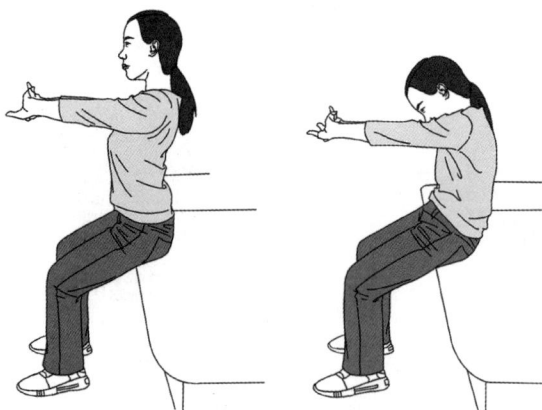

图 8-4　卷曲和拱背

5. 骨盆倾斜运动

骨盆倾斜运动是一项很好的腰部运动,可以帮助缓解腰部疼痛。平躺,膝盖弯曲,双脚平放。把双手放在腹部,收紧腹部肌肉和臀部,使背部的小部分紧贴地板(图 8-5)。向前翘起尾骨,向后收紧腹部。想象把肚子收紧,穿上一条紧身裤,并把拉链拉上的感觉,保持5 ~ 10 秒。放松。稍微拱一下后背。放松并重复。别忘了呼吸!大声数秒。一旦您掌握了躺着做骨盆倾斜运动,就可以练习坐着、站立和行走中做同样的运动。

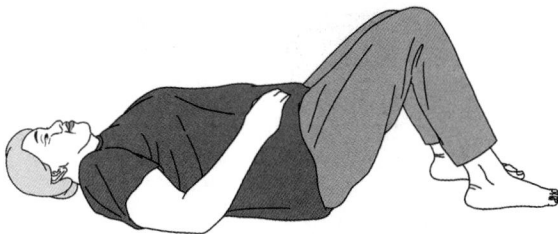

图 8-5 骨盆倾斜运动

6. 背部拉伸运动

该运动包含两步,可改善脊柱和躯干的灵活性。如您有中度、重度的腰部疼痛,请不要做该动作,除非您有医生开具的运动处方。

第一步:俯卧,用前臂支撑挺起。保持背部放松,腹部和臀部向下。如果这让您很舒服,伸直手肘,抬高您的胸部。保持舒适的情况下,尽可能地拱起背部。自然呼吸,放松至少 10 秒。

第二步:俯卧,双臂放在身体两侧或头顶。抬起头、肩膀和手臂,不要向上看,保持双下巴的姿势,向下看。保持该姿势,大声数到 10。放松,回到全身俯卧姿势,再将腿抬离地面,保持该姿势,大声数到 10(图 8-6)。交替进行。注意,同时抬起身体的两端是一项相当剧烈的运动,不适用于背部疼痛者。

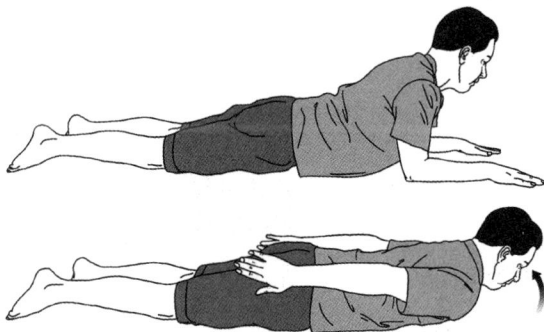

图 8-6 背部拉伸运动

7. 肌腱拉伸

肌腱拉伸可增加下肢向后的灵活性和臀部的力量,从而更好地保持姿势。用柜台做支撑,抬腿向后向上,膝盖伸直,站直不要向前倾(图 8-7)。您可能会感到臀部前面有些拉伸。另一条腿重复该动作。

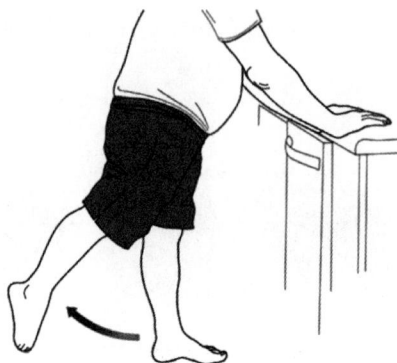

图 8-7 肌腱拉伸

(二)腿部运动(SL)

强壮的臀部、腿部和膝盖对自如地行走和站立很重要。以下运动可以增强腿部力量,有助于安全地进行身体活动。

1. 提腿运动

该运动能加强弯曲髋关节和伸直膝盖肌肉的力量。仰卧,膝盖弯曲,双脚平放。一条腿伸直。收紧大腿上表面的肌肉,尽量伸直膝盖。保持膝盖伸直,将腿抬离地面,不要拱背。如果您开始拱背,则放低腿,直到您能保持背部平坦。保持抬腿,大声数到 10,自由呼吸(图 8-8)。放松。用另一条腿重复该动作。

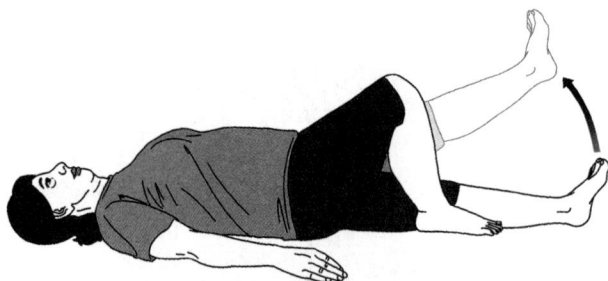

图 8-8 提腿运动

2. 膝部强化

坐在椅子上,绷紧大腿表面的肌肉,使膝盖伸直。把手放在大腿上,感受肌肉的运动。如果您愿意,可以把脚举在空中,用脚趾做画圆圈运动(图8-9)。当膝盖力量增强时,看看您是否能把腿伸出30秒。大声数数,不要屏气。用另一条腿重复该动作。

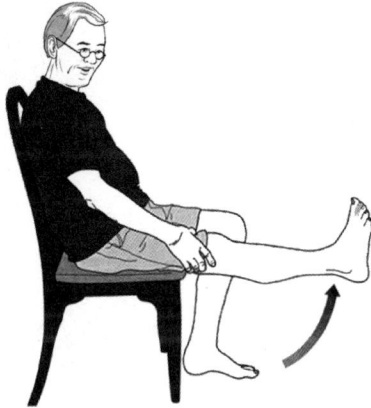

图 8-9　膝部强化

3. 膝部赋力

该运动可以加强弯曲和伸直膝盖的肌肉。坐在椅子上,双腿交叉至脚踝处。腿可以保持几乎伸直,也可以任意弯曲膝盖。尝试几个姿势。后腿向前推,前腿向后推。双腿用力均等,保持腿不动。坚持,并大声数到10(图8-10)。放松。交换腿的位置。保持正常呼吸。重复。

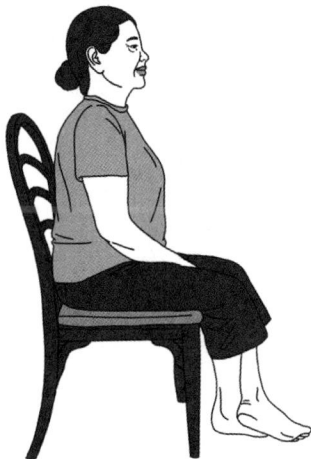

图 8-10　膝部赋力

4. 坐立运动

该运动可以帮助您在不用手臂的情况下站起来。坐在有扶手和坚固座位的直背椅子的前部,膝盖弯曲,脚平放于地板上,脚尖后于膝盖。身体略前倾,然后站起来(图 8-11)。练习从坐到站的姿势,尽量少用胳膊,一开始您可能需要用手臂向上推。站立 5 次,休息一会儿,再做 5 次。当您的臀部和腿部变得更强壮时,即使没有手臂帮助也能站起来。

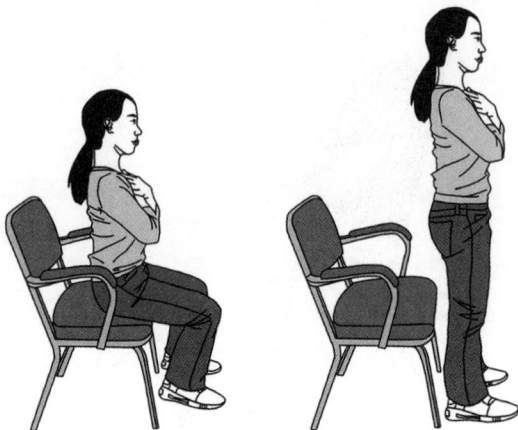

图 8-11 坐立运动

5. 起步

一条腿站在另一条腿前面,脚跟着地,就像要用前脚迈出一步一样。绷紧大腿前部的肌肉,使膝盖固定并伸直(图 8-12)。坚持,数到 10,放松。另一条腿重复该动作。在您站起来迈出第一步前,也可做该运动。该动作可以激活膝盖,做好承重的准备,让您的第一步走得更自如。

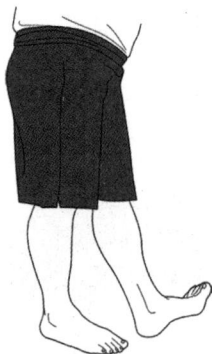

图 8-12 起步

（三）平衡运动（BB）

本部分内容可以让您以一种安全和渐进的方式进行平衡运动。把运动按难度排序，从最基础的运动开始，随着力量和平衡能力的提高，逐步进行难度更高的运动。如果您觉得自己的平衡能力特别差，可以和身边的人一起运动，他们可以帮助您。如有必要，运动时可以扶着桌柜或稳固的椅子。平衡改善的迹象包括能够保持一个姿势更长时间或不需要额外的支撑，能够闭着眼睛做运动或保持该姿势。

1. 平衡起首式

站立，双脚舒适地分开。双手叉腰，头部和身体尽量向左转，然后向右转（图 8-13）。重复 5 ~ 10 次。为增加难度，也可闭着眼睛做该动作。

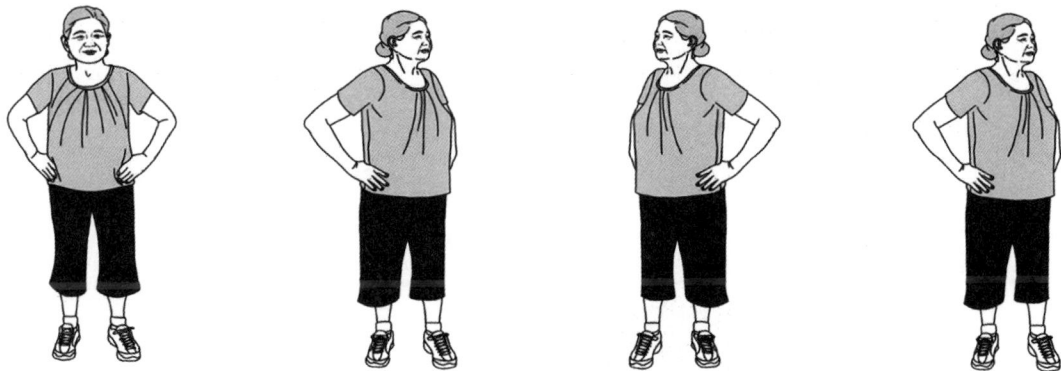

图 8-13　平衡起首式

2. 摇摆和踏步

双手放在桌柜或稳固的椅子靠背上作支撑，重复以下步骤 5 ~ 10 次。

（1）踮起脚跟向后摇摆，然后踮起脚尖。重复做 10 次，慢慢做。

（2）原地踏步 5 ~ 10 步，先睁着眼睛做，然后闭着眼睛做（图 8-14）。

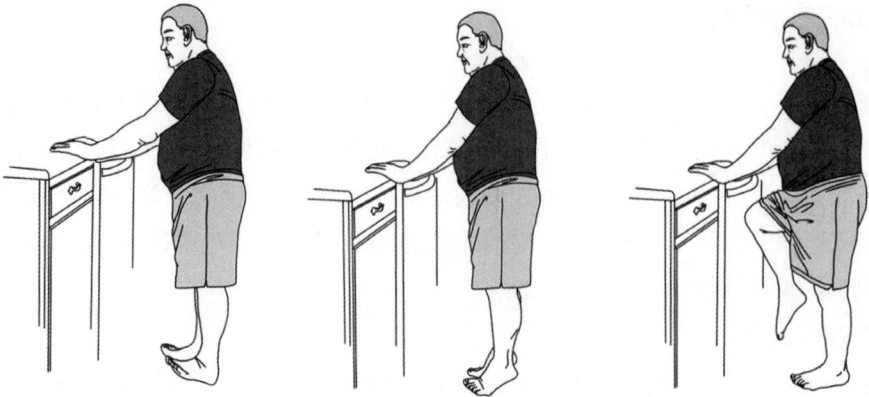

图 8-14　摇摆和踏步

3. 走直线

在靠近桌柜或有扶手的走廊(需要时可以获得支撑)找一个地方走几步路。前脚脚跟沿着后脚脚趾行走(也称为串联行走)(图 8-15)。一开始您可能会低头看脚,但经过一段时间的练习,就能直视前方了。

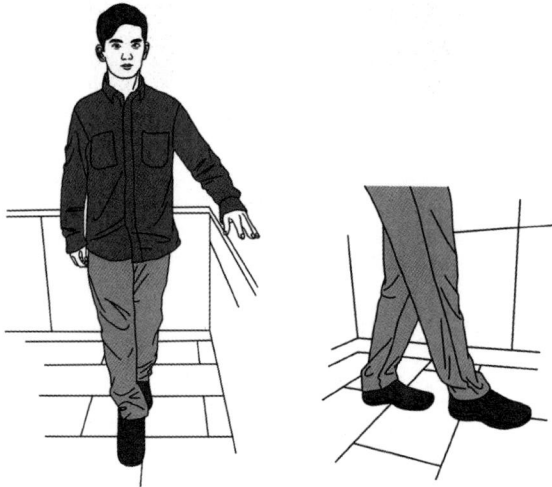

图 8-15　走直线

4. 支撑面

做该运动时,需要有人在身边辅助您,或者您站在靠近桌柜的地方。该运动的目的是,通过从一个较大的支撑面过渡到一个较小的支撑面,帮助提高平衡力。重复下列步骤,每姿势尝试保持 10 秒。您睁着眼睛可以完成该动作后,可以闭着眼睛来练习。

(1)双脚并拢站立。

（2）一只脚在前，一只脚在后。

（3）串联式站立（图 8-16）。

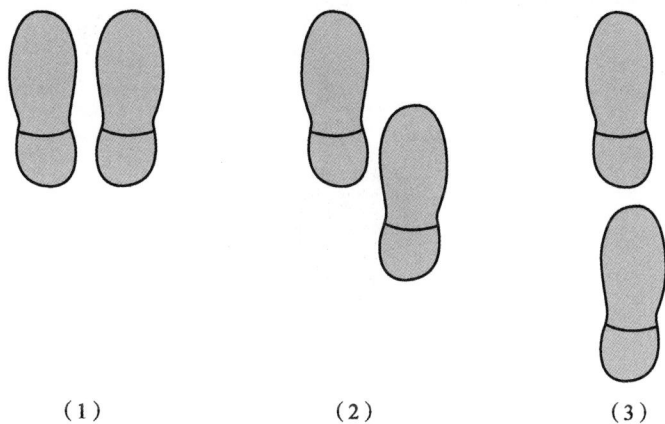

（1）　　　　　　（2）　　　　　　（3）

图 8-16　支撑面

5. 脚趾行走

　　脚趾行走运动可以增加脚踝的力量，帮您练习在一个小支撑面上行走时保持平衡。靠近桌柜以获得支撑。用脚趾站立，沿着桌柜走动（图 8-17）。一旦适应了睁着眼睛不需要支撑地用脚趾行走，试着闭上眼睛走。注意要靠近支撑物。

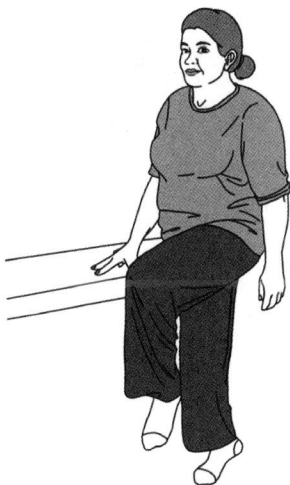

图 8-17　脚趾行走

6. 脚跟行走

脚跟行走可增加小腿的力量,也可以帮您练习在一个小的支撑面上行走。靠近桌柜以获得支撑。抬起脚趾和前脚掌,沿着桌柜走动(图 8-18)。当适应了睁着眼睛不需要支撑地用脚跟行走时,试着闭上眼睛走。注意要靠近支撑物。

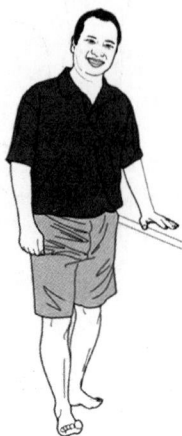

图 8-18　脚跟行走

7. 单脚站立

抓住一个桌柜或椅子,把一只脚完全抬离地面。一旦保持平衡,从桌柜或椅子上抬起手。目标是保持该姿势 10 秒(图 8-19)。一旦您可以坚持做 10 秒,闭上眼睛练习。另一条腿重复该动作。注意要靠近支撑物。

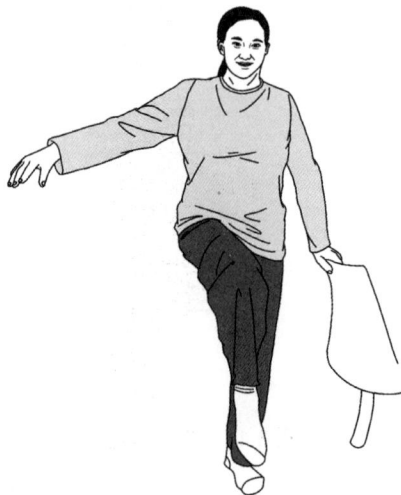

图 8-19　单脚站立

(四)手脚运动(HF)

手脚无力或僵硬可能是痛苦和沮丧的根源。强健的手腕和双手让您做事情都更容易,脚踝和脚趾对自如地移动和站立很重要。这些运动可以提高灵活性和力量,并可能帮助您自我管理疼痛。

1. 拇指运动

手腕伸直,用大拇指轻触每一个指尖,形成字母 O,直到拇指触碰到每一个手指。形成 O 形后,伸直并展开手指(图 8-20)。如需要,用另一只手帮忙。使用另一只手重复上述动作。把前臂放在桌子上可能会更容易。

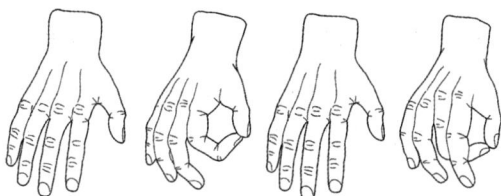

图 8-20　拇指运动

2. 手腕向下拉伸

开始时双臂放在身体两侧,肘部伸直,手掌朝下,面向地板;手握拳,手腕弯曲,降低指关节,直到感到前臂或肘部的拉伸(图 8-21)。坚持 5 秒,重复几次。

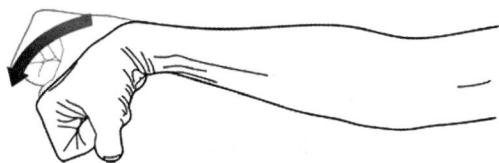

图 8-21　手腕向下拉伸

3. 手腕向上拉伸

开始时,右手臂向前伸出,肘部伸直,掌心朝外,手掌远离身体,将左手放在右手掌心上;轻轻地将右手掌向后伸展,直到感觉到前臂下方靠近肘部的部分被拉伸(图 8-22)。坚持 5 秒,重复几次。换另一侧手和手臂重复。

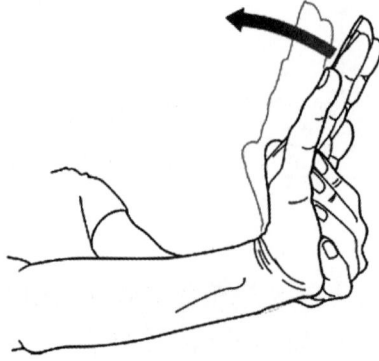

图 8-22　手腕向上拉伸

4. 抓毛巾

坐在结实的椅子上,光脚,在椅子前铺一条毛巾。将一只脚放在毛巾上,脚跟靠近离您最近的毛巾边缘。保持脚跟着地,然后反复地弯曲、伸直脚趾,用脚趾拉毛巾,多做几次(图8-23)。当您可以做到脚趾拉毛巾,再用脚趾把毛巾推展出去。换另一只脚重复该运动。

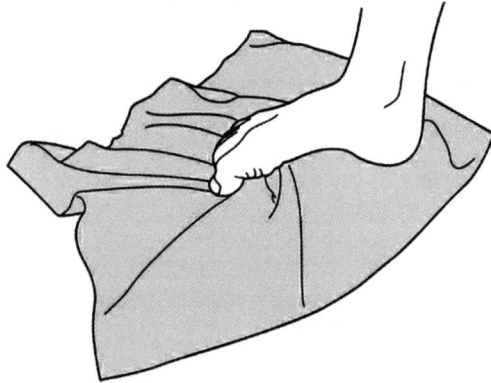

图 8-23　抓毛巾

5. 捡弹珠

在两脚之间的地板上放几个弹珠。每次用一只脚做该运动。用一只脚,保持脚跟着地,脚趾转向弹珠。用脚趾捡起一个弹珠,然后旋转脚,让弹珠离捡起的地方尽可能远,放下弹珠(图 8-24)。重复该动作,直到所有的弹珠都被移走。然后反方向做该运动,把所有的弹珠重新放回起始位置。用另一只脚重复整个运动。如果捡起弹珠有困难,试试其他东西,如骰子、纸团。

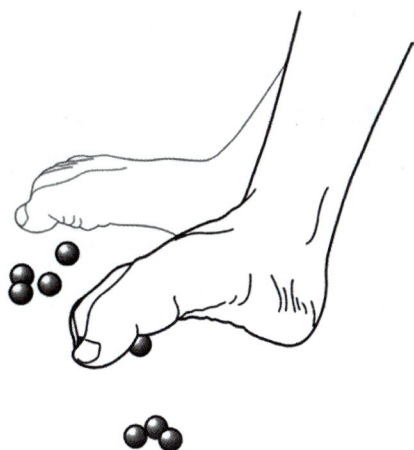

图 8-24　捡弹珠

6. 滚足

把擀面杖或圆棒放在足弓下,前后滚动(图 8-25)。这种感觉很好,可拉伸足弓处的韧带。用另一只脚重复做该动作。

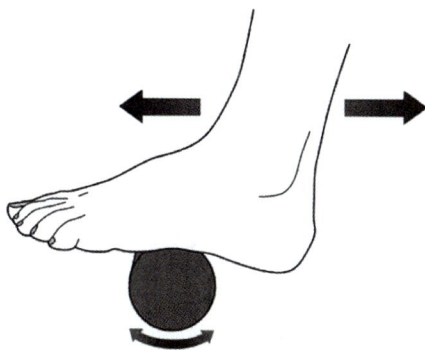

图 8-25　滚足

三、社区项目:水中运动、太极和瑜伽

在水中运动是另一种温和的运动方式,能使您更活跃,且增加活动计划的多样性。水的浮力可减轻背部、臀部、膝盖和脚等疼痛部位的压力。浅水运动是提高灵活性、力量和耐力的好方法。参加水上运动课程,不需要您必须会游泳。

一般来讲,无论在陆地上还是水中,慢性疼痛患者都应避免慢跑和跳跃。一定要告知水中运动教练您有慢性疼痛,如有必要,他们可以为您完善运动。如果您会游泳,会知道有些泳姿可以缓解疼痛，而某些泳姿可能会加重疼痛问题。一定要咨询专业人员，以确保选择合适的运动。可以在第七章阅读更多关于水中运动的内容。

太极拳和瑜伽都是很好的身心锻炼方式。两者都将力量和柔韧性运动与放松结合起来，旨在减少压力和紧张。太极拳适合许多慢性疼痛患者，其动作温和、缓慢、放松，可以安全地增加灵活性，增强力量，改善平衡。事实上，太极拳通常被称为"移动冥想"。太极拳对年轻人和老年人都有好处，对那些没有慢性疾病者，以及有慢性健康问题和慢性疼痛者都有益处。研究发现，太极拳和东方传统运动（例如气功）对纤维肌痛和骨关节炎患者的疼痛管理、整体健康以及幸福感提升都有益。

瑜伽结合了身体姿势、呼吸技巧和放松。研究发现，腰痛者练习一套适合的瑜伽姿势后，行走和移动能力都有所提高，疼痛也有所减轻。其他研究发现，瑜伽有助于缓解焦虑和抑郁，降低血压，改善平衡，减少老年人摔倒概率。

瑜伽运动有很多种，有些要求更高、难度更大。如果您对瑜伽感兴趣，了解一下所在社区的瑜伽课程。联系教练，看看他们是否了解慢性疼痛，以及如何根据您的需要调整瑜伽姿势。

再次强调，在开始一项新的运动或锻炼计划之前，一定要与医生或治疗师沟通，将任何您用来控制慢性疼痛和管理整体健康的补充或替代方法告诉他们，这将最大限度地确保运动安全。

四、轻松运动计划（MEP）

轻松运动计划（MEP）将帮助您提高和保持灵活性。灵活性指肌肉和关节在全方位运动中自如运动的能力。举个例子，看看您的手腕，用手腕顺时针和逆时针转一个圈，向后伸展手腕，向前弯曲手腕。前臂向前伸直，用手腕带动手掌左右摆动，这些动作可让手腕保持灵活。关节活动度练习轻柔地伸展关节肌肉，使其保持灵活性。

疼痛发生时，肌肉会不自主地紧张，导致活动受限、关节变得僵硬、身体灵活性降低，关节的活动范围减小。这是一个恶性循环，灵活性越低，活动就越少；活动减少，肌纤维就会变短，肌肉无力，这些将进一步导致灵活性降低，疼痛加剧。

MEP 中教授了一些柔韧性运动，有助于放松紧绷的肌肉和关节、减少僵硬、缓解晨起的不适感。这些运动都很温和，可以每天都做，即使在您感觉不是完美状态的时候也可以做。柔韧性运动可以唤醒身体帮助放松，从而改善姿势和呼吸。柔韧性运动能增加肌肉和关节的循环，是有氧运动前热身或运动后放松的好方法。

一旦您掌握了运动计划中的动作顺序，可以在日常运动中加入 MEP 作为有氧运动的热身或放松。您也可以单独做 MEP 来促进放松，缓解压力和紧张。

(一)轻松运动计划的注意事项和建议

MEP 是可以安全地提高灵活性的愉快途径,能轻柔地放松肌肉和关节,促进血液循环。MEP 可以锻炼到整个身体,而且不太费力。MEP 包含 26 个动作,完成整套运动时间不超过 15 分钟。柔韧性运动和温和的力量训练,结合更好的呼吸,以减少压力和紧张。该运动计划对几乎所有慢性疼痛患者都是安全的。当您在家里做 MEP 的时候,可以使用本部分的插图作为指导。下面的方框列出了进行 MEP 时要记住的重要提示。

开始 MEP 前,请阅读并遵循以下 8 项注意事项和建议。

1. MEP 项目包括温和的颈部和背部运动。如果您有颈部或背部疼痛,或者不确定这些运动是否适合您,在做运动之前,请咨询医生、理疗师或其他专业人员。

2. 如果 MEP 中有一些动作不适合您,那就不要去做,可修改这些动作(参见注意事项 7)或者只是想象您正在做这些动作。科学证据表明,想象移动身体的某个部位实际上会激活大脑的某个部位,并刺激与该部位相连的神经。

3. 在进行有氧耐力运动之前,采用 MEP 放松关节和肌肉。

4. 即使在您感觉不好的时候,也可以做 MEP,因为它不是一个费力的项目。但一定要调整动作,避免在您感觉状态不好的时候增加疼痛或压力。

5. 虽然长期目标应是能够在您的活动范围内进行 MEP 运动,但一定要避免过度紧张或强迫超出您的舒适水平。您的目标不是完美,而是达到一个灵活和健康的水平,让运动感觉良好!

6. 当从坐姿转变为站姿时,避免将腹部 / 腰部向后倾斜,这可能会扭伤下背部。

7. 如果您不能完成 MEP 的某个特定动作,可以适当调整。例如,如果无法站立,可以调整为坐着运动。

8. 要缓慢增加特定关节的活动范围,将关节活动到舒适的位置,停在那里并放松,然后再次活动关节,不要过度。

MEP 技巧

准备:

▶ 清除脑海中所有的担忧或不必要的想法,集中注意力。

▶ 注意呼吸,深呼吸,放松。

▶ 注意姿势。保持良好的姿势,挺直身体,目视前方,想象身体向天花板纵向拉伸。

时刻注意:

▶ 运动时注意您的关节。动作要轻柔,但要有目的,慢慢地活动,不要用力过猛。

▶ 运动时放松,特别注意您的肩膀。肩膀应是柔软的、放松的。

▶ 活动时保持呼吸。不要屏气。

▶ 不要强迫,在自己能力范围内做运动。

(二)MEP 分解动作

首先在有足够自由活动空间的地方放一把稳固的椅子,坐下并放松。花几分钟,安静下来。将注意力集中在呼吸上,运动开始前做几次深呼吸,放松地吸气和呼气。记住在整个运动过程中要自然呼吸,不要屏气。

1. 上举(MEP) 吸气,抬起手臂,尽可能地抬高,动作要特别柔和且缓慢。如果可以,将手臂举过肩膀。双手合十,沿着身体中心位置缓慢放下,置于胸前位置(图8-26)。重复一次,抬起手和手臂,双手合十,然后缓慢放下,最后手臂置于身体两侧。

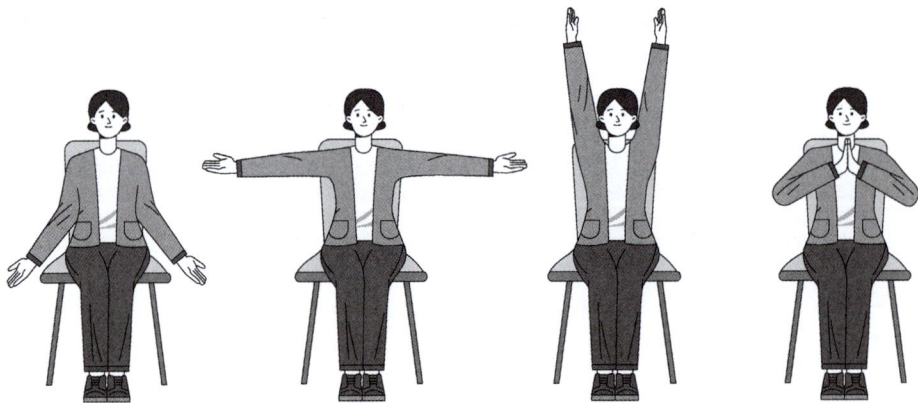

图 8-26 上举

2. 耳对肩(MEP) 将注意力放在头部而不是肩部,耳朵移向肩部,保持该姿势几秒钟,然后回正。另一边重复该动作,缓缓将耳朵移向肩膀,保持该姿势几秒钟,然后回正(图8-27)(注意:在 MEP 动作中,"回正"的意思是"回到初始位置")。

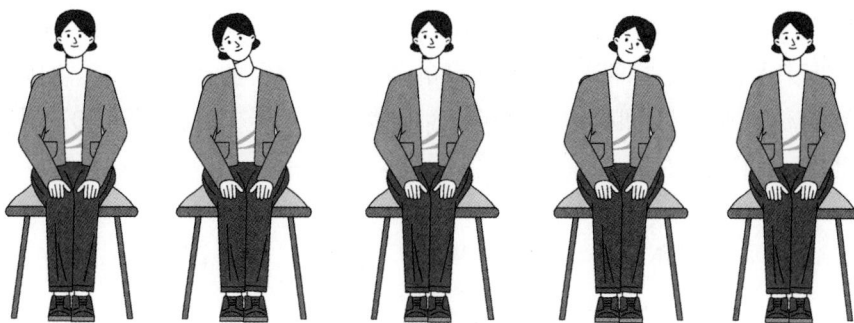

图 8-27　耳对肩

3. **侧看**（MEP）　缓缓转头,看向侧面。您可能会感到拉伸或紧张的释放。回正。换另一侧重复该动作,缓缓转头看向侧面,保持该姿势几秒钟,然后回正(图 8-28)。

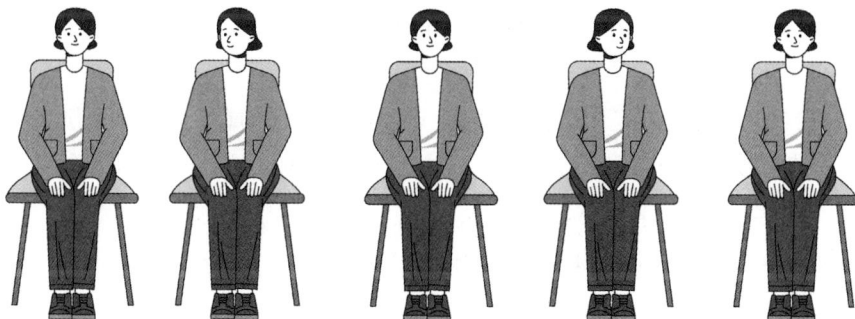

图 8-28　侧看

4. **低头**（MEP）　向胸部缓缓低头,保持下巴不动几秒钟,感觉颈部的拉伸感,然后回正(图 8-29)。

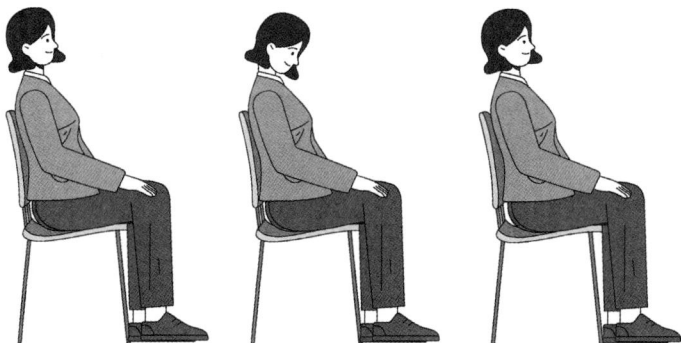

图 8-29　低头

5. **肩部画圈**（MEP） 将注意力放到肩部,用肩部向前缓缓地做画圆的动作,开始幅度不要太大,缓缓增加。记住,即使是最小幅度的动作也是有益的。调换方向,用肩部向后缓缓地做画圆的动作,慢慢增加幅度,会感到肩部从紧张逐渐松弛下来(图 8-30)。重复向前画圆、向后画圆的动作几次。

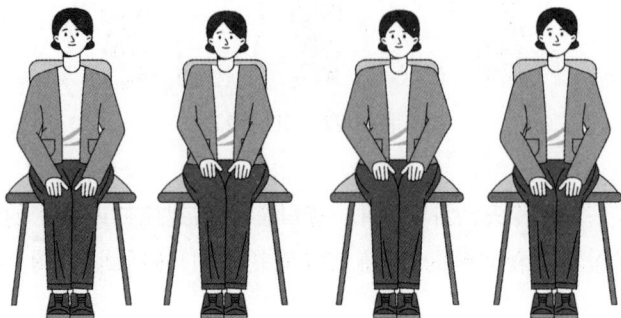

图 8-30 肩部画圈

6. **侧转**（MEP） 端坐,双手置于大腿上。然后将双手同时置于一侧大腿的外侧,转动腰腹部,同时带动头部、肩部和胸部转动,看向身体的同侧,保持该姿势几秒钟。回正(图8-31)。换另一侧重复该动作,将双手置于另一侧大腿的外侧,缓缓向另一侧转动头部、肩部和胸部,感受身体拉伸。回正。重复以上动作两次。

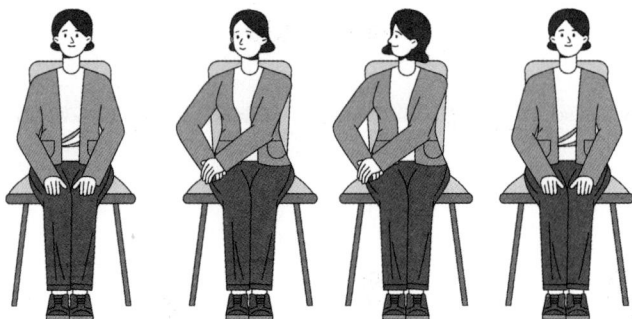

图 8-31 侧转

7. **舀水和倒水**（MEP） 端坐,双手置于双侧大腿上。然后将双臂从身后向前大幅度举起,就像从下面舀水一样。慢慢坐直,做类似从肩上向下倒水的动作(图 8-32)。双臂从臀部位置开始向前弯曲,保持背部挺直。尽最大的能力去做,以舒适但没有疼痛为度。重复该动作两次。

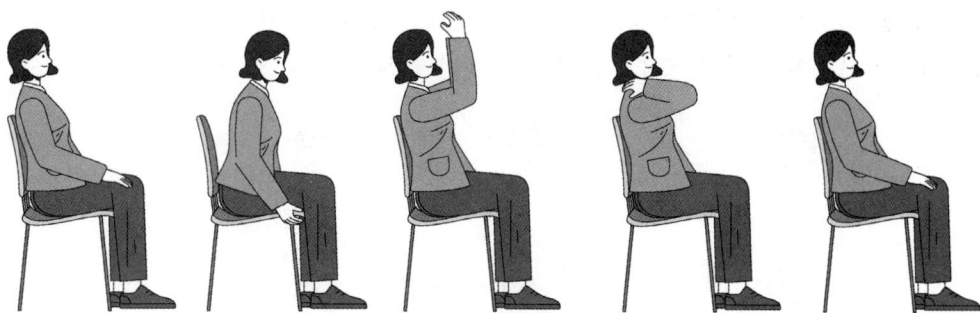

图 8-32　舀水和倒水

8. **站起**（MEP）　如果您能站起来,则用双手,前倾,让自己从椅子上起来(图 8-33)。将注意力集中在腿上部的大肌肉群上,然后站起来(注意:避免身体后倾,这样可能会拉伤下背部)。

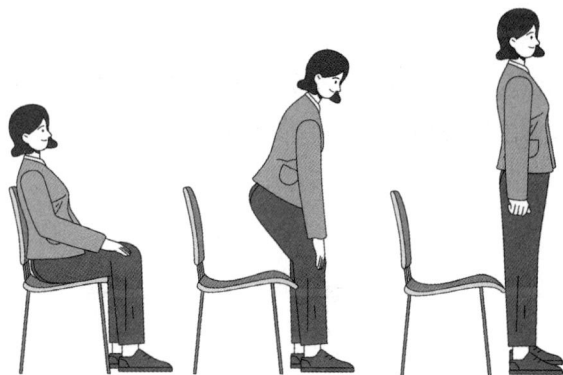

图 8-33　站起

9. **踢腿**（MEP）　站在椅子旁边,轻轻地抓住椅背保持平衡。向前伸展一条腿,就像移动您的脚穿过浅水池,来来回回,重复几次(图 8-34)。

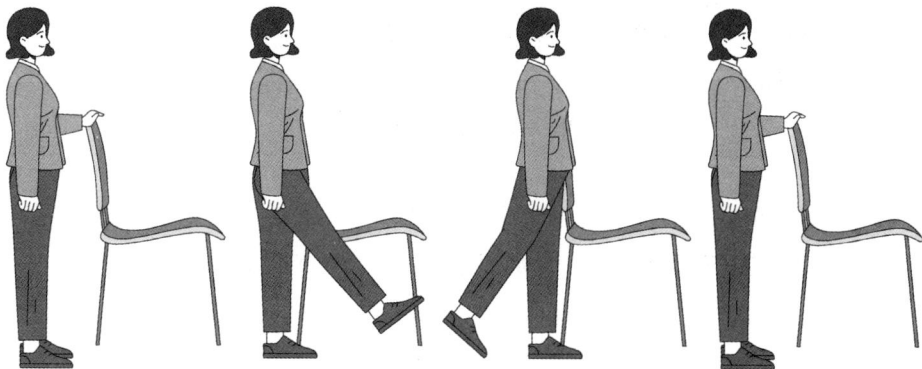

图 8-34　踢腿

10. **摆腿**（MEP） 继续站在椅子的一侧,轻轻地抓住椅背保持平衡,缓缓地将腿在您前面从一侧滑到另一侧,像在浅水池里移动一样,动作要温和、缓慢、轻松(图 8-35)。重复几次。

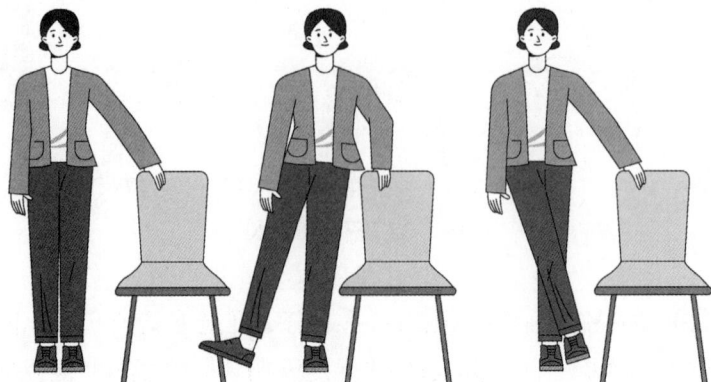

图 8-35 摆腿

11. **勾脚和绷脚**（MEP） 继续站在椅子的一侧。将一条腿向前伸,先向上勾脚,然后向下绷脚(图 8-36)。感受勾脚时小腿的紧张和向下绷脚时小腿的放松。重复该动作,向上向下,向上向下。

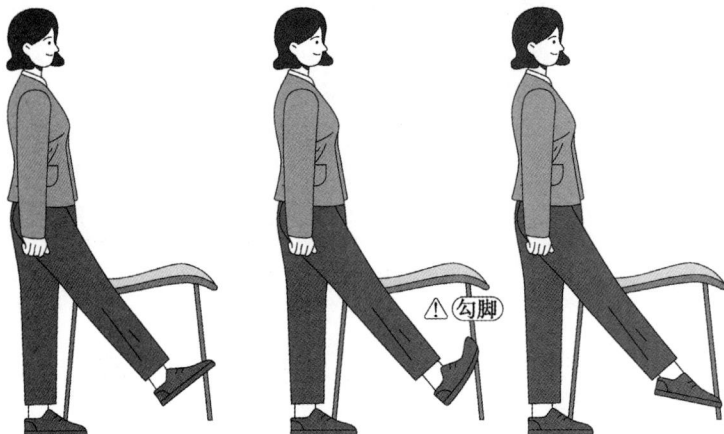

图 8-36 勾脚和绷脚

12. **踢腿**（另一侧）（MEP） 换到椅子的另一侧,轻轻地抓住椅子保持平衡,用另一条腿向前伸,如同在浅水池中移动脚一样(图 8-37)。来来回回,重复几次。

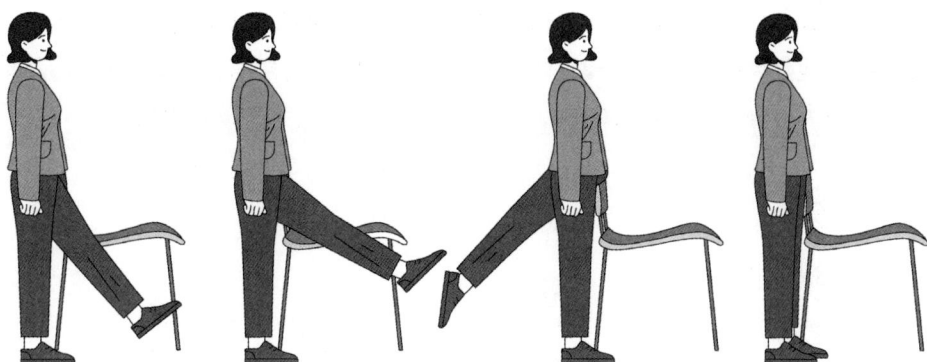

图 8-37 踢腿(另一侧)

13. **摆腿(另一侧)(MEP)** 继续站在椅子的同一侧,与上动作同一条腿,缓缓地将腿在您前面从一侧滑到另一侧,像在浅水池里移动一样,动作要温和、缓慢、轻松(图 8-38)。重复几次。

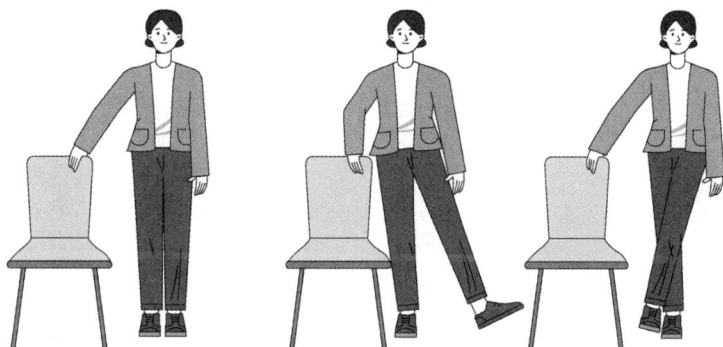

图 8-38 摆腿(另一侧)

14. **勾脚和绷脚(另一侧)(MEP)** 继续站在椅子的同一侧,将上一动作的同一条腿向前伸,先向上勾脚,然后向下绷脚(图 8-39)。感受勾脚时小腿的紧张和向下绷脚时小腿的放松。重复几次。

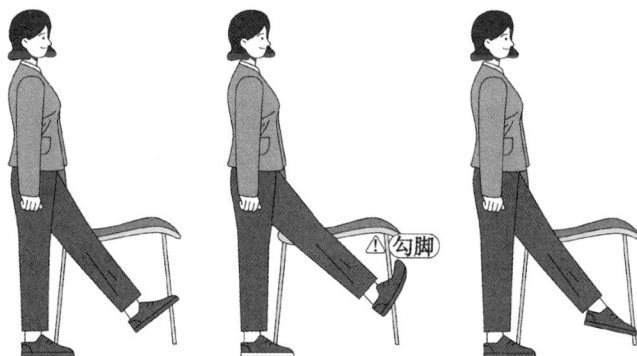

图 8-39 勾脚和绷脚(另一侧)

15. **坐起**（MEP） 回到椅子前面,这样就可以用腿上部的大肌肉来做坐起运动。身体微微前倾,慢慢地坐到椅子上,坐下时注意重心落在脚跟上。然后,身体微微前倾,从椅子上站起来,集中精力锻炼大肌肉群(图8-40)。重复几次,慢慢坐下来,站起来,再坐下来。

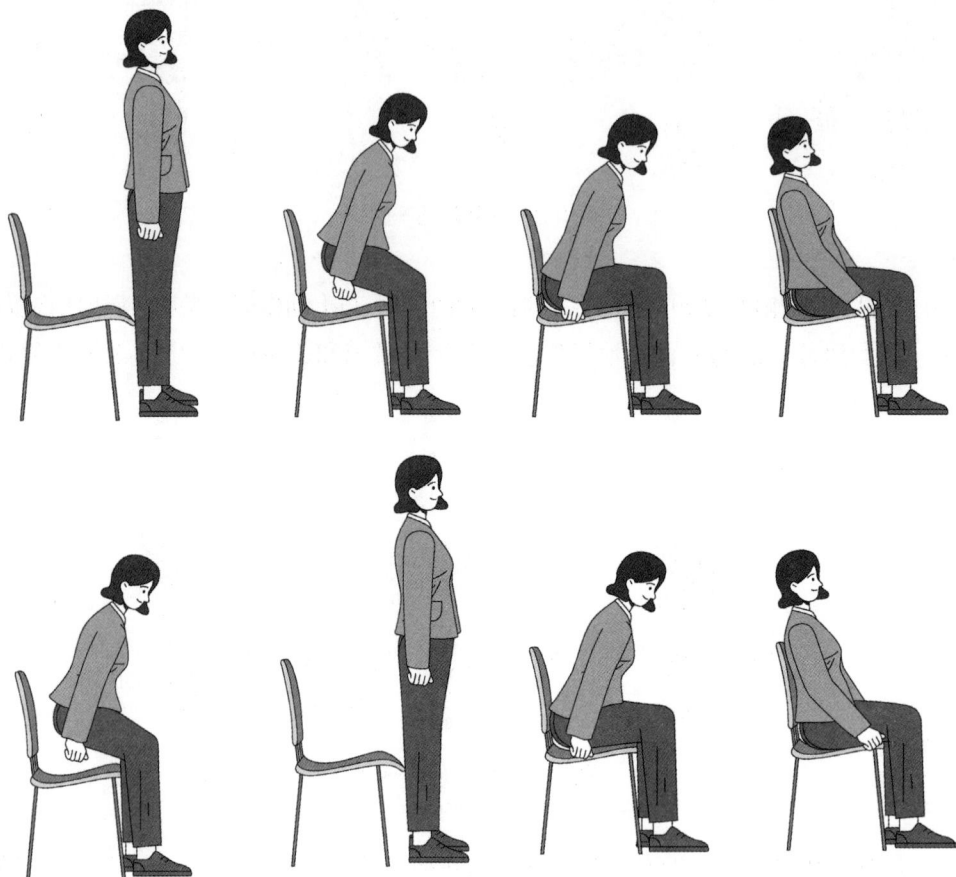

图 8-40　坐起

16. **膝向胸**（MEP） 端坐,双手交叉到膝盖窝下,缓缓将膝盖抬高靠近胸部,同时坐直,保持直立姿势(如果臀部或背部有问题,也可以不用手直接抬起膝盖)。感受臀部和髋部的轻柔拉伸。保持2~3秒钟,然后将腿放回地面。换一条腿,双手交叉置于另一膝盖窝下,抬起膝盖,然后将腿放回地(图8-41)。两侧各重复一次。注意保持直立姿势。

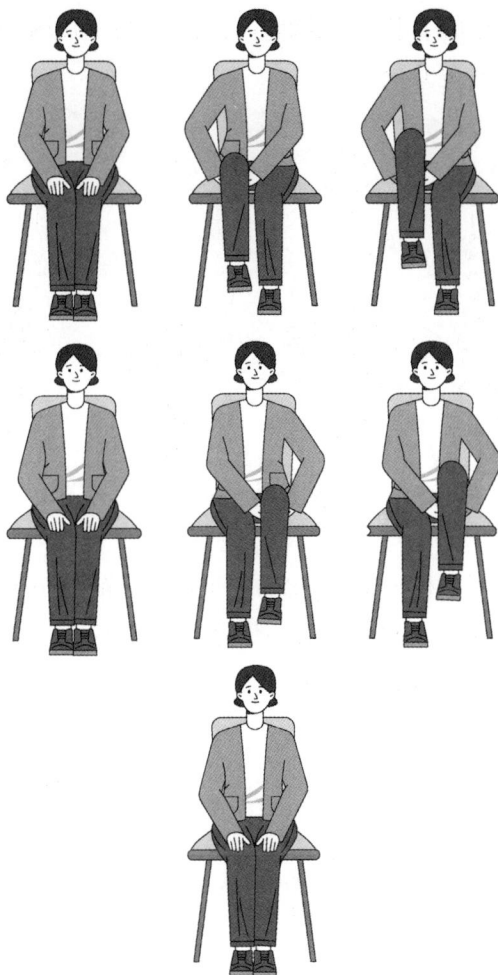

图 8-41　膝向胸

17. **后仰**（MEP）　坐在椅子上,稍微靠前坐。双臂交叉置于胸前或握住椅子的两侧,用腹部肌肉,慢慢后仰,约 45°。保持该姿势几秒钟,然后慢慢回正(图 8-42)。重复几次,慢慢后仰约 45°。您应感觉到腹部肌肉的收紧,但仅须倾斜到舒适的程度即可。

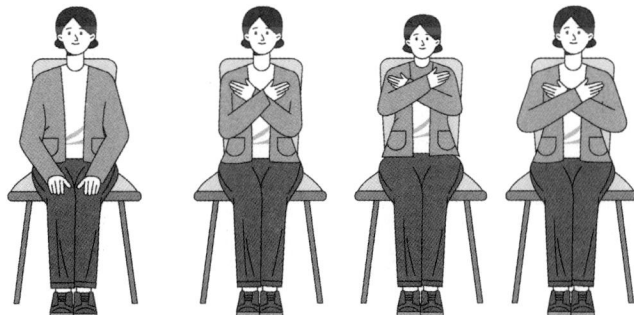

图 8-42　后仰

18. **旋踝**（MEP）　坐在椅子上,一只脚前伸,向一个方向旋转脚踝,感受紧张的释放,然后换方向旋转(图 8-43)。重复几次。

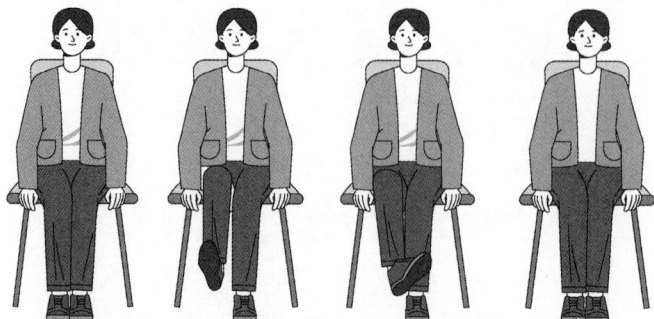

图 8-43　旋踝

19. **拉伸大腿肌**（MEP）　保持坐姿,将脚置于您前面的地板上,一只脚稍微前伸,身体缓缓前倾,像微微鞠躬,以伸展大腿肌。动作要缓慢、轻柔、舒适。保持该姿势几秒钟,回正(图 8-44)。重复一遍,如可以,加大幅度。回正。

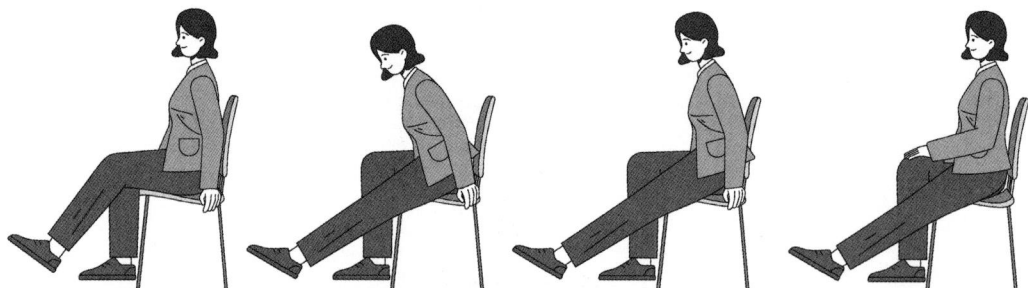

图 8-44　拉伸大腿肌

20. **旋踝（另一侧）**（MEP）　保持坐姿,将另一只脚前伸,向一个方向旋转脚踝,然后换方向旋转(图 8-45)。重复几次。

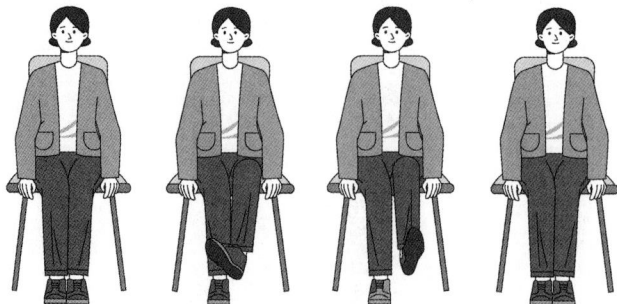

图 8-45　旋踝(另一侧)

21. **拉伸大腿肌（另一侧）（MEP）** 保持同样的坐姿，将上次没有伸出的脚稍微前伸。身体缓缓前倾，像微微鞠躬。您应能感到膝盖后部的拉伸感。动作要缓慢、轻柔、舒适。保持该姿势几秒钟，回正（图 8-46）。重复一遍，如可以，加大幅度。回正。

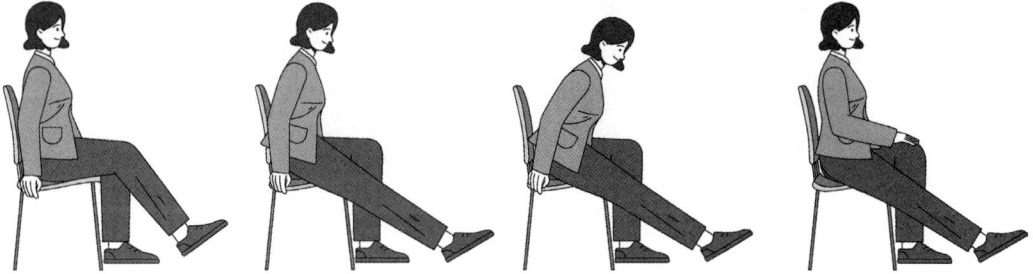

图 8-46　拉伸大腿肌（另一侧）

22. **侧拉伸（MEP）** 端坐，深吸气、呼气。努力将双臂举过头顶，然后将一条手臂缓缓放回到身体一侧，将高举的手臂移向身体的中心，这会带给您额外的拉伸。坚持几秒钟，然后将高举的手臂缓缓放下。换另一条手臂高举并移向身体的中心，保持拉伸几秒钟。回正（图 8-47）。两侧重复该动作，然后回正。

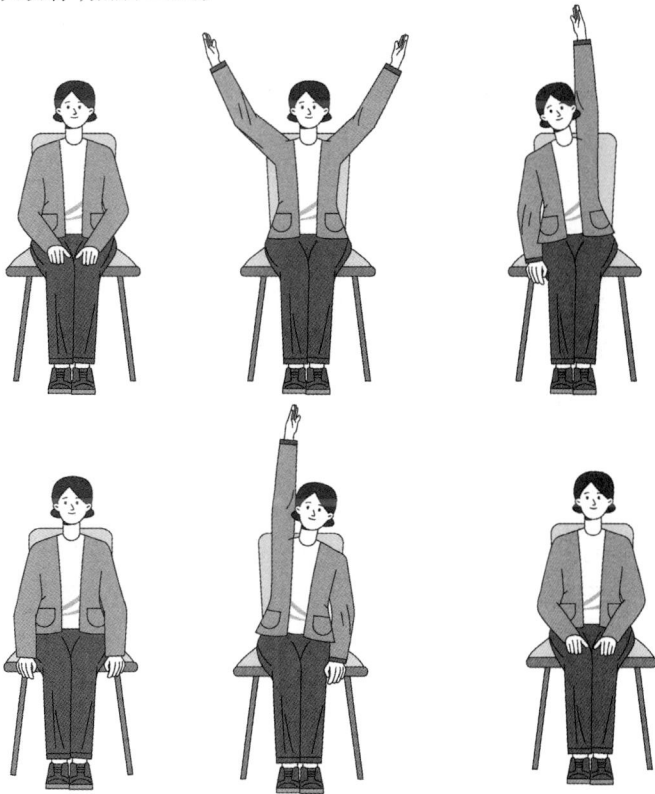

图 8-47　侧拉伸

23. **肱二头肌训练 / 掌内曲**（MEP）　坐姿,双臂置于体前,弯曲手肘,将手向上、向肩部移动。缓缓握拳,手臂向后伸。保持该姿势,感受前臂和手背的拉伸。重复该动作几次,双臂向前,握拳向内、向上弯曲,向外伸展,松开拳头（图 8-48）。

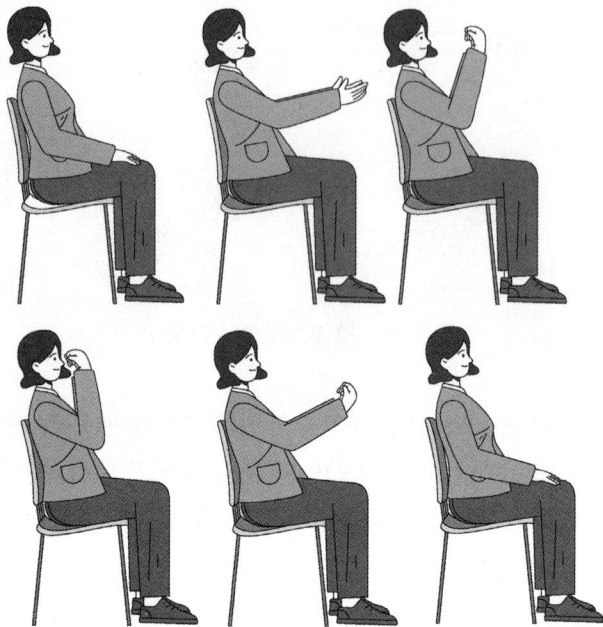

图 8-48　肱二头肌训练 / 掌内曲

24. **转手腕**（MEP）　端坐,双臂前伸（也可手臂置于大腿上）。双手以画圆的方式旋转手腕,再反方向以画圆的方式旋转手腕（图 8-49）。

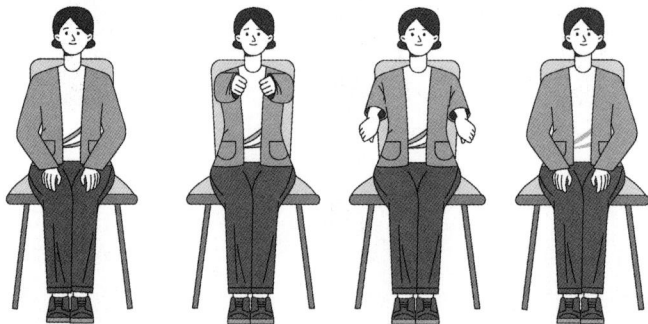

图 8-49　转手腕

25. **双臂伸展**（MEP）　端坐,像打开翅膀一样,双臂侧平举,手后移,扩展胸部,保持该姿势几秒钟。保持肩部柔软、放松。双臂向前靠拢,手臂前伸,双掌相对。下放手臂,回正（图 8-50）。

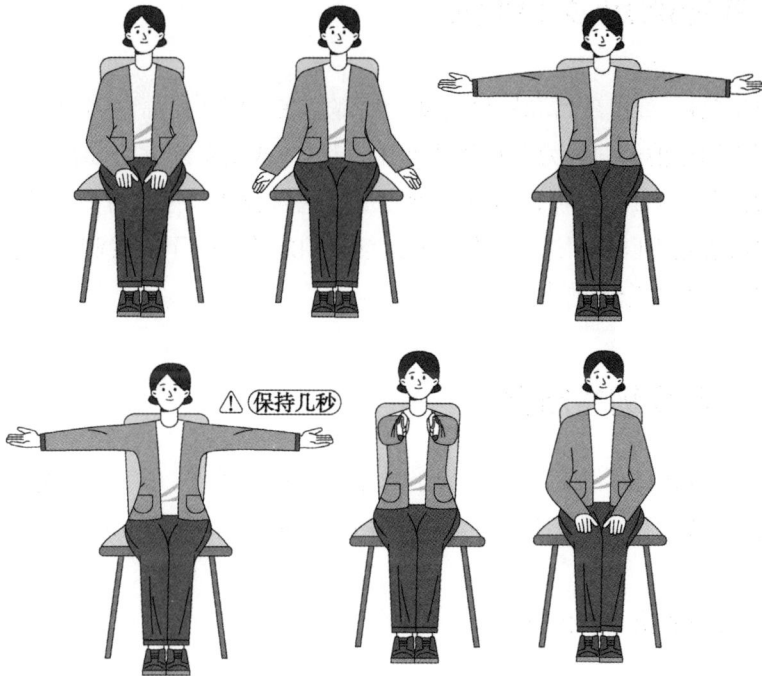

图 8-50　双臂伸展

26. **双臂高举**（MEP）　坐姿，双手置于大腿上，放松，深呼吸。举起双臂，举到舒适的高度。动作要非常轻柔且缓慢。双臂回收，双手合十，摆出祈祷的姿势。最后将双臂从中间放下，回正，同时呼气（图 8-51）。

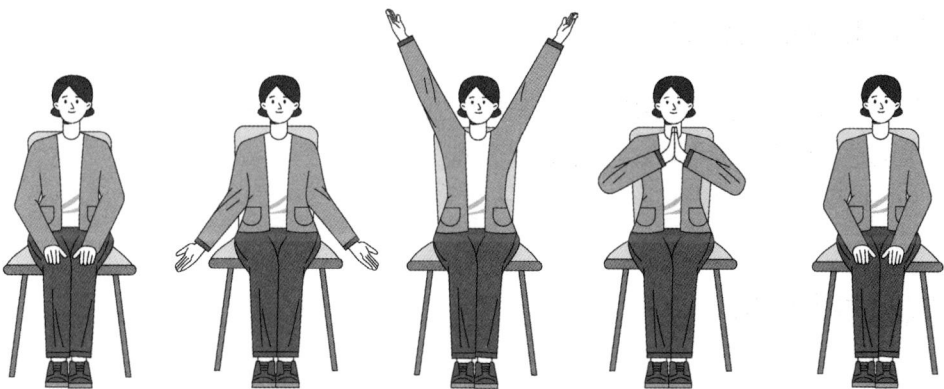

图 8-51　双臂高举

五、检查您的进步：自测

大多数健身项目、社区项目和轻松运动计划都能在几周后提高整体力量、灵活性和平衡性。每个人都想知道他们的努力正在发挥作用，但因为改变是渐进的，通常短期内很难看到改善。为了解您是否有进步，可以从下面列出的这些自我测试中选择一些方法或自行设计一些办法来看看您是否取得了进步。在开始运动计划之前做一下自我测试，记录结果；2～3周后再做一次测试查看您的进步。

（一）手臂和肩部柔韧性自测

面向墙站立，身体几乎接触墙。一次沿墙壁举高一只手臂，拿一支铅笔，在您能到达的最高点做个标记，或者让别人标记您能到达的高度。站在离墙约8cm处，侧身举高手臂，做同样动作。

目标：可以触碰到更高的位置。

（二）大腿肌柔韧性自测

做MEP拉伸大腿肌（第156页）运动，每次拉伸一侧腿，保持大腿（上腿部）与身体垂直。您的膝盖能弯曲到哪里？腿后部感觉有多紧？

目标：使膝盖伸直，腿后部的紧张感减少。

（三）脚踝的柔韧性自测

光脚坐在椅子上，膝盖弯曲成90°角。脚跟放在地板上，尽量抬高脚趾和脚的前部，同时脚跟不要离地。请人测量您脚掌与地板之间的距离。

目标：让脚与地板的距离达到2.5～5cm。

（四）踝部力量自测

该测试分为两部分。

1. 站在桌柜旁获得支撑。单脚站立，尽可能多地踮脚尖，不要停顿。在觉得累之前您能做多少次？

2. 双脚平放站立。用一只脚承担身体的大部分重量，然后用另一只脚的前部快速地踏地。在觉得累之前，您能轻踏几次？

目标:每个动作连续做 10 ～ 15 次。

(五)平衡性自测

通过单脚站立(图 8-19,第 142 页)测试平衡能力。给自己计时,并记录在不需要支撑的情况下,每只脚能站多久。睁着眼睛试试,闭着眼睛试试。当您准备再次测试平衡能力时,看看单脚站立时间是否比上次长。再看看您是否能在没有支撑的情况下站立,或闭着眼睛时保持平衡。

目标:睁眼时单脚站立保持平衡 30 秒。

★ ★ ★

成功的自我管理在于一个人决定去做什么、制定出现实的计划并付诸行动。始于跬步的成功会令人赢得自信并走向更大的成功。无论您选择做什么运动、做多久、是否更换运动方式,这些都不是最重要的。"奇迹不在于抵达终点,而在于勇敢开始"——这对我们大多数人来说都是真理。当我们不确定要做什么,不确定是否能成功时,能够开始就是了不起的;当我们坚持并取得成功时,就是我们制定行动计划和学习自我管理技能所带来的回报。

(吉宁)

第九章

健康饮食与
疼痛自我管理

营养与慢性疼痛有关吗？我们吃的食物对慢性疼痛有影响吗？是的，营养和疼痛是相关的，吃什么很重要。虽然关于营养和慢性疼痛关系的研究还处于相对早期的阶段，但专家们一致认为，平衡多样的饮食是最好的饮食模式。众所周知，良好的营养是保持身体健康和促进身体康复所必需的。近期研究还表明，有一些食物有助于减少炎症。正如前面讨论的，炎症是引起某些慢性疼痛的一个因素，有些类型的骨关节炎是由炎症引起的。对某些人而言，平衡而多样化的饮食有助于保持体重或减重（见第十章"健康体重与慢性疼痛自我管理"），同时减少炎症（见第 182 页"有助于对抗炎症的饮食"）。

本章介绍的健康饮食内容是一些指南性的建议，选择和使用因人而异，无法为每个人提供标准答案。健康饮食的形式多样，只有您自己知道最适合的方法。本章根据营养专家的研究，提供对大多数人有用的建议。

健康饮食有很多方式，了解健康饮食的途径也有很多。有人想知道健康饮食大致的原则，也有人想了解更多的细节。本章中，通常先列出健康饮食原则，再提供更多细节。您可以从头到尾阅读这一章，也可以先查看目录和标题，阅读感兴趣的内容。如果您只想获得健康饮食的快速提示，可阅读第 163 ～ 167 页。本章提供相关参考信息，请结合自身的情况使用。

关于本章

本章引用了最新的科学研究，并使用了美国农业部膳食指南，以及来自美国疾病预防控制中心、美国营养与饮食学会、美国心脏协会和美国糖尿病协会的相关信息。

加拿大的信息，包括加拿大膳食指南，以及来自加拿大公共卫生部、加拿大营养师协会、加拿大心脏和卒中基金会以及加拿大糖尿病协会的信息。

总体遵循科学、循证且国家已制定的营养准则。

一、什么是健康饮食

健康饮食是指在大多数时候都选择健康的食物和饮品,也包括通过学习新方法和利用不同方式来准备饭菜或零食,并不要求您时时刻刻都严格、完美地执行某个饮食计划。如果患慢性疼痛,就意味着您需要对吃什么以及吃多少做出选择。健康饮食并不意味着永远不吃您最爱的食物,偶尔吃一些不太健康的食物也无大碍。

二、健康饮食对每个人都很重要

人体是复杂而奇妙的"机器"。就像汽车一样,人体需要适当的混合"燃料",缺乏它,人体的运转会变得很困难,甚至停止工作。健康饮食关乎生活的方方面面,与您的出行、思考、睡眠、能量摄入、享受生活都息息相关。您吃的食物也有助于预防疾病和治愈已有的疾病。

当身体获得正确的"燃料"时,您会有以下感受。

▶ 精力充沛,感觉不那么累。

▶ 有利于预防疾病,如心脏病、糖尿病、肾脏疾病和癌症,并且可以减轻已患疾病的相关症状。

▶ 给大脑提供充足的能量,帮助更好地处理生活中的挑战。

▶ 睡得更好。

▶ 预防因超重而导致的臀部、膝盖、踝部和脚部压力增加,避免疼痛加重和行动能力丧失。

▶ 减少与慢性疼痛相关的炎性反应。

▶ 减少某些阿片类止痛药的副作用(见第 185 页)。

三、健康饮食指南

没有一种饮食方式是绝对完美的,以下这些健康饮食的基本原则可供您参考。

▶ 无论年龄、健康状况或目前的体重如何,每个人都应该遵循健康的饮食模式。健康的饮食对每个人都适用。

▶ 食物种类应该多样且选择天然食品,如新鲜的未加工食物、加工程度低的食品,特别是水果、蔬菜以及全谷物类食品,它们富含维生素、矿物质及其他营养素,为人体生长和维持生命提供必要营养。

▶ 根据自身体重和健康状况,吃适量的食物(参见第十章"健康体重与慢性疼痛自我管理"）。根据推荐份量摄入食物（实际放在盘子上的食物），并留意吃了多少份食物（美国农业部等监管机构规定了一个"标准份量"，它是一个固定的份量）。

▶ 使用美国农业部"我的餐盘"（或"加拿大饮食餐盘"）方法来帮助您选择健康食物或零食的合适份量。可在本书第 179 ~ 180 页获取更多关于餐盘方法的信息。

▶ 减少添加糖、饱和脂肪、反式脂肪和（钠）盐的摄入。选择更健康的脂肪（见第 170 页）和无盐调料（草本植物和香料）。

▶ 吃多种多样的瘦肉蛋白食物，包括海鲜、家禽、豆类（干豆、扁豆和豌豆）。

▶ 可以喝自己喜欢的饮料，但应选择不增加热量的饮料，比如无糖饮料、咖啡和茶。

▶ 如果喝酒，要控制饮酒量。女性每天不超过一份，男性每天不超过两份。一份饮酒量是 150ml 葡萄酒，或 350ml 啤酒，或 50ml 朗姆酒、伏特加、威士忌及白酒。

▶ 允许自己偶尔吃一点不太健康的食物。

▶ 如果想改变饮食习惯，别着急，慢慢来，逐步调整为更健康的食物和饮料。

▶ 争做健康饮食达人，从而激励和支持他人，可以考虑加入线下或线上的自我管理小组，有助于您保持健康饮食。

真正的问题是人们用营养不足的食物代替健康的食物。营养不足的食物通常价格低廉、容易购买、制作方便，味道也很好。大约 75% 的北美人饮食中蔬菜、水果和奶制品的摄入不足。许多北美人进食过多高糖高盐食物、反式脂肪，如棒状人造黄油和氢化油；肉类中的饱和脂肪和椰子油、棕榈油；高脂乳制品，如黄油、冰淇淋和奶酪。美国和加拿大人也进食很多由白面粉和其他精制谷物制成的食物，这些食物和添加糖、脂肪、盐均与肥胖、高血压、糖尿病、心脏病、慢性疼痛等健康问题有关。

研究表明，以植物性食物为主的膳食是最健康的，包括各类蔬菜水果、坚果、植物油、谷物、菌类和豆类食物。地中海饮食就是一种非常好的健康饮食模式，也是一种抗炎饮食（更多炎症与食物信息参见第 182 页）。无论选择哪种饮食方式，都要循序渐进地改变，不建议一夜之间改变所有的日常饮食习惯。

（一）地中海饮食金字塔

地中海饮食模式是基于传统的意大利、西班牙和希腊饮食。图 9-1 展示了地中海饮食的四层金字塔，您应该以金字塔最底部的食物为主要食物，通常这类食物摄入越多，这种饮食习惯坚持越久，受益就越多。

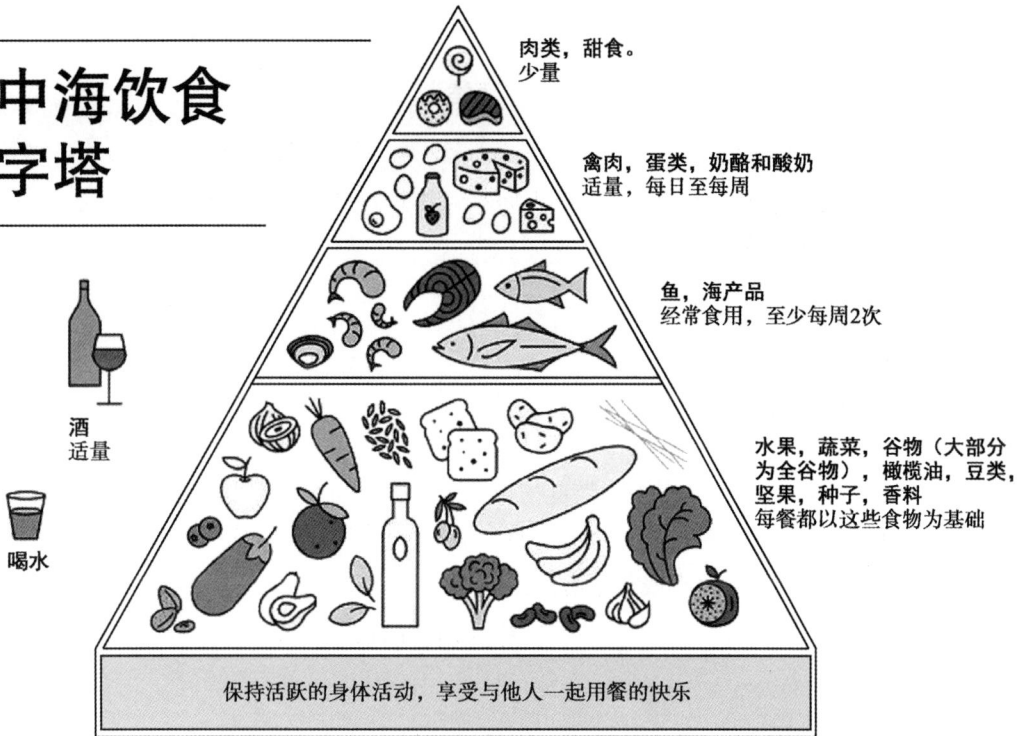

图 9-1　地中海饮食金字塔

1. 金字塔底层食物

▶ 水果。

▶ 蔬菜。

▶ 干豆和其他豆类(如扁豆、白豆、花豆和豌豆)。

▶ 坚果和种子。

▶ 全谷物面包、麦片、大米和面食。

▶ 植物油,如橄榄油。

▶ 香料(无盐)。

2. 金字塔第二层食物是鱼和其他海产品。这些食物可以经常适量食用,至少每周两次。

3. 金字塔第三层食物是禽类、蛋类、奶酪和酸奶,您可以每天或每周吃这些食物,选择中等份量。

4. 金字塔的顶端是红肉和甜食。每月适量吃几次这些食物。

5. 地中海饮食金字塔建议大量饮水,如果喝酒(任何酒精饮料),要适量。

豆类

在地中海地区,豆类是必不可少的食物。豆类含有抗炎类营养素和大量蛋白质。在饮食中增加植物类食物,用豆类代替肉类。豆类包括小扁豆、鹰嘴豆、黑豆、白豆、扁豆、豌豆等。

(二)地中海饮食建议

▶ 每天尽量吃 7 ~ 10 份植物类食物。其中至少 5 份是蔬菜和水果(1 份水果或蔬菜是 110 ~ 170g,更多食物份量信息见第 169 页)

▶ 至少每周吃两次鱼类或其他海产品。

▶ 减少黄油用量,使用橄榄油或其他植物油蘸面包和烹饪。

橄榄油

特级初榨橄榄油(精炼度最低的橄榄油)有很多好处,包括:

▶ 预防心脏病。

▶ 有助于避免血栓。

▶ 降低血压。

▶ 减少引起疼痛的炎症反应。

▶ 一定要吃些坚果。它们不仅对身体有好处,还可以增加饱腹感。但不要过量,每周吃几次,每次三分之一杯(75ml)。

▶ 红肉不宜多吃,每月几次即可,每次建议选择较小的份量。避免食用富含脂肪的加工肉制品,如培根和香肠。

▶ 当您吃乳制品或喝牛奶时,选择低脂或脱脂的。

地中海饮食可能与您现在的饮食方式大不相同。记住这句建议:"脚踏实地,不要好高骛远"。您会惊讶于微小变化的积累带来的巨大健康收益。您可以访问 2020—2025 年美国膳食指南网站来了解更多关于地中海饮食模式的信息 www.dietaryguidelines.gov/sites/default/files/2020-12/Dietary_Guidelines_for_Americans_2020-2025.pdf。

健康素食饮食

健康素食饮食与地中海饮食模式非常相似。健康素食饮食模式用蛋类、豆类(干豆和其他豆类)、大豆制品、坚果和种子来替代肉类和鱼类。您可以访问 2020—2025 年美国膳食指南网站来了解更多关于素食饮食模式的信息 www.dietaryguidelines.gov/sites/default/files/2020-12/Dietary_Guidelines_For_Americans_2020-2025.pdf。

四、吃什么和吃多少

健康饮食不仅意味着您知道吃什么,还意味着要知道吃多少。

(一)实际份量和标准份量

许多人在营养方面做出了很好的食物选择,但摄入食物的量超出了保持健康体重所需要的量。在疼痛控制方面,体重是一个关键因素,因为超重会对骨骼、肌肉和关节造成更多的压力(更多关于体重和疼痛自我管理信息,见第十章"健康体重与慢性疼痛自我管理")。为了了解健康饮食,学会使用食品包装上的营养成分表和本书的图表,还需要掌握食物**实际份量和标准份量**。

食物实际份量就是指您实际吃了多少,也就是您实际放在自己盘子里吃掉的东西。如果您吃半盒冰淇淋,那就是您的食物份量。如果您吃整盒冰淇淋,整盒冰淇淋就是您的食物份量。多吃的那半盒冰淇淋就可能是体重增加的一个原因。

食物标准份量是在营养成分表或在本书相关图表中使用的一个标准的份量。一份食物标准份量可能与您通常吃的实际份量不同。例如,一份食物标准份量可能是半杯或 120ml,如果吃一杯或 240ml,就需要计算一下从实际份量中获取了多少热量。在上面这个例子中,您吃了 2 份标准份量食物,相当于两倍的卡路里。不同食物的标准份量也各不相同。对于一些早餐谷类食品,1 份食物标准份量是一杯或 250ml;而对其他食物来说,1 份食物标准份量是半杯或 125ml。您可以通过阅读食品包装上的营养成分表来了解。

（二）营养成分表

知道您在吃什么意味着知道食物中所含的营养成分。第170～178页可以找到关于特定营养成分的内容,有几种方法可以帮助您了解摄入了哪些营养成分。您可以看食品包装上的营养成分表,这也是本部分要讨论的方法(在加拿大,也称为营养成分标签);可以使用本书第180页提到的食物餐盘法;可以使用本章末尾附录中的图表;也可以参照政府机构发布的膳食指南。您可以选择一种或多种方法组合使用,帮助做出健康的食物选择。

图9-2所示的即为食物营养成分表以及配料表,可以帮助您更多地了解包装食品中的成分。营养成分表和配料表是食品包装的两个关键部分,帮助您在吃什么和吃多少方面作出明智的选择。

营养成分表

每包含8份食物

每份食物的量	2/3杯（55g）
卡路里	230
	%日需要量*
总脂肪 8g	10%
饱和脂肪 1g	5%
反式脂肪 0g	
胆固醇 0mg	0%
含钠量 160mg	7%
总碳水化合物 37g	13%
膳食纤维 4g	14%
糖12g	
包括10g 添加糖	20%
蛋白质 3g	
维生素D 2μg	18%
钙 260mg	20%
铁 8mg	45%
钾 235mg	6%

*日需要量是指以每日摄入2 000卡路里为标准, 1份食物中该营养成分在每日饮食中所贡献的百分比。

图 9-2 美国营养成分表

图9-3所示的加拿大营养成分表与美国营养成分表略有不同。在下一部分中,我们将介绍美国营养成分表并讨论其与加拿大营养成分表的主要差异。

营养成分表

每1杯（250ml）

卡路里 110	%日需要量*
脂肪 0g	0%
反式脂肪 0g	0%
碳水化合物 26g	
膳食纤维 0g	0%
糖 22g	22%
蛋白质 2g	
胆固醇 0mg	
钠 0mg	0%
钾 450mg	10%
钙 30mg	2%
铁 0mg	0%

*低于5%，为少；高于15%，为多。

图 9-3　加拿大营养成分表

每包的份数和每份大小

在营养成分表上首先要看每份食物的量。营养成分表上的所有营养信息都是根据每份食物的量列出的。记住，每份的量可能与您平时常吃的量不同。您必须先对比一下标准份量与您通常食用的份量。如果您吃一杯250ml煮熟的米饭，而标准份量每份是半杯125ml，那您就吃了2份，这意味着当看卡路里、脂肪、钠和碳水化合物含量时，得考虑到您吃了营养成分表上显示的2倍。如果营养成分表上显示每份含25g碳水化合物，吃2份就表示吃了50g碳水化合物。

卡路里

食物标签上列出了每份食物所含的总卡路里量。卡路里是能量的单位，体重在很大程度上取决于摄入的卡路里数量和消耗的卡路里数量。如果一个人摄入太多的卡路里，额外的能量就会被储存为脂肪，逐渐导致超重。每天需要的卡路里数量取决于体型和活动量。对大多数人来说，平均每天1 400～2 000kcal的饮食可以保持体重稳定。然而，这也取决于每个人的活动量，积极运动与很少运动者相比，达到目标体重所需的卡路里是不同的。如果活动量大，就需要更多的卡路里，如果活动量非常少，所需卡路里就不多。此外，身材较小的老年女性需要的卡路里更少，而体型较大的年轻男子则需要更多的卡路里。参见第188页本章附录A，其中包括低热量和高热量水平的指南。

每日推荐量 %

营养成分表上有营养素的每日推荐量。每日推荐量是指在每份食物中,不同营养成分在每日饮食中所贡献的百分比。这一比例是基于每天 2 000kcal 的饮食。即使您每天不摄入 2 000kcal 食物,这些信息仍然对您有帮助,提示食物中是否有较小或较大数量的营养物质。一般来说,5% 及以下意味着食物中这种营养成分含量很低;20% 及以上意味着食物中该营养成分含量很高。请注意,反式脂肪和蛋白质没有每日推荐量值,最好少吃或不吃反式脂肪。

> 在加拿大,每日推荐量的计算方式与美国相同。加拿大卫生部使用的术语为"一点"或"很多"。15% 或更高意味着含大量的营养物质。

总脂肪

同等重量的脂肪所含的热量是蛋白质和碳水化合物的两倍。一盎司大约 30g。一盎司面粉(大部分是碳水化合物)含有大约 100kcal,而一盎司黄油(全部是脂肪)含有大约 200kcal。一盎司巧克力饼干(约 3 英寸或 7.6cm)含有大约 140kcal 热量。巧克力饼干一部分是脂肪,一部分是碳水化合物,以及少量蛋白质。相比于不含脂肪的食物,每盎司(克)含脂肪的食物含有更多的卡路里。

营养成分表列出的总脂肪含量包括健康脂肪(多不饱和脂肪和单不饱和脂肪)和不健康脂肪(饱和脂肪和反式脂肪)。请注意,营养成分表上同样列出了饱和脂肪和反式脂肪含量。有些人认为所有脂肪对人体都有害,这是不对的。为了让身体正常工作,我们每天需要一些脂肪——大约一汤匙(15ml)。虽然所有脂肪都有相同数量的卡路里,但有些脂肪比其他脂肪更健康,还具有消炎作用。本书中,我们把健康脂肪称为"好脂肪",而不太健康的脂肪,也可能是有害的,称为"坏脂肪"。这样做是为了鼓励您吃更健康的脂肪。慢性疼痛患者更需要食用健康脂肪,因为健康脂肪有助于减少炎症。

健康脂肪

选择食物时

▶ 吃 3 ~ 5 盎司(85 ~ 140g)煮熟的肉、鱼和家禽,这大约是一副纸牌或手掌的大小。

▶ 不要吃家禽的皮,含有很多饱和脂肪。

▶ 多吃冷水鱼,如鲑鱼、金枪鱼和鲭鱼。

▶ 选择更瘦的肉(瘦牛肉、膝圆牛肉、牛里脊肉或腰肉)。

> ▶ 烹饪前,剔除肉中可见的所有脂肪。
> ▶ 选择低脂牛奶和乳制品(奶酪、酸奶油、白干酪、酸奶和冰淇淋)。
> ▶ 选择植物类天然食物中的脂肪,包括坚果、坚果油、种子和牛油果。

烹饪食物时
> ▶ 使用不粘锅或用少量的油或肉汤进行烹饪。
> ▶ 焙、炙、烤肉。
> ▶ 避免煎、油炸食物。
> ▶ 去除炖菜和汤中的油脂(如果把它们冷藏一夜,固体脂肪就很容易去除)。
> ▶ 少用黄油、肉汁、肉类和奶油为基底的调味汁、面酱和沙拉酱。
> ▶ 处理蔬菜或制作酱汁时,考虑使用特级初榨橄榄油或葡萄籽油来代替黄油。
> ▶ 在烹饪和烘焙时,使用植物油(如橄榄油或菜籽油)和植物性人造黄油(橄榄油、亚麻籽油、大豆油)来替代酥油、猪油、黄油或人造黄油。
> ▶ 中火或高火时,使用牛油果油、菜籽油、花生油、橄榄油;在低火或者不用火时,使用特级初榨橄榄油。

好的脂肪或油脂在室温下通常是液体的,有助于保持细胞健康,其中一些脂肪可以帮助减少血液胆固醇。"好脂肪"富含油脂,包括橄榄油、菜籽油、大豆油、红花油、玉米油、花生油和葵花油。富含"好脂肪"的食物包括坚果、种子和橄榄(及其油)以及牛油果。

目前有专家研究另一组优质脂肪(ω-3 脂肪酸),关于它降低患心脏病的风险和缓解慢性疼痛症状的研究还在进行中(更多 ω-3 脂肪酸信息详见本书第 183 页)。

"坏脂肪"是指饱和脂肪和反式脂肪,在室温下通常是固体的,例如酥油、黄油、猪油和培根油脂。"坏脂肪"会增加血液胆固醇含量和增加患心脏病的风险。大多数"坏脂肪"存在于动物食品中,如黄油、牛肉脂肪(牛油)、鸡肉脂肪和猪肉脂肪(猪油)。

其他"坏脂肪"含量高的食物包括人造黄油、红肉、普通碎肉、加工肉类(香肠、培根、午餐肉和熟食肉类)、家禽的皮、全脂和低脂牛奶及奶酪,包括奶油奶酪和酸奶油。棕榈仁油、椰子油和可可油也被认为是"坏脂肪",因为它们富含饱和脂肪。

最不健康的脂肪是反式脂肪。反式脂肪比其他"坏脂肪"更可能增加血液胆固醇和患心脏病的风险。小心! 如果每份食物中所含的反式脂肪低于 0.5g,食品公司可以合法地在食品营养成分表上标注"无"或"0"反式脂肪。食品中存在反式脂肪的一个线索是,在食品的成分列表中是否有"氢化油或部分氢化油"。最好的建议是尽可能少吃反式脂肪。再次强调,要关注食物营养成分表中分别列出的饱和脂肪和反式脂肪。

对于每日摄入多少的脂肪量,目前还没有具体的建议。大多数人日常饮食中摄入的脂肪远远过量。最好的建议是尽量不吃"坏脂肪",用"好脂肪"代替它们。在做这个健康转变时,不要增加摄入脂肪的总量。

加拿大营养成分表中列出的是"脂肪"而不是"总脂肪"。还要注意的是,如果一种食物的反式脂肪含量少于 0.2g,可以被标记为"0"反式脂肪。同时,胆固醇信息也不是必须标注的,因此营养成分表中可能没有胆固醇信息。

胆固醇

胆固醇是人体细胞的重要组成部分。人体会产生胆固醇,同时也会从食物中摄入胆固醇。胆固醇过多对身体不好,因为它会堵塞血管,导致心脏病发作和卒中。体内的一些胆固醇来自所吃食物。胆固醇只存在于动物食物中,包括鱼贝类、蛋类、牛奶和奶酪。植物性食物不含胆固醇。含胆固醇最高的食物往往也含有最高的饱和脂肪。但是,体内大部分胆固醇是由身体自己产生的,而不是从食物中摄入的。

要知道某个食物的胆固醇含量高还是低,请查阅食物营养成分表上的"% 日需要量"一栏。任何超过 20% 的食物都是高胆固醇的。如果想少吃胆固醇,或者想多吃一份食物,就选择胆固醇"% 日需要量"为 5% 或更低的食物。

钠

平均每个成年人每天仅需要 500mg 钠,这个量不到五分之一茶匙。大多数人饮食中的含钠量是该数值的六倍多。许多人饮食中的大部分盐来自加工食品,而不是餐桌上的饭菜。食用太多钠盐会导致血压升高,而血压升高会导致心脏病、脑卒中和肾衰竭。减少钠盐摄入可有助于降低血压。成年人每天应将钠限制在 2 300mg 以内(约 1 茶匙食盐),有些人可能需要更少的钠(每天 1 500mg)。

加拿大的钠建议摄入量是每天 1 500 ~ 2 300mg。标签为"低钠""低盐"和"低钠或低盐"的食品是指每份食物的含钠量低于 140mg。

大多数食物中都含钠,植物性食物含量较少,动物性食物(红肉、鸡肉、鱼类、蛋类及乳制品)含量较多。但您不必担心天然未加工食物中的钠盐。要减少钠盐摄入,应该控制摄入的加工食品。加工食品含有大量的钠盐,通常都加入了很多不同形式的钠。

对钠的热爱来自吃咸的食物。如果吃少盐的食物,口味就会随之调整,您可以试着喜欢少盐的食物。减盐饮食需要一些时间来适应,但随着时间的推移,您将学会享受食物的自然风味。以下是一些帮助减少钠摄入量的窍门。

▶ **在给食物放盐之前,一定要先尝一尝。** 可能味道已经很好了,不必再加盐。

▶ **烹饪时减少食谱中的盐。** 试着减少食谱中一半的盐量,用香料、香草、胡椒、大蒜、洋葱或柠檬调味。

▶ **使用最少加工的新鲜或冷冻家禽、鱼和瘦肉,而不是罐头、面包或预制包装食品。**

▶ **选择标有"低钠"或"减盐"的食物或每份含钠量低于** 140mg **的食物。** 检查营养成分表中的这些信息。

▶ **把高钠食品留到特殊场合吃。** 偶尔吃一次下列食品,而不是每天吃,如罐头食品、包装食物、培根、午餐肉或熟食肉类、咸味零食(如薯片、坚果和椒盐卷饼)、意大利香肠或香肠披萨饼。

▶ **在餐厅吃饭时,要求您的食物不要加盐。** 香肠、面包、米饭、意大利面或土豆菜、馅料或含有火腿、香肠或培根的食物通常高钠。沙拉酱的钠含量也很高,把沙拉酱单独摆放,就餐时自行添加。此外,餐馆里大多数汤的钠含量都很高。

总碳水化合物

碳水化合物是人体的主要能量来源。身体把碳水化合物分解成葡萄糖(糖,纤维除外)。葡萄糖为大脑和身体其他部位提供能量。碳水化合物很大程度上决定了血糖水平,远远超过蛋白质或脂肪。碳水化合物还有更多作用,几乎是身体每个部位的重要组成单位。

碳水化合物有两种类型:糖和淀粉。碳水化合物存在于植物性食物(谷物、水果、蔬菜)中,牛奶和酸奶也含有碳水化合物。

糖自然地存在于食物中,如水果(果糖)、牛奶 / 酸奶(乳糖)。而其他包装食物或加工食物通常会添加糖,如苏打水、糖果、饼干等。添加糖会增加额外的卡路里,这些产品中很可能流失了有益健康的营养物质。

青豆、土豆、南瓜、干豆和豌豆等蔬菜含有淀粉类碳水化合物。扁豆和其他豆类以及谷物(如大米、玉米和小麦)也含有淀粉类碳水化合物。由于谷物类食品中含有大量的淀粉,因此意大利面、面包、玉米饼和烘焙食品中碳水化合物含量很高。

一些以谷物为原料的食物比其他食物的加工更精制。加工不会改变碳水化合物的数量,但加工过程去除了食物中的健康营养物质(如维生素、矿物质以及其他营养素和纤维)。吃糙米和全谷物比白米和其他加工谷物更健康,因为它们含有更多营养物质和纤维。

人体将某些碳水化合物转化为葡萄糖的速度比其他碳水化合物快。大多数高纤维食品中的碳水化合物转化为葡萄糖的速度比低纤维食品要慢(纤维的健康益处见第 175 页)。

> **选择更健康的碳水化合物和增加纤维摄入**
>
> ▶ 在您的盘子里,应该至少有一半是天然的、新鲜的或冷冻的蔬菜和水果。
>
> ▶ 谷物中应该至少有一半是全谷类(糙米、全谷类面包和面包卷、全谷类意大利面和玉米饼)。
>
> ▶ 选择在配料表上列出全麦或全谷物(如燕麦)的食物。
>
> ▶ 每周至少有几次选择干豆、豌豆和扁豆替代肉类作为配菜。在蔬菜沙拉和意大利面中加入煮熟的干豆。
>
> ▶ 吃整个水果而不是果汁。整个水果含有纤维,吃起来要花更长的时间,比果汁更有饱腹感,有助于防止暴饮暴食。
>
> ▶ 减少添加糖类,特别是含糖饮料(添加糖的更多信息见第 175 页)。
>
> ▶ 选择高纤维早餐谷类食品或燕麦片。
>
> ▶ 吃高纤维饼干,如全麦或多粒式饼干和全谷物饼。
>
> ▶ 将整个水果、生蔬菜、全麦饼干或面包作为零食,而不是薯片、糖果或冰淇淋。
>
> ▶ 花几周时间循序渐进地在您的饮食中增加高纤维食物。
>
> ▶ 多喝水,预防便秘。

如果患糖尿病,您的身体很难将摄入的所有碳水化合物全部消耗,因此会在血液中累积更高水平的葡萄糖。如果不加以治疗,糖尿病会产生很多问题,并且导致神经损伤及疼痛。

在一些国家,包括加拿大,糖尿病健康教育材料中提出血糖生成指数(GI)和血糖负荷(GL)。血糖生成指数(GI)是指不同的碳水化合物被吸收到血液中的速度。血糖负荷(GL)是大致估计一种食物能升高多少血糖。

膳食纤维

膳食纤维是一种不被人体吸收的碳水化合物,富含于天然和加工极少的植物性食物的皮、种子和茎中(如芹菜和四季豆)。全谷物、干豆、豌豆、扁豆、水果、蔬菜、坚果和种子都含有纤维。有些食物添加了纤维(例如,把果肉加入果汁)。动物类食品(红肉、鸡肉、鱼类、蛋类和乳制品)和精制食品(白面粉、面包和零食)中几乎不含纤维,除非制造商在产品中添加纤维。

虽然纤维不能被人体吸收,但它对身体有好处。有两种类型的纤维:不可溶性纤维和可溶性纤维。大多数植物同时含有这两种纤维,但含量不同。不可溶性纤维,比如一些水果、蔬菜和全谷物中的麦麸,是"大自然的扫帚"。这些食物能让消化系统保持运动,有助于防止便秘。如果您因为慢性疼痛服用阿片类药物,这对您非常重要。燕麦麸、大麦、坚果、种子、豆类、苹果、柑橘类水果、胡萝卜和亚麻籽中的可溶性纤维可以帮助调节血糖,帮助降低血液胆固醇。高纤维饮食也有助于降低患直肠癌和结肠癌的风险。美国推荐成人每天摄入的纤维量从 22 ~ 34g 不等,一般男性比女性要多一些,老年人比青年人要少一些。如果您正在吃推荐数量的天然植物类食品,您将获得足量的可溶性纤维和不可溶性纤维。

加拿大纤维素推荐量女性为 25g、男性为 38g。

总糖量和添加糖

营养成分表上的总糖信息列出了一份食物中的含糖总量。许多食物含有天然糖,比如水果。但在许多其他情况下,糖是被加进去的,比如碳酸饮料。

天然糖和添加糖是否不同? 答案是否定的,您的身体使用天然糖和添加糖的方式是一样的。相同重量(g)的情况下,他们都有相同数量的卡路里。然而,加工食品往往会添加更多的糖。无论是添加糖还是天然糖,它们都是糖,只是含天然糖的食物中往往有很多其他健康的营养成分。

添加糖给饮食增加了额外的卡路里。如果您想减重或降低血糖,尽可能少吃含有添加糖的食物。一罐 355ml 的可乐含有近 40g(近 10 茶匙)的添加糖,而且没有有益的营养成分。相比之下,355ml 的橙汁则没有添加糖。果汁含有 33g 天然糖,但也含有大量维生素和其他营养成分。显然,相比于可乐,果汁是更好的选择。但还有一个更好的选择,那就是新鲜的中等大小的橙子。一个橙子大约只含 12g 碳水化合物,同时可提供健康的营养素和纤维。可选择水、咖啡、茶来解渴,它们不含添加糖和碳水化合物。

美国和加拿大都建议每天摄入的添加糖不要超过每日总卡路里的 10%。如果每天消耗 2 000kcal,添加糖摄入量应该不超过 200kcal 或 50g。在美国,这相当于 12.5 茶匙的量。美国心脏病协会对这一公共健康信息做出了更进一步的建议,女性每日不超过 6 茶匙(24g,96kcal),男性每日不超过 9 茶匙(36g,144kcal)。这看起来似乎很多,但食物和饮料中的含糖量也很惊人,这就是为什么查看食物营养成分表如此重要了。另外,配料表上也能得到食物中糖的种类信息。

蛋白质

蛋白质是人体每个细胞的组成部分,帮助人体正常运行。蛋白质帮助免疫系统对抗感染,建立和修复受损的组织,包括肌肉和骨骼。食用蛋白质后,会产生一种舒适的饱腹感。它满足了您的食欲,而且防止在吃过东西后很快又饿了。大多数人摄入的蛋白质是过量的。目前,许多人从肉类中获得大部分蛋白质,而肉类往往含有较高的有害(饱和)脂肪。以一些植物性食物为主,加上少量的瘦肉、家禽或鱼类,或通过吃各种植物性食物来获取蛋白质,对健康更有好处。

蛋白质有两种类型:完全蛋白质和不完全蛋白质。

身体能完全吸收完全蛋白质。完全蛋白质存在于鱼类和动物食品中,如肉、家禽、鸡蛋、牛奶和其他乳制品,同样也存在于豆制品中,如豆腐和豆豉。

不完全蛋白质是指完全蛋白质中的一个或多个氨基酸成分含量很低,多存在于植物食品中,如谷物、干豆和豌豆、扁豆、坚果和种子。几乎所有的植物蛋白都是不完全蛋白质(大多数水果和非淀粉蔬菜几乎不含蛋白质)。

尽管植物蛋白质是不完整的,但它们仍然是健康饮食的核心。科学研究显示,必须在一顿饭中吃两种或两种以上不完全植物蛋白,才能得到身体每天所需的完全蛋白质。我们的身体储存了大量的蛋白质部件,这些部件可以转化所吃的不完全植物蛋白质。此外,通过吃植物蛋白(如扁豆或黑豆),加上少量动物蛋白(如鸡肉),就能获取身体所需要的完全蛋白质,您可以选择炖菜、炒菜,这些都是美味佳肴。

常见的不完全蛋白质组合成完全蛋白质的形式有大米和豆类组合或花生酱和面包组合。除了含有蛋白质外,一些植物食品,如坚果和种子,也是"好脂肪"的来源。许多植物食品也是纤维和植物化学物的来源。植物性食物不含胆固醇,几乎没有"坏脂肪"。由于这些原因,植物性食物通常是健康饮食的最佳选择。

核心营养素

加拿大的营养成分表需要列出 13 种核心营养素。对于维生素和矿物质,列出了维生素 A、维生素 C、钙和铁。经过五年的过渡,正在逐步采用 2017 年推出的新的营养成分表,去除维生素 A 和维生素 C,添加了钾。

维生素和矿物质对健康很重要,下面将详细讨论。

维生素 D、钙、铁和钾

维生素和矿物质有助于保持身体正常运作,是生存和健康所需要的。大多数人可以从健康食品中获得所需的所有维生素和矿物质。

只有维生素 D 和其他四种矿物质会列在营养成分表上:钠、钙、铁和钾。营养成分表上没有其他维生素和矿物质的信息,除非这些维生素或矿物质是额外添加的,或者在包装上有相关维生素或矿物质的健康声明。必须列出的这 4 种矿物质与当前的健康问题有关,很多人要么吃得太多(钠),要么吃得太少(钙、铁和钾)。

并非越多越好

说到维生素和矿物质,有些人认为如果吃一点点对身体有好处,那么更多就意味着更好。这是不对的,注意不要矫枉过正。身体里的一切都必须保持平衡,任何东西太多了都会打破平衡(想想烘焙,如果您在饼干、蛋糕或馅饼里放了太多成分,就会失败)。如果您坚持吃天然食品,少吃加工食品,那么您所需的维生素和矿物质含量基本就够了。

钾

钾有助于调节心率、降低血压。多种蔬菜和水果是良好的钾源,其中包括花菜、豌豆、干豆(如白豆、红豆和花豆)、西红柿、土豆、红薯、牛油果、冬南瓜、柑橘类水果、香蕉、李子、杏子和坚果。一些鱼(如鲑鱼、金枪鱼、鲭鱼和大比目鱼)、牛奶和酸奶也是钾的好来源。

钙

钙有助于强壮骨骼,也是凝血和血压调节所需要的,还可以预防结肠癌、肾结石和乳腺癌。

然而,有些人,特别是年长的女性和幼儿,不能从饮食中获取足够的钙。大多数60岁以下的女性每天应该摄入3杯(750ml)牛奶中的钙。少吃盐的另一个原因是盐会使身体的钙流失。

优质的钙来源是酸奶、奶酪和开菲尔酸奶(与酸奶类似的一种发酵饮料);钙强化大豆、大米、燕麦、杏仁牛奶和橙汁;钙强化的谷物和面包;带骨头的鲑鱼和沙丁鱼罐头。绿叶蔬菜(如甘蓝、羽衣甘蓝、甜菜、萝卜和菠菜)也含有钙,但我们的身体很难吸收,因为这些植物性食物含有某些天然的化学成分阻碍钙的吸收。大多数水果的钙含量很低,例外的是无花果干(虽然无花果饼干中没有太多)和热带番荔枝(奶油苹果)。

如果饮食中无法提供足够的钙,请咨询医生服用钙片。

铁

铁是一种帮助身体使用氧气的矿物质。如果饮食中没有足够的铁,您会感到疲倦、虚弱、头晕、全身不适。植物和动物食品中都含有铁。在美国和加拿大,谷物产品(如面包、意大利面)中添加了铁。动物食品中的铁更容易被人体吸收。同时吃富含铁的植物食品和富含维生素C的水果和蔬菜,可以帮助我们更好地吸收铁。柑橘类水果(葡萄柚、橙子、柠檬、酸橙)、甜红椒、西蓝花是很好的维生素C来源。

水

水占我们身体质量的一半以上,是最重要的营养物质。水充满了身体细胞内和细胞间的空间。体内所有的天然化学反应都需要水。水使肾脏正常工作,有助于预防便秘,并使我们感到饱腹,帮助我们吃得更少。水还有助于预防药物副作用。

大多数成年人每天通过尿液、汗液和呼吸失去大约 10 杯水。然而,人们通常都可以摄入足够的水。需要的饮水量取决于天气、身体活动和体重。如果想知道自己是否喝了足够的水,可以查看一下尿液颜色。如果尿液颜色是浅色,就意味着饮水量充足;如果尿液颜色更深,您可能需要摄入更多的水。当开始感觉口渴时,您就需要更多的水。牛奶、果汁以及许多水果和蔬菜是很好的水来源。咖啡、茶和其他含有咖啡因的饮品也是很好的水来源。由于咖啡因可能会加剧疼痛,因此向医生咨询是否应该喝无咖啡因的饮料。酒精并不是很好的水来源,不要依赖酒精来满足您对水的需求。

如果患有肾脏疾病、充血性心力衰竭或者正在服用特殊药物,可能需要少喝水,具体请咨询营养师或医生。

疼痛与水

人体摄入液体不足会使疼痛症状加重。大量水分摄入有助于机体对疼痛治疗做出积极的反应。

(三)配料表

配料表中的添加糖

框中列出了糖和其他天然食物或加工食品中的糖类成分,所有这些成分都来自碳水化合物的卡路里。可以在配料表中找到这些成分。这些成分有所不同,它们都可以添加到食物中作为甜味剂。如果食物中添加了以下任何一种,就会增加食物中的添加糖含量。一些食物中可能含有以下一种或几种成分。经常阅读营养成分表和配料表可以让您了解摄入了哪些成分。

龙舌兰	椰子糖	浓缩果汁	糖蜜
龙舌兰花蜜	糖果	浓缩葡萄糖	黑砂糖
无水葡萄糖	玉米糖浆	高果糖玉米糖浆	花蜜

续表

甜菜糖	椰枣糖	蜂蜜	生糖
红糖	右旋糖苷	乳糖	高粱饴
甘蔗汁	葡萄糖	麦芽糖浆	黑糖
蔗糖	浓缩甘蔗汁	麦芽糖	双糖
卡罗布糖浆	果糖	枫糖浆	食糖
			蜜糖

通常在食品包装的"营养成分表"下面可以找到配料表,但也可能在食品包装的其他位置。食品包装上的配料表列出了食物中所有成分的清单,从最多的成分开始,最后列出的成分是构成食物最小部分的成分。配料表使用配料的常用名称。配料可以提供更详细的信息,让您知道正在吃什么。如果您试图避免吃某些东西,如添加糖或过敏原(如大豆和麸质),配料表尤其重要。

(四)一种简便易行的食物选择方法:食物餐盘法

营养成分表和配料表可以告诉您在吃什么和吃多少,以及食物是否健康。然而,并不是所有的食物都有标签,有时需要一些更容易的办法来帮助我们吃得更健康。食物餐盘法是决定吃什么和吃多少的另一种方法。

我的餐盘

如图 9-4 所示,"我的餐盘"是一个由美国农业部(USDA)制作的可视化指南,帮助公众健康搭配食物。"我的餐盘"鼓励用蔬菜和水果至少装满一半的盘子,四分之一的盘子放蛋白质(瘦肉、鱼或家禽,或更好的植物食品,如豆腐、熟干豆或扁豆),剩余四分之一放谷物(最好一半是全谷物)或其他淀粉,如土豆、大米、山药或冬瓜。正餐可吃一些富含钙的食物,比如牛奶或奶制品(最好是脱脂或低脂的),包括奶酪、酸奶、冷冻酸奶、布丁或钙强化食品,如豆浆。当然,食物种类选择和数量应该取决于您喜欢和需要什么。每顿饭都吃少量的"好脂肪"是健康的,可以来自烹饪食物时使用的油、沙拉酱或增加风味的调味食品,也可以来自坚果与谷物混合,如糙米。

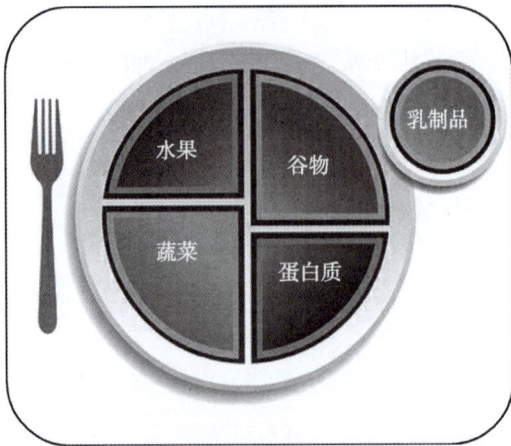

图 9-4　我的餐盘：美国农业部健康饮食餐盘

健康饮食餐盘

加拿大政府推荐的"健康饮食餐盘"与美国"我的餐盘"非常相似，差别微乎其微。如图 9-5 所示，在加拿大"健康饮食餐盘"中，推荐水作为首选的饮品，牛奶和奶制品作为第二选择。这也表明，应该多选择植物蛋白食物，少选择动物蛋白质。

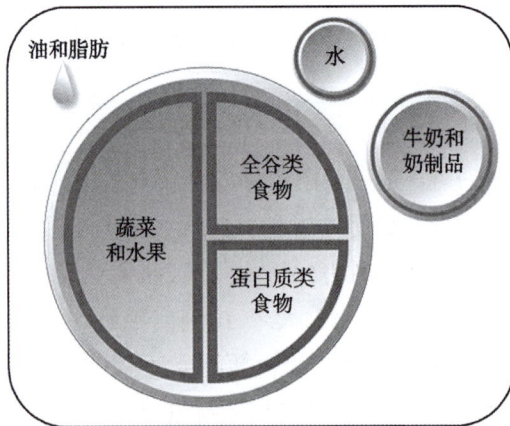

图 9-5　加拿大政府推荐的"健康饮食餐盘"

份量与餐盘法

使用餐盘法，食物的数量（份量大小）也很重要。这些年来，盘子的尺寸不断变大，导致我们获得的卡路里比需要的更多。直径 22.5cm 的盘子是适宜的尺寸。本章末的附录 A：1 600 卡路里和 2 000 卡路里的健康饮食计划（第 188 页）和附录 B：饮食计划食物组合（第

189 页),列出了不同食物组合的每日推荐份量。您可以用这些来决定盘子里放多少食物。请注意,如果您有特殊的饮食需要,食物的量可能会不同。如有疑问,请向医生或营养师咨询。

(五)食物选择与慢性疼痛

是否有食物可以缓解慢性疼痛?答案是复杂的。科学研究发现一些食物可以缓解疼痛,日常生活中人们也普遍认为某些食物可以缓解疼痛。如果您有慢性疼痛,遵循上述的健康饮食模式来维持合适的体重是很有意义的,可以避免对臀部、膝盖、踝关节和其他关节增加压力(详见第十章"健康体重与慢性疼痛自我管理")。饮用足量的水和其他液体将有助于保持体内电解质平衡,也会使药效更好。

最近,在健康饮食、保持健康体重、保持水分充足的研究之外,科学家又开展了肠道菌群和抗炎食物的研究,随着时间的推移,这方面的研究愈发重要。本书提供了目前最新的研究成果,这些信息可能会随着研究的进展有所更新。遵循这些建议、信息会对您很有帮助。重要的是要记住,并不是所有的疼痛都伴随着炎症,仅靠食物并不能完全治愈疼痛或消除炎症。此外,饮食调节可帮助管理疼痛。本部分也将讲述其他营养素缓解疼痛的相关内容。

肠道系统与健康

肠道系统是指消化系统或消化道,包括口腔、胃和肠道。数以万亿计的微生物生活在肠道,包括有益的细菌和酵母菌。肠道微生物群,也就是生活在肠道的微生物,对健康非常重要。肠道微生物群帮助消化食物,保护机体免受有害细菌的侵害。

每个人都有自己独特的肠道菌群,且种类和数量都不相同。吃的食物会影响肠道菌群。一些食物包含健康活性微生物,也就是益生菌。发酵食物是最好的益生菌来源。发酵食物是经长时间发酵或添加细菌或酵母培养物而改变的食品或饮料。发酵食物有酸奶、泡菜和红茶菌等。另一些食物含有益生元,这是一种能够滋养肠道中有益细菌的纤维。益生元是微生物群落的健康"食品",可以让健康的细菌和酵母菌茁壮成长。益生元的食物来源包括全谷物、洋葱、韭菜、芦笋、香蕉、大蒜、蜂蜜、酸奶和豆类(如豆类、豌豆、花生等)。

科学家们还不确定微生物群落是如何帮助防治疾病和疼痛的。通常认为良好的饮食可以促进健康的微生物群落,从而有助于减轻疼痛。

肠道:比您想象的更重要

科学研究发现肠道中的微生物群落非常重要。长久以来,这些微生物帮助消化,还会影响很多疾病和症状,可能包括慢性疼痛。此部分提到的内容是本书出版时可用的最可靠的信息。

有助于对抗炎症的饮食

有些慢性疼痛,如类风湿性关节炎、偏头痛和慢性结肠炎,都与炎症有关。而有些慢性疼痛,如背痛或骨关节炎可能与炎症无关。研究者们仍然在研究炎症与疼痛,一些证据表明所吃的食物会影响炎症。如果炎症是您慢性疼痛病症的一部分,以下抗炎食物信息可能对您有帮助。

可能降低炎症的食物

▶ 白肉(鸡肉、禽肉)

▶ 鱼类(青鱼、鲭鱼、凤尾鱼、沙丁鱼、金枪鱼、旗鱼、鲑鱼、鳕鱼)

▶ 豆类(干豆或罐头黑豆、白豆、扁豆)

▶ 大豆(豆腐、豆豉、味噌、毛豆)

▶ 坚果(核桃、榛子、杏仁、开心果、夏威夷果、鲍鱼果)

▶ 种子(南瓜籽、亚麻籽、葵花籽、芝麻、奇亚籽、麻仁籽)

▶ 水果和浆果

▶ 植物油(特级初榨橄榄油、葡萄籽油)

▶ 绿色蔬菜及其他颜色蔬菜

▶ 酸奶和其他发酵乳制品

▶ 调料,尤指姜黄和姜

▶ 水、矿泉水

▶ 花草茶、不含咖啡因的绿茶和红茶

蛋类的建议:蛋类既有致炎的营养素也有抗炎的营养素。但蛋类是维生素、矿物质、优质蛋白的重要来源,因此在许多抗炎饮食中会包含蛋类。吃不吃蛋类取决于您个人。

有助于对抗炎症的饮食(抗炎饮食)的特点是全食物(未加工)和一些轻度加工食品,避免深加工食品。抗炎饮食以植物性食物为主(蔬菜、水果、坚果和种子、豆类、全谷物、调味品和香草),动物类食物(红肉、鸡肉、鱼肉、蛋类和奶制品)不是主要来源。前面介绍的地中海饮

食模式(第 164 页)与抗炎饮食类似。抗炎饮食建议少摄入可能增加疼痛和炎症的食物,多摄入特定的抗炎食物。抗炎食物,即有助于降低炎症的食物,富含膳食纤维、维生素、矿物质和所有在植物中发现的抗炎类营养素。

可能引起或加重炎症的食物

▶ 红肉(牛肉、猪肉、羊肉、小牛肉、山羊肉)

▶ 加工肉类(卤肉、快餐、冷冻熟肉、腌肉、熏肉)

▶ 油炸食品、反式脂肪(起酥油、氢化油或部分氢化油)

▶ 精制谷物(白面包、白面条、白米饭)

▶ 精制甜品和饮料(曲奇、蛋糕、糖果、糕点、苏打水、加糖饮料、添加糖)

▶ 咖啡因

▶ 酒精

有助于缓解疼痛的营养素

有时除了健康饮食,关注特定营养素也有帮助。营养素是为生长和维持生命提供必要营养的物质。食物中的一些营养素可能对缓解慢性疼痛有用。医生和注册营养师可以帮助您选择最适合的营养素。以下列出了一些相关营养素的信息。

▶ ω-3 脂肪酸是一种应与其他脂肪一起适量食用的脂肪,可能有助于降低炎症。ω-3 脂肪酸存在于冷水鱼(鲑鱼、大比目鱼、鲭鱼)和其他海产品、坚果和种子以及一些植物油中。

▶ 维生素 D 帮助调节疼痛。据估计,至少 50% 慢性疼痛患者体内维生素 D 含量较低。科学家认为维生素 D 可能有助于缓解慢性疼痛,相关研究正在进行中。人体可以从日光中获取维生素 D,因此每天应尽量保持一定的户外活动。一些天然食物中也含有维生素 D,包括鱼类(许多种类的鱼中也含有很高的 ω-3 脂肪酸)、蛋黄、鱼肝油。大多数包装食品,如牛奶、酸奶、橙汁、豆浆和植物奶、黄油等,含有的维生素 D 是强化的,是添加到食物中的。维生素 D 也可以补充剂的形式摄入。每个人都需要维生素 D 来保持骨骼健康。没有维生素 D,人体就无法使用钙。如果晒太阳不足、深色皮肤或者超重,则需额外补充维生素 D。如有骨质疏松症家族史,更需额外补充维生素 D。如果需要使用维生素 D 补充剂,可向医生或注册营养师咨询。美国国家医学研究院建议 70 岁以下者应每天摄入 600IU(国际单位),70 岁以上者每天摄入 800IU。加拿大卫生部建议 50 岁以上的男性和女性每天服用 400IU 维生素 D 补充剂。通常认为,摄入 1 000IU 或 2 000IU 的补充剂量是安全的,建议每天保持在 4 000IU 以下。

▶ 镁可以缓解偏头痛、肌痛以及某些神经痛。富含镁的食物包括亚麻籽、芝麻、南瓜籽、鲍鱼果、杏仁、松子、冷水多脂鱼(三文鱼、大比目鱼、鲭鱼)、豆类(黑豆、白扁豆、芸豆)、绿色蔬菜(煮菠菜和青菜)和小麦胚芽等。饮食中镁过量会引起腹泻,因此服用镁补充剂前,请咨询医生。

▶ 锌和硒有助于控制炎症。富含锌的食物包括牡蛎、鸡肉、豆腐、麻仁、小扁豆、酸奶、燕麦、蘑菇。富含硒的食物包括鲍鱼果、金枪鱼、贝类、鸡肉、豆腐、全谷类和蘑菇。

▶ 维生素 B_{12} 有助于保持大脑和神经系统、心脏的健康和活力,缓解神经痛。维生素 B_{12} 常见于动物蛋白质中,如红肉、蛋类、鱼和鸡肉。营养酵母中也含有维生素 B_{12}。

▶ 保持水分充足。研究表明慢性脱水和肌肉酸痛之间可能存在联系。

(六)食物敏感性与慢性疼痛自我管理

对某些人来说,一些食物会触发疼痛。比如,亚硫酸盐(天然存在于某些食物和人体内的物质,亦可用作食物添加剂,也存在于果干和某些酒类特别是红酒中)、单宁(存在于葡萄酒和浓茶中)、各种奶酪(特别是经过陈化或发酵的奶酪)、硝酸盐和亚硝酸盐(存在于加工肉类中)之类的食物添加剂、味精(加工食品中的增味剂)、阿斯巴甜以及其他人造甜味剂和高脂肪食物。其他引发偏头痛的因素包括禁食或漏餐以及脱水。

偏头痛的确切原因尚不清楚。但如果您有偏头痛,尝试避免吃那些疑似会触发偏头痛的食物。如果您想开始避免食用某些食物,可以和医生谈谈。

咖啡因和疼痛

过多的咖啡因会引起焦虑、不安、烦躁、心悸和胃部不适,并且会干扰睡眠,这些症状可能会加重疼痛。应该将咖啡因的摄入量控制在大约400mg以内,相当于一天 2 ~ 3 杯(每杯250ml)咖啡的量。并非只有咖啡中有咖啡因,茶、可乐和其他苏打水、巧克力以及能量型饮料中都含有咖啡因。感冒药和某些温和的止痛药也含有咖啡因,要阅读标签。

如果您想减少咖啡因摄入,在 2 ~ 3 周内逐渐减少摄入量是很重要的。如果您减量太快,可能会出现头痛、疲劳、不安、情绪波动等症状;如果逐渐减少,应该不会出现上述症状。使用无咖啡因咖啡和茶以及其他无咖啡因饮料替代,可以减少咖啡因摄入量。举例来说,1 杯(250ml)低因咖啡含有 5 ~ 10mg 咖啡因,而普通咖啡则含有 100 ~ 150mg 咖啡因。1 杯(250ml)绿茶大约含 33mg 咖啡因。

除了偏头痛外,很多种慢性疼痛都可能由某些特定的食物触发。为了确定您是否对某些食物不耐受或敏感,请记录食物和症状,填写行为清单(见第44～45页的表4-1和表4-2)。写下近两周您摄入的所有食物和饮料,也要记录您是否遗漏某餐。同时记录您每天是否出现症状,包括疼痛、情绪和心理状况,是变糟、变好或者无变化,看能否找到引起症状变糟或变好的特定食物。如果您对任何一种食物产生怀疑,一次排除一种食物,来验证您的想法。

排除食物只是整个过程中的一部分。要保持平衡多样的饮食,不要忘记喝足够的水。向注册营养师或医生咨询,有助于您确定不吃哪种食物、在多长时间内不吃以及什么时间重新开始摄入它。

阿片类药物与健康饮食

阿片类药物是一类用于止痛的强效药物。对许多人来说,阿片类药物会降低食欲,导致便秘。含有大量纤维的食物,如豆类、蔬菜和水果,可以减少便秘。如果您正在服用阿片类药物,其他营养素也可能在维持健康方面起到有益的作用,包括姜黄根中的姜黄素、植物食品中的益生元(一种纤维,可以滋养肠道中的有益细菌)、酸奶中的益生菌(活性健康微生物)。锌是人体免疫系统所需的一种必需微量元素,通常服用阿片类药物者体内锌水平较低。人体所需维生素 B_{12} 在服用阿片类药物者体内水平也较低。维生素 B_{12} 主要存在于动物蛋白中,也可见于营养酵母(干酪味、坚果味或咸味的素食类食品),这些在大多数健康食品商店都可以购买。用这些食物改善饮食,可以减少阿片类药物的副作用。

五、慢性疼痛与健康饮食

本章已对健康饮食以及食物如何影响疼痛做了介绍,接下来将提供一些实现健康饮食的技巧。本章末提供的两个附录也可以帮助您进行健康饮食。其中,"附录A 1 600卡路里和2 000卡路里的健康饮食计划"列出了每日推荐的份量、食谱举例和膳食计划食品清单,包括较低(1 600)和较高(2 000)卡路里的标准份量;"附录B 饮食计划食物组合"帮助您选择喜欢的健康食物种类和份量。调整所吃的食物将会对您的健康和慢性疼痛产生很大影响,但请注意,要循序渐进,从微小改变开始,不要过快或者大幅度更换您的食物和饮料。

（一）健康饮食小窍门

当您想多吃蔬菜和水果、开始抗炎饮食、减重或想做出一些改变时，下列建议会有所帮助。

▶ **每天增加一份蔬菜和水果**，直到您每天吃 5 份（或更多）蔬菜和水果。

▶ **在饮食中添加植物蛋白**。不需要整顿饭都是植物性食物，只要一餐中加入 1 茶匙坚果（山核桃、腰果）和种子（葵花子、芝麻），就会增加蛋白质、纤维和营养素。

▶ **选择您喜欢吃的健康食物**，您可以在"附录 B　饮食计划食物组合"中选择喜欢的健康食物，在饮食中增加这些食物。

▶ **吃深色绿叶蔬菜**，比如菠菜、甜菜、羽衣甘蓝、甘蓝。

▶ **吃含有"好脂肪"的天然食物**，如核桃、南瓜子、橄榄油。

▶ **在食物上撒些亚麻粉**以增加纤维、"好脂肪"以及其他重要的营养素。

▶ **控制摄入添加糖**不超过每天 24g（女性）和 36g（男性）。可以通过阅读营养成分表和配料表了解包装食物中的添加糖含量。

▶ **喝水**。如果您感到口渴，或您的尿液颜色较深，就需要多喝水或其他您喜欢的无卡路里的液体。在锻炼前、中、后要增加液体摄入。天热的时候也需要多喝水。

▶ **在饮食中加入调料和草药**。姜和姜黄可以和多种食物搭配。

▶ **每天吃一份天然发酵食物**（酸奶、开菲尔酸奶、酸菜、泡菜、味噌、豆豉、红茶菌）。

▶ **选择更接近自然方式制作的食物**。通常超市最显眼的中间位置都会摆放包装食品，绕过它们到旁边去，您会发现新鲜水果、蔬菜、肉类、海鲜和奶制品。尽量少买垃圾食品和深加工食品。

▶ **吃各种颜色的未加工食品**。餐盘里食物种类越丰富越好，蔬菜和水果颜色越多越好。

▶ **选择最少加工的食物**。选择烤鸡胸肉而不是裹着面包屑的炸鸡块。选择烤土豆（带皮）而不是炸薯条。选择全谷物，如全谷物面包、全麦意大利面和糙米。

▶ **从食物中获取营养，而不是补充剂**。膳食补充剂不能弥补不健康的饮食。天然的食物有适合人体的营养素含量和营养素组合。非天然食物中的营养物质可能所含的剂量不健康，或者它们的作用方式不正确，甚至可能产生有害的副作用。

▶ **一些饮食中需要营养补充剂**。有时我们无法从食物中获得所需要的所有营养。例如，老年人可能需要更多的钙来帮助预防或减缓骨质疏松症。如果想服用补充剂，先咨询医生或注册营养师，您需要知道补充剂是否会影响药物的服用。

▶ **规律饮食，定时定量**。这可以防止过度饥饿，保持和平衡血糖水平。规律饮食对不同的人来说是不同的，可以是一日三餐每餐正常份量，也可以是一日五餐每餐较小份量，还可以是其他任何适合您健康状况的饮食。一般来说，白天的饮食，包括早餐，更为重要。

(二)享受烹饪和饮食的诀窍

▶ **尝试做点新的菜肴。**上烹饪课或通过电视、网络看视频,学做一些新的菜肴。如果有零碎的东西或剩菜,在网上搜索食谱,可以帮助您找出如何食用它们。

▶ **如果您喜欢做饭,但现在只需要做自己一个人的饭,**那么邀请别人吃饭,计划一个聚餐,或者为某些慈善活动准备食物。

▶ **疾病、药物和手术可能影响您的味觉。**如果缺乏味觉让您吃得太少,以下是一些您可以尝试的建议:①向医生询问药物可能会导致的变化。②避免吸烟,限制饮酒。③做好口腔护理。如果您觉得口干是一个问题,咨询牙医或医生如何治疗口干。④使用草药(罗勒、牛至、龙蒿)和香料(肉桂、孜然、咖喱、生姜、肉豆蔻)。⑤将新鲜柠檬汁挤在食物上。⑥在食物中放少量的醋。有许多调味醋,可以尝试不同的种类。⑦添加健康的成分(胡萝卜或大麦汤,或果干和坚果沙拉),使它们更美味。⑧慢慢咀嚼食物,以释放更多的味道。⑨让食物看起来更诱人。我们实际上都是看着食物吃饭的!比较一下,一盘白米饭、白花菜和白鱼,与一盘烤红薯、鲜绿色菠菜和加了沙拉酱的烤鱼,两种食物,哪个更让人有食欲呢?

▶ **如果疼痛妨碍了购物、烹饪或进食,**这里有一些建议:①煮够两三顿饭,冷藏起来以备不时之需。②与朋友或家人交换食物。③把食物准备分成几步,中间休息。④寻求帮助,特别是重要节日聚餐或家庭聚会。⑤使用送餐服务,如食物外卖 App 等。⑥使用超市配送服务。

▶ **吃饭时身体不舒服的人往往吃得更少。**有些人吃大餐会引起肠胃问题,比如消化不良、恶心、不适。慢性疼痛也会抑制食欲。如果进食导致不适或呼吸急促,试试下面的建议:①少量多餐,每天吃 4～6 顿份量较小的饭。②避免食用会产生气体或膨胀的食物,如卷心菜、西蓝花、抱子甘蓝、洋葱和豆类。③慢慢吃,小口吃,好好咀嚼食物。偶尔暂停一下。为了避免呼吸急促而加快进食速度,反而会引起呼吸困难。④练习正念饮食(见第十章"健康体重与慢性疼痛自我管理"第 210 页)。⑤选择容易吃的食物,如酸奶或布丁、奶昔或水果冰沙。

附录 A　1 600 卡路里和 2 000 卡路里的健康饮食计划

本计划中的建议参考了 2020—2025 年美国膳食指南。在"附录 B　饮食计划食物组合"中，可以查看关于表 9-1 第一栏中提到的食品的更多信息。家庭中食物的计量换算见表 9-2。

表 9-1　食物组合的每日份数

食物组合	1 600kcal	2 000kcal	参考食谱及说明
蛋白质食物	140g	170g	午餐：56g 火鸡三明治 晚餐：85g 烤鲑鱼（2 000kcal 计划需要 112g）
脂肪 / 食用油	选 6 种	选 6 种	零食：6 颗杏仁 午餐：2 茶匙（30ml）沙拉酱，3 茶匙（15ml）橄榄油，用于调味蔬菜和鱼
低碳水化合物蔬菜	至少 2 大杯（500ml）	至少 3 大杯（750ml）	午餐：一杯（250ml）沙拉蔬菜（2 000kcal 需要 2 杯或 500ml） 晚餐：1/2 杯（125ml）熟青豆
高碳水化合物蔬菜	选 2 种	选 3 种	午餐：1/3 杯（75ml）扁豆汤（2 000kcal 需要 2/3 杯或 150ml） 晚餐：1/2 杯（125ml）玉米
水果	选 2 种	选 3 种	早餐：1/2 根香蕉（2 000kcal 需要 1 根香蕉） 晚餐或夜间零食：3/4 杯（175ml）蓝莓
面包，谷物（至少一半是全谷物）	选 5 种	选 6 种	早餐：1 杯（250ml）熟燕麦片 午餐：2 片全麦面包，三明治，1/3 杯（75ml）糙米（2 000kcal 需要 2/3 杯或 150ml）
牛奶	3 杯（750ml）	3 杯（750ml）	早餐：1 杯（250ml）原味酸奶 中餐和晚餐各 1 杯（250ml）牛奶
不含卡路里食品	随意	随意	早餐：咖啡 中午：茶 晚餐：苏打水 零食：无糖布丁
其他	大约 100kcal	大约 200kcal	从"附录 B　饮食计划食物组合"选择额外的食物，或者通过营养成分表选择其他食物来决定额外食物的量

表 9-2　家庭计量换算

度量衡（英制）	度量衡（公制）
1 茶匙（Tsp）	5ml
1 汤匙（Tbsp）	15ml
1/4 杯	60ml
1/3 杯	75ml
1/2 杯	125ml
2/3 杯	150ml
3/4 杯	175ml
1 杯	250ml
1 盎司	28g
1 液盎司	30ml
1 英寸	2.54cm

附录 B　饮食计划食物组合

蛋白质

　　动物来源的蛋白质不含碳水化合物。植物来源的蛋白质含有不同数量的碳水化合物。蛋白质来源是根据它们含有多少脂肪列出的。还请注意，以下清单显示了 1 盎司（28g）份量的蛋白质来源，以便在进食不同份量的食物时更容易进行比较和计算。标准份量的蛋白质接近 3 盎司（84g），相当于一副扑克牌的大小。

- -

优质蛋白质来源
1 盎司 =7g 蛋白质，0 ~ 3g 脂肪，21 ~ 45kcal
1 盎司相当于：
▶ 牛肉（去除脂肪的牛里脊、牛眼肉、肋排和牛腩），1 盎司（28g）

▶ 罐装金枪鱼(油浸或水浸)、鲱鱼(未加奶油的),1/8 杯(30ml)或 1 盎司(28g)

▶ 鲇鱼、比目鱼、黑线鳕、大比目鱼、罗非鱼、鲈鱼、鲑鱼(新鲜或冷冻),1 盎司(28g)

▶ 奶酪(每盎司 3g 脂肪或更少),1 盎司(28g)

▶ 鸡、火鸡、鸭、鹅(无皮,去脂肪),1 盎司(28g)

▶ 仿蟹肉(4g 碳水化合物),1 盎司(28g)

▶ 肾、肝、心(牛或鸡),1 盎司(28g)

▶ 牡蛎,6 个中等大小

▶ 加工肉类(每盎司脂肪 3g 或以下),1 盎司(28g)

▶ 沙丁鱼(油浸或水浸),6 条小的

▶ 虾、龙虾、扇贝、螃蟹,1 盎司(28g)

▶ 鸡蛋替代品(普通),1/4 杯(60ml)

▶ 鸡蛋(大)蛋白,2 个或 1/4 杯(60ml)

▶ 低脂或脱脂干酪(2g 碳水化合物),1/4 杯(60ml)

▶ 煮熟的干豆、豌豆、扁豆(20g 碳水化合物),1/2 杯(125ml)

- -

中等脂肪蛋白质来源

1 盎司 =7g 蛋白质,4 ~ 7g 脂肪,46 ~ 70kcal

1 盎司相当于:

▶ 咸牛肉、碎牛肉、肉饼,1 盎司(28g)

▶ 奶酪(低脂奶酪、马苏里拉奶酪、羊奶酪,每盎司 4 ~ 7g 脂肪),1 盎司(28g)

▶ 毛豆(去壳,7g 碳水化合物),2¾ 盎司(78g)或 1/2 杯(125ml)

▶ 鸡蛋,1 个

▶ 鱼(油炸),1 盎司(28g)

▶ 猪肩肉,1 盎司(28g)

▶ 野鸡,1 盎司(28g)

▶ 带皮家禽,1 盎司(28g)

▶ 减脂香肠(每盎司 4 ~ 7g 脂肪),1 盎司(28g)

▶ 奶酪(用脱脂牛奶制成),1/4 杯(60ml)或 2 盎司(56g)

▶ 豆腐(3g 碳水化合物),3 盎司(84g)

- -

高脂肪蛋白质来源

1 盎司 =7g 蛋白质,8g 脂肪或更多,80kcal 或更多

1 盎司相当于：

▶ 培根，2 片

▶ 奶酪（普通），1 盎司（28g）

▶ 熟食肉类（腊肠、意大利腊肠、熏肉），1 盎司（28g）

▶ 墨西哥奶酪（切碎的干酪），1/3 杯（75ml）

▶ 花生（或其他坚果）黄油（约 7g 碳水化合物），2 汤匙（28g）

▶ 猪肉排骨（小到中），1 根

▶ 香肠、腊肠、西班牙辣香肠，1 盎司（28g）

▶ 芝麻酱（8g 碳水化合物），2½ 汤勺（37.5g）

▶ 土耳其培根，3 片

脂肪 / 油脂

每一茶匙脂肪和油脂中含有少量或不含碳水化合物、5g 脂肪和 45kcal。一些脂肪来源也含有蛋白质，如坚果和花生酱。

要多选择不饱和脂肪，而不是饱和脂肪和反式脂肪。

主要为不饱和脂肪的脂肪来源

▶ 牛油果，1/4 杯切片

▶ 蛋黄酱，1 茶匙（5ml）

▶ 蛋黄酱（减脂），1 汤匙（15ml）

▶ 坚果或种子（6 颗杏仁、2 颗山核桃、5 颗带壳花生、2 颗整核桃），1 汤匙（15ml）

▶ 橄榄，10 个小的或 5 个大的

▶ 花生（或其他坚果）黄油，1½ 茶匙（7ml）

▶ 沙拉蘸酱，1 汤匙（15ml）

▶ 沙拉蘸酱（减脂；可能含有碳水化合物）*，2 汤匙（30ml）

▶ 软人造黄油（无反式脂肪），1 茶匙（5ml）

▶ 植物油（橄榄油、红花籽油、菜籽油、玉米油、葵花籽油、花生油），1 茶匙（5ml）

注：*为了减少沙拉蘸酱中的脂肪，而增加糖和盐的做法不可取。

主要为饱和脂肪或反式脂肪的脂肪来源

▶ 黄油，1 茶匙（5ml）

▶ 培根，1 片

- ▶ 椰子油,1 茶匙(5ml)
- ▶ 椰子(切碎),2 汤匙(30ml)
- ▶ 奶油(半打发),2 汤匙(30ml)
- ▶ 奶油(完全打发),1 汤匙(15ml)
- ▶ 奶油奶酪,1 汤匙(15ml)
- ▶ 猪油,1 茶匙(5ml)
- ▶ 人造黄油(棒状的,含有反式脂肪),1 茶匙(5ml)
- ▶ 非乳制咖啡奶精(含有碳水化合物,可能含有反式脂肪,检查营养成分表),2 ~ 5 汤匙(30 ~ 75ml)
- ▶ 棕榈油,1 茶匙(5ml)
- ▶ 腌猪肉,1/4 盎司(7g)
- ▶ 起酥油(含有反式脂肪),1 茶匙(5ml)
- ▶ 酸奶油,2 汤匙(30ml)

低碳水化合物蔬菜

含有少量碳水化合物(5g 或更少)的蔬菜几乎不含脂肪,卡路里含量小于 25kcal,一份为 1/2 杯煮熟的或 1 杯生的,注意其他份量大小。

洋蓟	辣椒	豌豆荚
芦笋	茄子	水萝卜
竹笋		芜菁甘蓝
豆芽	新鲜调味植物(罗勒、香菜、薄荷、欧芹、鼠尾草、百里香)	沙拉蔬菜
豆类(绿)		酸菜(高钠)
甜菜		豌豆
西蓝花	青葱	菠菜
抱子甘蓝	绿色蔬菜(羽衣甘蓝、芥末、瑞士甜菜、萝卜)	夏季南瓜(黄色,西葫芦)
卷心菜	豆薯	
胡萝卜	大头菜	甜椒
花椰菜	蘑菇	西红柿(1 个大的)
芹菜	仙人掌	蔬菜汁(通常高钠)
佛手瓜	秋葵	水芹菜
菊苣	洋葱	

高碳水化合物蔬菜和豆类

　　碳水化合物含量较高的蔬菜大约含有 15g 碳水化合物,几乎不含脂肪,大约含有 80kcal,多数含大约 3g 蛋白和少量脂肪。

- ▶ 烤豆子(蛋白质含量较高),1/4 杯(60ml)
- ▶ 玉米、豌豆、防风草、车前草、土豆(捣碎)、豆煮玉米(利马豆和玉米),1/2 杯(125ml)熟的
- ▶ 木薯根(丝兰属),1/4 杯(60ml)
- ▶ 玉米棒,6 英寸穗(15cm)
- ▶ 干豆或豌豆(黑眼豆或分裂豌豆;黑豆、芸豆、利马豆或藏青豆;扁豆,熟的;蛋白质含量较高),1/3 杯(75ml)
- ▶ 土豆(烤或煮),1 个小的(3 盎司或 85g)
- ▶ 红薯、山药,1/3 杯(75ml)
- ▶ 芋头(切片煮熟),1/3 杯(75ml)或 1½ 盎司(42g)
- ▶ 冬南瓜(橡子、胡桃、南瓜,煮熟的),1/2 杯(125ml)
- ▶ 箭叶芋片,1/2 杯(125ml)或 2 盎司(56g)

水果

　　一份水果含有大约 15g 碳水化合物,几乎没有脂肪,不含蛋白质,含 60kcal。一般来说,1/2 杯(125ml)水果或果汁,或 1/4 杯(60ml)干果是一份。

新鲜水果

- ▶ 苹果,1 个
- ▶ 杏,4 个
- ▶ 香蕉(9 英寸或 23cm),1/2 根
- ▶ 浆果(蓝莓、覆盆子),3/4 杯(175ml)
- ▶ 樱桃(约 12 个),1/2 杯(125ml)
- ▶ 无花果(小),2 个
- ▶ 葡萄柚,1/2 个
- ▶ 葡萄(小),1/2 杯(125ml)
- ▶ 番石榴,1½ 个或 1/2 杯(125ml)
- ▶ 猕猴桃(大),1 个
- ▶ 杧果(切块),1/2 杯(125ml)

▶ 甜瓜(蜜瓜、哈密瓜,切块),1 杯(250ml)

▶ 橙子(小),1 个

▶ 木瓜(小,切块),1 杯(250ml)

▶ 桃、油桃(中),1 个

▶ 梨(中),1/2 个

▶ 柿子(中),1½ 个

▶ 菠萝(切块),3/4 杯(175ml)

▶ 李子(小),2 个

▶ 石榴,1/2 个

▶ 草莓(整个),1¼ 杯(310ml)

▶ 西瓜(切块),1½ 杯(375ml)

- -

水果干

▶ 苹果,3 片

▶ 杏,3 个半

▶ 枣(干的,去核),3 个

▶ 无花果,2 个

▶ 西梅(去核,中等大小),3 个

▶ 葡萄干,2 汤匙(30ml)

面包、谷物和谷物制品

　　每份面包、谷物和谷物制品含有 15g 碳水化合物,3g 蛋白质,几乎不含脂肪,大约 80kcal。添加脂肪的产品含更多的卡路里。全谷物是好的纤维来源,要尽可能多吃。

- -

面包、面包卷、松饼、玉米饼和谷物

▶ 红藜麦(熟)*,1/3 杯(75ml)

▶ 百吉饼(中等大小),1/4 个(1 盎司或 28g)

▶ 大麦(熟)*,1/3 杯(75ml)

▶ 饼干(小)†,1/2 片

▶ 面包(白色,全麦*,黑麦),1 片(1 盎司)

▶ 小麦(熟)*,1/2 杯(125ml)

▶ 面包(热狗或汉堡包),1/2 个

- ▶ 英式松饼,1/2 个
- ▶ 霍查塔(饮料),1/2 杯(125ml)
- ▶ 煎饼[†](4 英寸或 10cm),1 个
- ▶ 意大利面,白色,全麦[*](煮熟),1/3 杯(75ml)
- ▶ 皮塔面包(6 英寸或 15cm),1/2 个
- ▶ 藜麦(熟)[*],1/3 杯(75ml)
- ▶ 大米(白色,糙米[*],或者野生稻[*],熟),1/3 杯(75ml)
- ▶ 卷饼(原味),1/2 个
- ▶ 黎巴嫩生菜(熟)[*],1 杯(250ml)
- ▶ 玉米饼(玉米[*]或面粉,6 英寸或 15cm),1 个
- ▶ 华夫饼(减脂,4½ 英寸或 11cm),1 个
- ▶ 小麦胚芽[*](干),3 汤勺(45ml)

谷物

- ▶ 麦麸[*]、玉米片、勺子大小的小麦碎[*],1/2 杯(125ml)
- ▶ 格兰诺拉麦片[*†],1/4 杯(60ml)
- ▶ 燕麦[*](熟),1/2 杯(125ml)
- ▶ 膨化、无糖霜的小麦或大米谷类食品,1½ 杯(375ml)

饼干和零食

- ▶ 全麦饼干(2½ 英寸或 6cm²),3 块
- ▶ 无酵母脆饼,3 盎司(84g)
- ▶ 烤面包片(2 英寸 ×4 英寸或 5cm×10cm),4 块
- ▶ 爆米花(减脂)[*],3 杯(750ml)
- ▶ 薯片,1 盎司(28g)或 15 片
- ▶ 椒盐脆饼,3 盎司(84g)
- ▶ 米糕(4 英寸或 10cm 宽),2 块
- ▶ 苏打饼干,6 块
- ▶ 全麦饼干[*](减脂,3 盎司或 84g),2 ~ 5 块

注:[*]富含纤维;[†]增脂。

甜食

低脂或脱脂甜食

一份低脂或脱脂甜食含有大约 15g 碳水化合物,0 ~ 3g 蛋白质和 60 ~ 80kcal。尽量少吃甜食。

- ▶ 姜饼,3 块
- ▶ 蜂蜜,1 汤匙(15ml)
- ▶ 果酱或果冻,1 汤匙(15ml)
- ▶ 软糖豆(小),15 个
- ▶ 甘草棒,2 根
- ▶ 布丁(脱脂牛奶),1/4 杯(60ml)
- ▶ 冰冻果子露,1/3 杯(75ml)
- ▶ 苏打水,1/2 杯(125ml)
- ▶ 糖浆(常规),1 茶匙(15ml)

中等脂肪甜食

一份中等脂肪甜食含有大约 15g 碳水化合物、0 ~ 3g 蛋白质、5g 脂肪和 110 ~ 130kcal。

- ▶ 糖霜蛋糕(1 英寸或 $2.5cm^2$)
- ▶ 饼干(小,1¾ 英寸或 4cm),2 块
- ▶ 格兰诺拉燕麦条(小),1 块

高脂甜食

一份高脂肪甜食含有约 15g 碳水化合物、0 ~ 3g 蛋白质、5g 以上脂肪和超过 130kcal。

- ▶ 巧克力糖棒(1½ 盎司或 42g),1/2 块
- ▶ 丹麦酥皮点心(4½ 英寸或 11cm),1/2 块
- ▶ 水果派,9 英寸(23cm)大小的 1/16
- ▶ 冰淇淋,1/2 杯(125ml)

牛奶

奶制品含有碳水化合物和蛋白质。脂肪含量可能低也可能高,取决于所选的奶制品种类。开菲尔酸奶的脂肪和卡路里含量根据使用的牛奶脂肪的百分比而变化。风味牛奶和甜

味酸奶的脂肪、碳水化合物和卡路里根据牛奶脂肪和添加糖的百分比而变化。食用时应检查这些产品的营养成分表。

脱脂和极低脂的奶制品

一份含有 12g 碳水化合物、8g 蛋白质、0 ～ 3g 脂肪和大约 80kcal。

▶ 脱脂奶粉, 1/3 杯 (75ml)

▶ 脱脂牛奶, 1/2 杯 (125ml)

▶ 低脂酪乳, 1 杯 (250ml)

▶ 原味脱脂酸奶, 8 盎司 (224g)

▶ 脱脂牛奶和 1% 牛奶, 1 杯 (250ml)

低脂乳制品

一份含有约 12g 碳水化合物、8g 蛋白质、5g 脂肪和 120kcal。

▶ 2% 牛奶, 1 杯 (250ml)

▶ 原味低脂酸奶, 8 盎司 (224g)

高脂乳制品

一份含有约 12g 碳水化合物、8g 蛋白质、8g 脂肪和 150kcal。

▶ 全脂淡炼乳, 1/2 杯 (125ml)

▶ 全脂牛奶、酪乳, 1 杯 (250ml)

▶ 全脂、新鲜牛奶, 或山羊奶炼乳, 1 杯 (250ml)

▶ 全脂原味酸奶, 8 盎司 (224g)

牛奶替代品

一份含有 6 ～ 9g 碳水化合物、8g 蛋白质、5g 不饱和脂肪和 80 ～ 130kcal。

▶ 钙强化豆浆, 1 杯或 250ml (15g 碳水化合物)

▶ 钙强化不加糖的豆浆, 1 杯或 250ml (4g 碳水化合物)

▶ 其他牛奶替代品的蛋白质含量通常要少得多, 卡路里含量也各不相同, 它们可能强化, 也可能不强化。

▶ 奶酪和白干酪。

▶ 酸奶油和黄油。

酒精饮料

大多数酒精饮料不含蛋白质和脂肪,热量和碳水化合物含量各异。

▶ 淡啤酒,12 盎司(355ml)(5g 碳水化合物,100kcal)

▶ 无醇啤酒,12 盎司(355ml)(约 20g 碳水化合物,100kcal)

▶ 啤酒,12 盎司(355ml)(约 13g 碳水化合物,160kcal)

▶ 白酒(80 度),1½ 盎司(44ml)(0g 碳水化合物,80 ~ 100kcal)

▶ 利口酒,1½ 盎司(44ml)(10 ~ 24g 碳水化合物,140 ~ 240kcal)

▶ 混合饮品(玛格丽塔、莫吉托、杜松子酒和汤力水等),1 杯(20 ~ 30g 碳水化合物,200 ~ 250kcal)

▶ 葡萄酒(红葡萄酒、白葡萄酒、干葡萄酒、起泡葡萄酒),5 盎司(148ml)(4g 碳水化合物,125kcal)

▶ 餐后甜酒,3½ 盎司(103ml)(14g 碳水化合物,165kcal)

其他食物

每份其他食物含有 5g 碳水化合物和 20kcal,适量食用。尽量少选择高盐食品。

▶ 汤,肉汤,清炖肉汤 *

▶ 糖果,硬(无糖)

▶ 口香糖(无糖)

▶ 苏打水,矿泉水

▶ 咖啡或茶,纯的或加了甜味剂的(无糖)

▶ 风味冰棒(无糖)

▶ 大蒜

▶ 明胶(无糖或原味)

▶ 草药,香料

▶ 辣椒酱

▶ 软饮料(无糖)

▶ 无糖苏打水

▶ 酱油 *

▶ 辣酱油 *

注:* 高钠(盐)。

糖替代品（美国食品药品监督管理局批准）*

▶ Equal（阿斯巴甜）

▶ 罗汉果提取物（罗汉果）

▶ Newtame（纽甜）

▶ Nutura Sweet（阿斯巴甜）

▶ Splenda（三氯蔗糖）

▶ Sugar Twin（阿斯巴甜）

▶ Sunette（安赛蜜钾）

▶ Sweet Leaf（甜菊糖）

▶ Sweet One（安赛蜜钾）

▶ Sweet Twins（糖精）

▶ Sweet'N Low（糖精）

注：*上述糖替代品，也称为非营养甜味剂或低热量甜味剂，不包括所有政府批准的通用代糖产品，也没有列出所有的品牌名称。该清单还省略了碳水化合物（和卡路里）高于代糖但低于常规糖的甜味剂，包括果糖和糖醇，如山梨醇、甘露醇和木糖醇。

加拿大卫生部批准了以下用于食品和口香糖和／或餐桌甜味剂的高强度非营养甜味剂：安赛蜜钾、阿斯巴甜、甜蜜素、纽甜、糖精、甜菊糖苷、三氯蔗糖、硫马汀和罗汉果提取物。

Equal（阿斯巴甜）

Hermesetas（糖精）

Krisda（甜菊糖苷）

Nutra Sweet（阿斯巴甜）

Pure Via（甜菊糖苷）

Splenda（三氯蔗糖）

Stevia（甜菊糖苷）

Sucaryl（甜蜜素）

Sweet Twins（糖精）

Sweet'N Low（糖精）

Truvia（甜菊糖苷）

（张黎峰）

第十章

健康体重与
慢性疼痛自我管理

对许多人来说，超重是一种长期的慢性病症。超重会使慢性疼痛和其他大多数慢性疾病恶化。即使减重一点点也可以改善健康。如果慢性疼痛者超重，医生通常会建议在进行其他治疗的同时减重。

很多证据已经表明了体重的重要性。超重是髋关节、膝关节、踝关节和脚关节骨性关节炎的危险因素。过重的体重会给几乎所有关节带来额外的压力。想象举起 1 斤大米，再想象举起 20 斤大米，举起哪个比较痛苦？ 如您超重，超出的体重很可能会给您带来疼痛。

超重会加大心脏负荷，导致高血压、心脏病和脑卒中。糖尿病患者若超重，会很难控制血糖水平。如果血糖升高，由糖尿病引起的心脏和神经问题通常会带来疼痛。对于糖尿病前期患者，减 5% ～ 7% 的体重可以延迟或避免糖尿病进展。研究显示，小幅度的减重可以预防或推迟一些健康问题的发生，比如体重 68kg 者，减重 5% 即 3.4kg。

减重和保持体重都是有难度的。研究表明，减重成功并保持体重的人通常得到了家庭、朋友、医生或共同减重团体的持续支持。

尽管体重超标比体重不足更加普遍，但对于慢性疼痛者而言，一些人则需要增重。本章提供的一些信息和工具可帮助您成功管理体重，解决体重相关的慢性疼痛问题。虽然大部分情况都在讨论减重，但您也可在本章中找到一些关于增重的信息（见第 209 页）。

一、什么是健康体重

"理想"体重是不存在的。对一个人来说，健康体重是一个范围。确定您的健康体重范围，并决定是否想或需要改变体重，这取决于年龄、活动水平、健康状况、身体脂肪分布情况，以及家族史和体重相关疾病，如慢性疼痛、高血压和糖尿病。

了解健康体重的一个方法是计算体质指数（BMI）。BMI 是将身高和体重综合为一个数值，虽然不是一个完美的衡量标准，但 BMI 是一个有用的指标。根据美国国立卫生研究院提供的表 10-1，找到您的身高，并跟随这条线找到与您目前的体重最近的数字。在体重上面的那一栏标题就是您的 BMI，并告诉您属于什么范围：正常、超重、肥胖或极度肥胖。研究发现，与正常体重者相比，超重者疼痛感增加了 20%，而肥胖者疼痛感增加了近 70%。BMI 超过 40kg/m² 者疼痛感是正常体重者的两倍。疼痛和体重之间的关系还需要进一步研究，但谈到慢性疼痛时，体重管理十分重要。

表 10-1　体质指数

身高/cm \ BMI (kg/m²)	正常						超重					肥胖										极度肥胖		
	19	20	21	22	23	24	25	26	27	28	29	30	31	32	33	34	35	36	37	38	39	40	41	42
	体重/kg																							
147.5	41.3	43.5	45.4	47.6	49.9	52.2	54.0	56.2	58.5	60.8	62.6	64.9	67.1	69.4	71.7	73.5	75.7	78.0	80.3	82.1	84.4	86.6	88.9	91.2
150	42.6	44.9	47.2	49.4	51.7	54.0	56.2	58.0	60.3	62.6	64.9	67.1	69.4	71.7	73.9	76.2	78.5	80.7	83.0	85.3	87.5	89.8	92.1	94.3
152.5	44.0	46.3	48.5	50.8	53.5	55.8	58.0	60.3	62.6	64.9	67.1	69.4	71.7	73.9	76.2	78.9	81.2	83.4	85.7	88.0	90.2	92.5	94.8	97.5
155	45.4	48.1	50.3	52.6	55.3	57.6	59.9	62.1	64.9	67.1	69.4	71.7	74.4	76.6	78.9	81.6	83.9	86.2	88.4	91.2	93.4	95.7	98.4	100.7
157.5	47.2	49.4	52.2	54.4	57.1	59.4	61.7	64.4	66.7	69.4	71.7	74.4	76.6	79.4	81.6	84.4	86.6	88.9	91.6	93.9	96.6	98.9	101.6	103.9
160	48.5	50.8	53.5	56.2	59.0	61.2	63.9	66.2	68.9	71.7	73.9	76.6	78.9	81.6	84.4	86.6	89.3	92.1	94.3	97.0	99.8	102.0	104.8	107.5
162.5	49.9	52.6	55.3	58.0	60.8	63.5	65.8	68.5	71.2	73.9	76.6	79.4	81.6	84.4	86.6	89.3	92.5	94.8	97.5	100.2	102.9	105.2	107.9	110.7
165	51.7	54.4	57.1	59.9	62.6	65.3	68.0	70.7	73.5	76.2	78.9	81.6	84.4	87.1	89.8	92.5	95.2	98.0	100.7	103.4	106.1	108.8	111.6	114.3
167.5	53.5	56.2	59.0	61.7	64.4	67.1	70.3	73.0	75.7	78.5	81.2	83.9	86.6	89.8	92.5	95.2	98.0	101.1	103.9	106.6	109.3	112.0	114.7	117.9
170	54.9	57.6	60.8	63.5	66.2	69.4	72.1	75.3	78.0	80.7	83.9	86.2	89.3	92.5	95.7	98.4	101.1	104.3	107.0	109.7	112.9	115.6	118.4	121.5
172.5	56.7	59.4	62.6	65.3	68.5	71.7	74.4	77.5	80.3	83.4	86.2	89.3	92.5	95.2	98.0	101.1	104.3	107.0	110.2	112.9	116.1	118.8	122.0	125.2
175	58.0	61.2	64.4	67.6	70.3	73.5	76.6	79.8	82.5	85.7	88.9	92.1	95.2	98.0	101.1	104.3	107.0	110.2	113.4	116.5	119.3	122.4	125.6	128.8
177.5	59.9	63.0	66.2	69.4	72.6	75.7	78.9	82.1	85.3	88.4	91.6	94.8	98.0	100.7	103.9	107.0	110.2	113.4	116.5	119.7	122.9	126.1	129.2	132.4
180	61.7	64.9	68.0	71.2	74.8	78.0	81.2	84.4	87.5	90.7	94.3	97.5	100.7	103.9	107.0	110.2	113.4	116.5	119.7	122.9	126.5	129.7	132.9	136.5
182.5	63.5	66.7	69.8	73.5	76.6	80.3	83.4	86.6	90.2	93.4	96.6	100.2	103.4	106.6	109.7	113.4	116.5	120.2	123.4	126.5	130.2	133.3	137.0	140.1
185	65.3	68.5	72.1	75.7	78.9	82.5	85.7	88.9	92.5	96.1	99.3	102.9	105.7	109.3	112.9	117.0	120.2	123.4	127.0	130.6	133.8	137.0	140.6	144.2
187.5	67.1	70.3	73.9	77.5	81.2	84.4	88.0	91.6	95.2	98.9	102.0	105.7	109.3	112.9	116.1	119.7	123.4	127.0	130.2	133.8	137.4	141.0	144.7	147.8
190	68.9	72.6	76.2	79.8	83.4	87.1	90.7	94.3	98.0	101.6	105.2	108.8	112.5	116.1	119.7	123.4	126.5	130.2	133.8	137.4	141.0	144.7	148.3	151.9
192.5	70.7	74.4	78.0	81.6	85.7	89.3	93.0	96.6	100.2	104.3	107.9	111.6	115.2	119.3	122.9	126.5	130.2	133.8	137.9	141.5	145.1	148.7	152.4	156.0

　　一旦明确了 BMI，请查看表 10-2。表 10-2 告诉您更多 BMI 对健康的意义。如果您年龄超过 65 岁，医生可能会推荐一个健康的体重范围，比"正常体重"和"超重"的数值高一点（表 10-2）。BMI 和体重目标取决于您的健康状况和其他健康相关问题。

表 10-2　体质指数分类

体质指数（kg/m²）	体重分类	具体意义
<18.5	体重偏低	如果您个子比较矮，除非您有其他健康问题，该体重范围不会有问题
18.5 ~ 24.9	正常体重	健康体重范围
25.0 ~ 29.9	超重	表示体重过重，如果您很健康或没有其他健康问题风险，或您身体活动较多并且有很多肌肉，这可能不是什么大问题
30.0 ~ 39.9	肥胖	这一范围意味着您身体内有大量脂肪，会增加发生体重相关健康问题的风险
≥ 40.0	超级肥胖	这一范围意味着您体重的很大一部分是脂肪，极易出现严重的健康问题

注：本分类为美国标准。中国分类标准为：BMI<18.5 kg/m²，体重偏低；18.5 ≤ BMI<24.0 kg/m²，正常体重；
　　24.0 ≤ BMI<28.0 kg/m²，超重；BMI ≥ 28.0 kg/m²，肥胖。

　　另一种判断体重的方法是测量腰围。站直，将卷尺展开放置腰部，贴合皮肤，测量位置位于髋骨上方，在肚脐水平用卷尺绕身体一周，不要绕太紧，也不要屏住呼吸。呼气后查看卷尺上的数字。健康腰围是男性腰围小于 90cm、女性（非孕妇）腰围小于 85cm。如果腰围较大，意味着您有更高的健康风险。如果您超重，并且身体大部分的脂肪集中在腰部（而不是臀部和大腿），那么患心脏病、高血压和 2 型糖尿病的风险更高。腰部脂肪也会增加炎症反应，进而增加疼痛。

二、做出改变体重的决定

　　要达到和保持健康体重，就意味着要做出相应的改变。是否做出这些改变是您的决定，而不是朋友、家人或医生的决定。如果您想做出改变，慢慢来，只做对您来说可以实现的改变。"追求实际，而不是理想"是体重管理的好方法。

　　开始前，请回顾第二章"成为一个积极的自我管理者"中关于行动计划的信息。如果您想改变体重，最好让医生推荐一个注册营养师，也可以加入减重支持小组。减重不是您必须一个人做的事。事实上，得到持续支持的人通常更有能力实现并维持目标体重。当您准备考虑减重时，问自己下面两个重要问题。

　　1. **我为什么要改变我的体重？** 我们每个人都有不同的减重理由。以下是一些例子。

　　▶ 改善相关症状（疼痛、疲劳、气促等）。

▶ 控制糖尿病或其他慢性病。

▶ 预防疾病,如糖尿病、脑卒中和心脏病。

▶ 有更多的精力去做想做的事情。

▶ 让自己感觉更好。

▶ 改变别人对我的看法。

▶ 更好地掌控我的健康和生活。

在这里列出您的理由(是的,您可以写在这本书上)。

_____

_____

_____

2. **我准备好做出终身的改变了吗?** 下一步是确定现在是否是开始做出改变的好时机。如果没有准备好,可能会失败。但事实是,永远不会有一个"完美"的时间。下面的附加问题可能会帮助您弄清楚是否准备好了。

▶ 在我的生活中有哪些事情有助于轻松减重呢? 例如,为了进行更多的锻炼,是否要养一只狗来遛狗,或者坐车时能提前一站下车吗? 也许您住得离商店很近,可以步行过去,而不是开车。也许您可以预订健康减重餐食。

▶ 哪些因素不利于管理您的饮食和运动方式?

▶ 目前的家庭、朋友、工作或其他状况会影响您实施改变计划吗?

▶ 有人支持我吗? 是否有人会让减重更容易开始和持续做出改变?

▶ 我能找到价格合适的健康食品吗?

表 10-3 有助于您思考影响体重管理的有利和不利因素。或许您可能会发现现在不是最佳的行动时机,那您可以在未来重新考虑管理体重。无论您发现了什么,接受现实,尊重自己的决定。

表 10-3 影响体重管理的有利和不利因素

有利因素	不利因素
例如:家庭和朋友的支持	例如:假期来了,我有很多聚会

　　如果您决定开始做出改变,就从最简单和最舒适的改变开始。采取"婴儿步",慢慢来,每次只做一两件事,不要贪多。行动规划工具在您做出健康改变时十分有用(见第二章"成为一个积极的自我管理者"的第 27 ~ 32 页)。逐步而行,您会获得最后的胜利。

三、从改变体重开始

　　减重饮食与疼痛管理饮食非常相似。您可以在第九章"健康饮食与疼痛自我管理"中阅读更多关于疼痛与饮食的信息。从写日记开始,记录您现在吃什么和运动了多少。至少一个工作日和一个周末(或一个工作日和一个非工作日)记录一次。如果您能多记录几天,会更好。在表 10-4 写下您吃的东西和运动情况,或者使用手机 App 或健身追踪器来记录。您会在网站上发现很多健康相关的手机 App 和健身追踪软件。

表 10-4　生活方式追踪日记

日期	时间	吃 / 喝了什么	在哪吃的	为什么吃	心境、情绪或疼痛	运动情况

您应该记录如下具体信息。

▶ 吃了什么,在哪里吃的。

▶ 为什么吃东西(是饿了还是只是因为无聊而吃东西,或者与其他正在吃饭的人在一起)。

▶ 吃东西时感觉怎么样(心境或情绪)。

▶ 运动情况(身体活动情况)。

您也可以在日记中用一列来记录计划做出改变的一些想法。

当写了几天或几周日记后,看看您写了什么。您可能会惊讶于运动了很多或很少,喝了很多苏打水,或者每天晚上都吃冰淇淋。您可能会更加了解自己以及当下的习惯,从而决定从哪里开始做出改变。

四、做出饮食和运动改变

体重管理的两个基本原则是:

1. 采取"婴儿步",慢慢来,每次只做一两件事,不要贪多。

2. 从您知道的可以完成的改变开始。

不可避免的是:要做出改变就意味着您需要改变您吃的食物的数量以及种类。身体活动会有帮助,但如果不改变饮食,很难达到可以减重的运动量。这似乎很可怕,甚至无法实现,但只要迈出最基础的第一步,您就可以做到!

什么是"婴儿步",以及怎样知道您可以做到哪些改变?举个例子,当您决定开始尝试减重,第一步就是减少一点您吃东西的份量。吃一碗米饭或一盒冰淇淋时,少吃几勺(复习关于食物份量的讨论,见第九章"健康饮食与疼痛自我管理"第180页)。另一个很棒的第一步是在午餐后不要坐在沙发上,起来走走,一周有几天这么做。在第207～208页还有很多减重的秘诀。

当您找出想改变的事情时,从一次只做一两件事开始。这一点很重要,前文我们已经提到过这个原则,在此重申。让自己有时间习惯改变,然后慢慢改变更多的事情。如果您告诉自己,您将每天步行8km,再也不吃土豆或面包,那么您可能坚持不了多久。您的体重不会减轻,而且会感到受挫和沮丧。相反,计划早餐时只吃一片烤面包,而不是两片,每周4次,每次2个10分钟的散步。这样您更有可能坚持下去,做出长期改变,从而减轻体重。顺便说一下,如果您像很多人一样,穿上鞋子走出家门5分钟,您可能会发现自己走了10分钟或15分钟,最难的是迈出家门的第一步。

当您慢慢改变体重时,您有了更好保持体重的机会。这是因为您的大脑开始认识到这些变化是日常生活的一部分,而不仅仅是一时兴起。记住,最好的计划是结合健康饮食和运动,这是一个缓慢、稳定的计划,也是对您来说合适的计划。

(一)"200卡"减重计划

"200卡"减重计划,是指通过在每天的饮食和身体活动中做一些小的改变,以达到减重目的。为了减重,每天改变200kcal,今天比昨天少吃100kcal,通过一点额外的活动今天多消耗100kcal。累加起来每年可多减掉9kg。"200卡"减重计划是一个很好的方法来平衡饮食和运动,并帮助您实现长期的体重变化。

每天少吃100卡路里

看看您的食物日记,有哪些食物可以很容易去掉。然后对照第188页的"附录A　1 600卡路里和2 000卡路里的健康饮食计划"和第189页的"附录B　饮食计划食品组合"来明确每份食物的卡路里。例如,一片25 ~ 30g的面包含有大约100kcal热量。如果您少吃一片吐司面包,或者不吃三明治上的一片面包,您就会少摄入近100kcal热量。

每天多燃烧100卡路里

增加20 ~ 30分钟常规活动,可以是步行、骑自行车、跳舞或做园艺。走楼梯,把车停在离商店或工作地点更远的地方。如果时间比较紧张,在一天中的3个5 ~ 10分钟时间段里燃烧额外的100kcal,这和一次性完成一样有效。有些人发现可穿戴设备有助于增加每日运动量。

(二)身体活动和减重

正如前面提到的,身体活动可以帮助您减重,并保持体重。但是,如果不改变吃的食物,则很难达到足以减重的运动量。只有在日常生活中,对饮食和运动都做出改变才能成功,理解这一点很重要。对于减重来说,耐力(有氧)运动是最好的。您可以在第七章"锻炼和身体活动"第120 ~ 128页了解更多关于耐力运动的知识。耐力运动有助于减重,因为可以活动消耗卡路里最多的大肌群。运动指南推荐中等强度的耐力(有氧)运动每周至少150分钟(2.5小时),或高强度运动每周至少75分钟。这一推荐运动量适用于减重和保持体重以及维护全身健康。

记住,在您刚开始锻炼计划时,不必达到这一运动水平。随着时间的推移,您可以逐渐做到这一点。如果您永远做不到这一点,也没有关系。我们的目标是,在一天中增加更多的运动,比过去运动得更多。每周进行4 ~ 5次您喜欢的体育活动。不运动的时间不要超过两天,而且每周增加一点活动量。

短短十几分钟的体育锻炼与长时间的锻炼一样有效。如果您能增加更多的运动时间,那就更好了。不要低估一些力量训练的重要性。增强肌肉力量的活动可以帮助您在减重期间保持肌肉,另外肌肉会昼夜不停地燃烧卡路里,即使在您睡着的时候也是如此!

当考虑增加运动量时,遵循与您吃东西一样的原则。采取"婴儿步"来做一些小的改变,从知道您可以完成的改变开始。如果您勉强运动或运动时间超出合理范围,更有可能因为受伤、疲劳、挫折或失去兴趣而不得不停止。您不需要一次完成所有运动。

您会在某种程度上灰心泄气。体重可能不会降下来。发生这种情况的原因有很多。运动可以锻炼肌肉和减少脂肪。肌肉比脂肪重,所以您可能减掉脂肪了,但体重秤的刻度没有显示体重减少。如果您进行身体测量记录,如腰围和臀围,或注意到您的衣服更合身或更宽松,这可能是运动已经起效的一个信号。记住,当您经常锻炼时,即使体重没有改变,您的身体也在获益。规律的运动可以帮助您获得更多的能量。正如本章前面提到的,运动也可以帮助糖尿病前期患者避免进展为糖尿病。运动可以降低血糖、血压和血脂水平,并增加好的胆固醇,降低心脏病的风险,减少抑郁和焦虑。

(三)减重小贴士

以下是一些帮助您减重的其他建议。

▶ **设定循序渐进的减重小目标**。把想减去的总重量分解成小的、可达到的目标。对大多数人来说,每周减掉 1 ~ 2 斤是现实的和可行的,特别是在前几周。一段时间后,一个更小的目标(如每周半斤)可能更可行。如果您能保持健康体重,不再增加体重,也可以认为自己是成功的。

▶ **确定您减重的具体行动**。例如,每天步行 20 分钟,每周 5 天,不在两餐之间吃东西,并且细嚼慢咽。回顾第二章"成为一个积极的自我管理者"中关于行动计划的信息。

▶ **注意吃的东西**。当我们和朋友在一起、看电脑或看电视时,过量饮食是很常见的。拿出您想吃的部分,把其他食物收起来。吃东西时不要分心,关注您在吃什么,而不是您在做什么(比如看电视),您会更容易吃饱且吃得更少。更多信息见第 210 页正念饮食的建议。

▶ **关注食物的份量大小,并选择适当的份量**。一份 3/4 杯(175 毫升)是一个网球或一个拳头大小。一份 80g 的熟肉、鱼或禽肉,大小相当于一副扑克牌。1 汤匙大约 15ml。使用量杯或食物秤是了解适当的份量大小的好方法。特别是一开始做出改变时,测量吃东西的实际份量,并保持经常这样做。令人惊讶的是,如果您不关注食物的份量,那很有可能从每天吃一碗米饭变成一碗半或两碗的份量。预先包装成一份的食物可以帮助您了解吃了什么。外出吃饭时,在主菜上选择开胃菜或第一道菜,或者点一顿儿童餐,这将帮助您少摄入卡路里。另一个诀窍是在开始用餐前,先准备一个饭盒,盛放要吃的一半食物,吃完如果觉得不饱,再盛取一些,用餐结束,就把剩菜收起来。实行定量用餐,使用食物餐盘,盛取适量食用,不要把所有的菜盘都放在桌子上吃"家庭风格"的饭菜。

▶ **小心超大尺寸和膨胀的份量**。一直以来,食物的份量持续在增长。常见的奶酪汉堡过去是 330kcal，现在有 590kcal。二十年前，一块大约 3.8cm 宽的饼干有 55kcal；现在的饼干宽 8.9cm，有 275kcal，这是 5 倍的卡路里！过去碳酸饮料是 192ml 的瓶子，含有 85kcal；如今，一个常见的碳酸饮料瓶是 591ml，有 250kcal。当您在家吃饭时，注意食品包装上的营养成分表，看看是否在吃一份或多份您选择的份量。外出就餐时，询问菜品的卡路里信息。

▶ **不要减少餐数。**每天吃三餐，含早餐。如果您少吃一顿饭，可能会感到更加饥饿，最后吃得比您需要的更多，以满足您更大的食欲。

▶ **慢慢吃。**如果您吃一顿饭不到 15 分钟或 20 分钟，可能吃得太快了。给您的大脑一点时间来赶上您的胃。如果您发现很难慢下来，试着在咀嚼食物的时候把筷子放在桌子上，吞咽后再重新拿起。

▶ **等等再吃。**养成一个习惯，在吃另一份食物或开始吃甜点或零食之前等待大约 15 分钟。通常您会发现，想吃东西或继续吃东西的冲动会消失。

▶ **掌控所发生的事情。**按时间表检查您的体重。您可能不需要每天称量体重。如果在每天的同一时间（通常是早上的第一件事）检查体重，更容易注意变化。

▶ **确保喝了足够的水。**有时人们认为饿了的时候，实际上是渴了。

▶ **加入一个自我管理小组（线下或线上），并保持至少 4 ~ 6 个月。**找一个做以下事情的小组：①关注健康饮食。②关注饮食习惯和生活方式的终身变化。③保持相互见面交流机会，或长期随访的形式提供支持。④不会做出奇迹般的声明或保证（记住，如果某件事听起来太好了，不可能是真的）。⑤不依赖特殊膳食或营养辅食。

此外，请查看本部分的其他建议和第九章"健康饮食与疼痛自我管理"相关内容。

(四) 保持体重的小贴士

保持体重需要努力。如果您开始减重，一定要把体重控制在健康体重标准的范围内。如果您感觉良好，有良好的血糖和胆固醇水平，并能管理好其他健康问题，您可能不需要再减重了。以下是一些帮助您从减轻体重过渡到保持体重的小技巧。

▶ **不要把注意力集中在减重上，**而是集中在保持体重，几周内不会增加体重；检查您的进度，如果需要，中途改正或调整计划。

▶ **增加身体活动。**您的身体可能已经适应了较低的体重，因此需要更少的卡路里，可能需要更多的运动来燃烧更多的卡路里。

▶ **提前计划好饭菜。**每周花一点时间计划一周的膳食，并列出一份购物清单。这样可以减少食物浪费和日常开销。晚餐通常是最丰盛的一顿饭。晚餐计划可以确保您在需要的时候有相应的食材。

▶ **定期将您的食物记录在食物日记中，以便回到正轨**（见表 10-4 生活方式追踪日记，第 204 页)。

▶ **餐后尝试不同的水果,最好是一些甜的,但清淡和清爽的水果。**参照第九章"健康饮食与疼痛自我管理"中的附录食物清单(第 189 ~ 199 页),这样您知道每份大小来控制卡路里摄入。

▶ **让自己偶尔享受一下,这样您就不会觉得很匮乏。**可以偶尔吃一些高热量的食物。一定要确保吃少量,也不要成为每日的习惯。

▶ **保持积极的想法。**提醒自己,您已经做了什么,写在便利贴上,并把便利贴贴到您看得到的地方。

▶ **设定一个体重增加的"上限"。**可以将上限设定为比您目前的体重重 3 斤。明确体重可以帮助您在适当的时候采取行动。比如,有些人决定,当体重反弹超过 3 斤时,就是一个信号,要求他们回到吃得少或动更多的状态。如果您达到了这个上限,就回到您的减重计划上。越早开始,新增加的体重就会越快掉下来。

▶ **在大部分日子里保持运动。**一旦您减掉了一些体重,一周中的大部分时间运动可以让您保持体重。

▶ **如果您的生活中发生了一些大事,**体重管理可能需要暂时靠后。此时,就需要重新设置启动体重管理计划的日期。

▶ **如果您还没有这样做,请加入支持小组。**

(五)增加体重的建议

有些人会被医生要求增加体重。如果这对您来说是个问题,考虑下面的建议。

▶ **吃水果干代替一些新鲜水果**或喝蜂蜜,而不是普通果汁。

▶ **选择全脂牛奶、奶酪和酸奶,**而不是低脂乳制品。

▶ 在酱汁、果汁、谷类食品、汤和砂锅炖菜中加入**额外的全脂牛奶**或奶粉。

▶ **同餐或两餐之间饮用液体营养补充剂或奶昔。**

▶ **喝高热量的饮料,**如奶昔、麦芽酒、水果冰淇淋和奶茶。

▶ **沙拉、汤和炖菜,**配碎奶酪、坚果、果干或种籽。

▶ **试着在饭后 30 分钟喝饮料,**这样您就有更多的空间吃更高卡路里的食物。如果渴了,您可以边吃饭边喝高热量的饮料。通过尝试这两种方法,选出最适合您的方法。

▶ **把一些坚果或水果干放在外面,**每次看到的时候吃几个。

▶ **先吃热量最高的食物,**再吃热量较低的食物(例如,在吃煮熟的菠菜之前吃黄油面包)。

▶ **在蔬菜和其他菜肴中加入融化的奶酪。**

▶ **使用黄油、人造黄油或酸奶油作为配料。**添加调味植物油作为有益心脏健康的配料。

▶ **在床边放点零食**，这样如果半夜醒来，您就可以吃点东西。水果干和坚果是健康的零食。坐着或起床吃东西。在半夜吃零食后要喝水并且清理您的牙齿，以预防牙齿问题。

▶ **吃每隔 2 ~ 3 小时的六顿小餐**，而不是每隔 5 小时的三顿大餐。

▶ **不要少餐**。即使只吃一点点，也比完全不吃要好。

（六）正念饮食的建议

去追求实际，而不是理想。健康饮食不能极端或绝对。健康饮食是做一些小的改变。许多人发现应用正念饮食概念吃饭会帮助他们更意识到吃了什么。想了解更多关于正念饮食的信息，请回顾第五章"运用思维去处理症状"相关内容（第 90 页）。考虑以下正念饮食的建议。

▶ **吃饭时要注意**。注意您吃了什么，吃了多少，您是如何享受的。吃饭时要专注，不要被朋友、报纸、手机或电视等所吸引，导致分心。吃饭的时候专心吃饭。当一些东西味道不错时，专心品尝它的味道。

▶ **消除"从不、永远和拒绝"这样的想法**。告诉自己，您可以偶尔享受一些事情，"但对我来说，大多数时候选择更健康的会更好"。

▶ **考虑重新训练您的味蕾**，知道做出更健康的选择可以帮助您形成更健康的饮食。当减少盐量时尤其如此。您的味蕾最终会适应不那么咸的食物，并能享受低盐食物。

▶ **在吃饭前尝试放松运动**或在吃饭时做 5 次深呼吸（见第四章"了解和管理常见的症状和情绪"中的呼吸自我管理工具）。

▶ **注意您日记中食物和情绪的联系**。回顾您的食物日记，特别是您吃东西时的情绪或感受（第 204 页的表 10-4），寻找食物和情绪之间的规律。当您无聊时会吃东西吗？当您压力大的时候会吃东西吗？用您所学做小的改变。当您觉得无聊或沮丧时，试着绕着街区走一走，或做一些拉伸运动（见第八章"运动让您感觉更好"），而不是去冰箱里找食物，通过吃东西获得安慰。

▶ **当无聊而想吃东西时**，问问自己"我真的饿吗？"如果答案是否定的，让自己做几分钟别的事情，让大脑或手忙碌起来。

▶ **在刚感觉到饱的时候停止进食**。这有助于控制吃东西的量，避免暴饮暴食。关注身体，这样您会知道饱的感觉。像所有新技能一样，确定饱的感觉也需要训练。如果当您开始感觉饱的时候停止吃东西很困难，那么尽您所能拿开您的盘子或者离开餐桌。

▶ **慢慢吃饭**。细嚼慢咽会使您更享受吃饭，也会帮助您避免暴饮暴食。每顿饭至少吃15 ~ 20 分钟。大脑需要一点时间来发觉您已经吃饱了，并将这一信息再传达给您的胃。咀嚼食物时放下餐具。如果您快速吃完了餐盘里的食物，至少等 15 分钟以后再吃更多的食物。

正念饮食练习

在这个练习中,您需要吃一些东西,比如葡萄干、蔓越莓干、葡萄、核桃或胡萝卜。事实上,选择任何食物都可以,但是如果您选择一些健康的食物,那么效果将更好！在下面的例子中,我们选择了葡萄。

1. 找一张椅子舒服地坐下。

2. 拿一颗葡萄放在手上。

3. 就像您从没见过它一样,观察这颗葡萄。

4. 想象这颗葡萄正在大自然中生长。

5. 当您看着这颗葡萄的时候,想您所看到的:形状、质地、颜色、大小和成分。是硬的还是软的？有光泽的还是暗淡的？粗糙的还是光滑的？

6. 这颗葡萄带给您什么感觉？

7. 把葡萄放到鼻子下面,闻一下。

8. 您是不是渴望吃掉它？想立刻把它放进嘴里吗？

9. 把葡萄放进嘴里,注意您的舌头在做什么。

10. 轻轻地咬一口葡萄,感受它的质感。

11. 咀嚼三次然后停止。您的身体会有什么反应？

12. 描述一下葡萄的味道。咸的？甜的？辣的？酸的？

13. 咀嚼完毕后,把葡萄咽下去。

14. 安静地坐着,深呼吸,留意您所感知到的内容。

（七）外出就餐的建议

▶ 选择提供多种菜品的餐厅。

▶ 选择烤、烘焙或蒸而不是油炸的食物。

▶ 在您出去之前,先决定好您要吃什么。上网查菜单。

▶ 点小份菜或开胃菜代替主菜。

▶ 当您和一群人在一起时,您先点菜,这样就不会想改变主意了。

▶ 考虑把主菜分开或带一半回家。

▶ 选择低脂肪、低钠和低糖的菜,或者询问烹饪时是否可以少放点盐、肉汁或酱汁。

▶ 吃没有黄油的面包或不吃面包。

▶ 请在沙拉的旁边放上调味汁。每次吃之前,蘸调味汁吃沙拉,而不是将调味汁倒在沙拉里。

▶ 甜点请选择水果、脱脂酸奶、冰糕或冰冻果子露。

（八）健康零食小贴士

▶ 与其吃饼干、薯片和点心，不如吃新鲜水果、生蔬菜、无脂肪的或原味爆米花。

▶ 量出一份零食的大小，这样就不会被诱惑吃更多。

▶ 在家里设定特定的地方作为"饮食区"，不要在其他任何地方吃东西。比如在厨房或餐厅吃东西，而不在书房或电视机前吃东西。

▶ 如果您想吃甜的东西，可以尝试少量的硬糖或口香糖（或冷冻葡萄），而不是冰淇淋或饼干。

五、饮食与情绪和感受

当您无聊、悲伤或感到孤独的时候，会吃东西吗？许多人会在吃东西后感觉舒服一些。当需要转移注意力或无事可做时，就会吃东西。还有一些人感到愤怒、焦虑或抑郁时，就会吃东西。在这些时候，很容易使饮食失去控制，也很容易作出不健康的选择。当您情绪比较激动的时候，似乎芹菜条、苹果和爆米花都不起作用了！下面一些方法可以帮助您控制不健康饮食的冲动，作出更健康的选择。

▶ 将生活方式追踪日记（表 10-4）作为食物情绪追踪日志。保证每天记录您吃了什么、吃了多少、什么时候吃。注意您每次想吃东西时的感觉。发现其中的规律，这样您就可以预测什么时候想吃东西，而不是真的饿了。

▶ 如果您发现感到无聊，想吃东西的时候，问问自己，"我真的饿吗？"如果答案是否定的，去做 2 ~ 3 分钟其他事情。您可以在房间内走一走、下楼遛弯、玩拼图游戏、刷牙或玩益智类手机游戏。

▶ 让您的大脑和双手忙起来。比如，做园艺是一个很好的方法，因为您不太可能在手很脏的时候吃东西。

▶ 当情绪化进食的情况出现时，写下行动计划放在手边（见第二章"成为一个积极的自我管理者"相关内容）。有时写下的文字比口头说的更容易记住。

（张黎峰）

第十一章

与家人、朋友和
医护人员沟通

"您就是不明白！"

当交流不太顺利时，"您就是不明白！"这句话道出了沟通双方内心的受伤和挫败感。人与人之间交流的目的都是为了让他人听懂自己在说什么。被误解会让人感到沮丧。沟通不良往往会导致愤怒、孤立和抑郁，而当您同时伴有慢性疼痛时，情况会更加糟糕。别人往往看不到您的疼痛，这可能会导致别人忽视您的痛苦，或者根本没有意识到这对您来说是个问题。那么，怎样和他人交流您的疼痛问题，而不会感到尴尬或是让别人认为您是"抱怨"或"想要被关注"呢？

疼痛可能会妨碍您与他人的互动。例如，疼痛会分散注意力，以至于当别人和您说话时，您不能好好地听；疼痛会让您易怒和愤怒，有时您可能会不恰当地向家人、朋友或同事发泄这些情绪；疼痛会让您茫然无措，对外界畏惧退缩，在生活中孤独地面对疼痛。长此以往，这些沟通方式会让亲朋好友也远离您，最终导致您与家庭成员、朋友、同事或医务人员的关系欠佳。提升自己的沟通技巧可以防止这种情况发生。

当双方无法沟通时，疾病的症状往往更加严重：疼痛加剧，血糖和血压水平升高，心脏承受的压力也会增加。当您被误解时，可能会变得易怒，无法集中注意力。这些都可能引起意外的发生。显然，沟通不畅对身体、心理和情绪健康都是有害的。

有效沟通是一种非常重要的疼痛自我管理技巧，可以帮助您更好地自我管理。沟通有助于保持良好的人际关系，良好的人际关系有助于人们应对和处理压力。沟通不畅是与配偶或伴侣、家人、朋友、同事或医务人员之间关系欠佳的最主要原因。

本章将讨论有助于改善沟通的方法，特别是如何与医护人员就疼痛问题进行沟通的一些方法和建议；这些方法可以帮助您表达自己的感受，获得积极的结果并避免冲突；还将讨论如何倾听、如何识别肢体语言以及如何获得您所需要的信息。

一、表达您的感受

沟通是双向的，如果您在表达自己的感受或寻求帮助时感到不自在，其他人可能也会有同感。因此，确保沟通渠道的畅通很有必要。以下是改善沟通的两个关键要素。

▶ **不做假设。**我们经常想，"他们应该知道"，但是人们都不会读心术。如果您想让他们知道,请直接告诉他们。

▶ **您不能改变他人的沟通方式**。您能做的是改变自己的交流方式,从而确保您被理解。良好的沟通从您开始做起。

当沟通有困难时,停下来回顾一下已经发生的情况会有所帮助。问问自己的真实感受是什么,并把感受表达出来,这样可以使沟通更顺畅。请思考以下的例子。

卡洛斯和曼尼约好一起去看足球比赛。当曼尼来接他时,卡洛斯还没有准备好。事实上,他不确定自己是否真的想去,因为他的背痛发作了。

卡洛斯:你就是不明白。如果你像我一样疼,你就不会一开口就责备我了。你从来不为任何人着想,只想着你自己。

曼尼:你总是在抱怨你很疼。我看透了,我就该自己一个人去。

在这次谈话中,曼尼和卡洛斯都没有停下来思考到底是什么在困扰着他们,或者他们的真实感受到底是什么。两个人都在指责对方造成了这个不愉快的局面。同样的对话,深思熟虑后再说出口效果便不一样了,如下。

曼尼:我们都计划好了,但在最后一刻你还不能决定你是否能去,所以我有些着急,不知道怎么办了。是丢下你我自己去看比赛,还是改变计划陪你一起待在家里,还是就不做计划了?

卡洛斯:我的背痛突然发作了,所以才犹豫不决。我一直都希望能去看比赛,所以没有给你打电话。我不想让你失望,真的很想去。我一直盼着我的背部会好起来,我不想因为疼痛影响我们的计划。

曼尼:原来是这样,我明白了。

卡洛斯:我们去看比赛吧。你可以让我在大门口下车,这样我就不用走太远的路了。我可以慢慢爬楼梯,坐下来等你。我真的很想和你一起去看比赛。下一次如果我的背痛发作了,我会尽早告诉你的。

曼尼:太好了。我真的很希望你能和我一起去,而且想知道该怎么帮助你。只是有时候临时改变计划会让我有点儿生气。

在这个例子中,曼尼和卡洛斯谈论了当时的情况和他们的真实感受,彼此都没有责怪对方。

沟通障碍

当您长期患慢性疼痛时，可能会面临一些沟通问题。您可能需要家人和朋友的支持，有效沟通才能让您获得这种支持。有时，家人和朋友可能试图掩饰自己的愤怒、悲伤和负罪感，他们可能不知道如何与您相处。在沟通中，您可能会面临以下问题。

▶ 告知他人您的慢性疼痛以及它如何影响您的生活。

▶ 决定把病情告诉哪些人。

▶ 谈论对未来的恐惧。

▶ 变得依赖他人。

▶ 与家人谈论您的病情。

▶ 寻求帮助。

▶ 被朋友疏远。

▶ 处理工作中的难题。

▶ 讨论性问题。

▶ 做出决定。

本章中提到的方法可以在这些情况下提供帮助。记住，当您第一次使用它们时，可能会感觉很笨拙。随着时间的推移，事情就会变得更容易。

遗憾的是，人们责怪对方的场景太常见了，工作中也不例外。请看下面的例子。

埃琳娜：为什么你总是不能按时完成工作？我什么事都得自己做。

桑德拉：我明白。完成工作的截止日期会使我焦虑。我很想按时完成任务，但有时我承担的工作有点多。我不知道头痛会什么时候发作，很苦恼。我一直希望我能把一切都做好。我之所以没有告诉你我还没完成，是因为我不想让你失望。随着时间的推移，我一直希望头痛能够好起来，赶上工作的进度。

埃琳娜：好的，我希望以后你头痛的时候，可以打电话给我，我不喜欢被突然告知工作未完成。

桑德拉：我知道了，我会继续写报告。如果时间很紧迫，我不确定是否能够按时完成时，我会告诉你的。

在这个例子中，只有桑德拉采用了体谅对方的沟通方式并表达了她自己的感受，而埃琳娜却还是在责备。但无论怎么样，结果仍然是积极的，两个人都达到了预期的目的。

以下是一些保持良好沟通和建立支持性关系的建议。

▶ **表达尊重**。始终表示尊重，尽量不要说教。避免贬低或责备，诸如"医生，当我告诉你我的疼痛有多严重时，你似乎并不相信我"。说出"你"这个词的时候就暗示您正在责备他人。相反，请尝试使用"我"，例如"医生，我真的很沮丧，因为我感觉疼痛很严重，却可能没被认真对待。我知道我们都想让事情变得更好，我应该怎么来更好地描述我的疼痛呢？"（了解本章中更多关于使用"我"的表达，参见第 216 页）。保持礼貌对缓和局势大有裨益（参考第四章"了解和管理常见的症状和情绪"中第 62 ~ 64 页关于愤怒的资料）。

▶ **表达清晰**。用事实来描述当下情况。避免使用笼统字眼，如"每件事""总是""从不"。例如，桑德拉说："我知道了，我会继续写报告。如果时间很紧迫，我不确定是否能够按时完成时，我会告诉你的。"她清楚地解释了在紧要关头自己突发疼痛，以及她希望能完成她的报告。

▶ **不要做假设**。询问更多细节。上述例子中，埃琳娜没有询问更多的细节，她认为桑德拉态度不好或不体谅他人就是她没有完成报告的原因。如果她仔细询问桑德拉没有早点告知她的具体原因，情况也许会更好。假设是良好沟通的敌人。很多争吵都是因为一个人希望另一个人会读心术引起的。如果您不明白别人为什么要那样做，请主动询问。

▶ **开诚布公地表达您的感受**。不要让别人猜测您的感受——他们的猜测很可能是错误的。桑德拉做得对，她分享说，开始准备报告了，并提出如果出现疼痛问题时，会早点让埃琳娜知道。

▶ **首先要倾听他人**。好的倾听者很少打断别人。不妨在听对方说完以后，稍等几秒钟再作出回应，因为对方可能还有话要说。

▶ **接受他人的感受**。理解或接受别人的感受通常并不那么容易，这需要时间和不断实践。您可以说"我试着去理解"或"我不确定我是否明白了，您能再解释一下吗？"

▶ **谨慎使用幽默的方式**。有时候，温和地引入一点幽默会有所帮助，但请不要使用讽刺或伤人的幽默。要知道什么时候需要严肃起来。

▶ **不要扮演受害者的角色**。当您的需要和感受表达不清，以及它们没有得到满足时，您就成了"受害者"。有时您可能希望对方以某种方式行事，但除非您向他们表达了您想要什么，否则他们可能不会那样做。除非您做了伤害别人的事，否则不必道歉，一直道歉意味着您把自己当成了受害者。您值得尊重，您有权表达自己的愿望和需求。

（一）使用以"我"开头的语句

很多人在表达情绪时存在一些问题，尤其是批评别人的时候。当您情绪激动且感到受挫时，更容易说出许多"你"语句。这些话通常以"你"开头，并且带有责备的语气，会让对方感觉受到了攻击，产生抵触情绪。使用以"你"开头的语句沟通时问题随处可见，由此导致的结果就是更多的愤怒、挫败感和不良情绪。这种情况下，没有人是赢家。

避免这种情况出现的一种方法就是在交流时使用以"我"而不是"你"开头的语句。以

"我"为开头的语句,就是用强烈而直接的方式来表达自己的观点和感受。

以下是一些可以用"我"代替"你"的例子。

▶ "我在尽我所能地出色完成工作",而不是"你总是找我的错"。

▶ "我很感激你今晚主动做饭",而不是"你是时候该做饭了"。

有时人们认为他们使用的是"我"语句,而实际上却是"你"语句。例如,"我觉得你对我不公平"就是一种变相的"你"语句。真正的"我"语句是"我感到生气和受伤"。

这里有几个例子:

▶ "你"语句:你为什么总是迟到? 我们从来没有准时到过任何地方。

"我"语句:迟到让我很恼火,准时对我来说非常重要。

▶ "你"语句:你无法理解我有多难受。

"我"语句:我身体不舒服,真希望今天能得到一些帮助。

注意隐藏的"你"语句。这些被隐藏的信息主要是表达"我感到……"

▶ "你"语句:你总是走得太快。

▶ 隐藏的"你"语句:当你走得这么快时,我感到很生气。

▶ "我"语句:我很难走得快。

说出"我"语句的诀窍是用"我"来表达自己的个人感受,尽量避免使用"你"。当然,就像任何新技能一样,使用"我"语句需要不断练习。从倾听自己和他人说话开始,在您的脑海里,不断地练习把一些"你"语句转换成"我"语句。您会惊讶地发现,您将很快养成使用"我"语句的习惯。

如果使用"我"语句有困难,试着用以下短语开始您的表达。

"我注意到……"(陈述事实)

"我认为……"(陈述观点)

"我感觉……"(说出您的感受)

"我想要……"(说出您想让别人做的具体事情)

练习:"我"语句

将以下语句改为"我"语句(注意隐藏的"你"语句)。

1. 你自始至终都想让我等你!

2. 你几乎不再理我了。自从我发生事故之后,你就没再关心过我。

3. 医生,你没有告诉我这些药物的副作用,也没有告诉我为什么我必须服用它们。

4. 医生,你从来没有为我预留足够的时间,你总是很匆忙。

例如,想象您精心制作了一些面包准备送给朋友。结果,在等它冷却的时候,您的家人进入厨房,切走一大块。您不高兴是因为面包少了一块,礼物就不完整了。您可以对家人说:"您切开了我的特制面包(事实),我认为您应该事先问我一下(观点)。我很不开心,因为我现在不能再把它作为礼物送给朋友了(感受)。我希望您能道歉并且下次提前问问我(需要)。"是的,这包含了一些"你"语句,但陈述了具体的事实和观点。这种方法比我们前面提到的明显的"你"语句更恰当一些,因为它能让对方明确一些具体的细节,帮助他们理解您的感受同时帮助您缓解情绪。

"我"语句并不是万能的。沟通时,双方要有耐心去倾听。当一个人习惯了听到责备的"你"语句时,使用"我"语句就变得更加困难。如果"我"语句一开始不起作用,也请继续使用。随着您获得新的沟通技巧,旧的沟通模式将会发生改变。

但是有些人使用"我"语句来控制别人。他们诉说自己的悲伤、愤怒或沮丧,实际上只是为了获得别人的同情。如果您以这种方式使用"我"语句,您的问题可能会变得更糟。良好的"我"语句能够反映您真诚的感受。

良好的沟通技巧有助于让每个人的生活更轻松,特别是有慢性疼痛等长期健康问题的人。以下"确保清晰的沟通"方框中列出了一些可能有助于或不利于沟通的词汇。最后,请注意,"我"语句也是表达积极情绪和赞美的绝佳方式。例如,"医生,我真的很感谢您今天能抽出时间为我治疗。"

确保清晰的沟通

有助于理解的词语	不利于理解的词语
我、我的	你、你的
现在,当下	从不、总是、每次都这样、常常
谁、什么事、在哪里、什么时间	很显然
你说的话是什么意思,请解释一下,说得详细一点,我不明白	为什么

(二)减少冲突

除了"我"语句,还有一些其他减少冲突的方法。

▶ **重新聚焦话题。**如果您情绪激动,谈话也跑题了,此时就要重新聚焦原话题。例如,您可以说,"我们都不太开心,偏离了原本要讨论的内容。"或者说"我感觉我们已经不是在谈本来想谈的事情了,我感到心烦意乱。我们能不能先忽略这些事情,回到原定的话题呢？"

▶ **预留更多思考的时间。**例如,您可以说"我似乎能理解您的担忧,但我需要时间思考之后再回复您。"或者说"您的话我听懂了,但我现在心情不好,恐怕无法立即回答您。请让我多了解一些资料后再聊吧。"

▶ **确保您已经理解对方的观点。**这需要您总结、归纳听到的内容,如有疑问要及时了解清楚。您也可以试着转换角色,站在对方的立场来思考问题,从而帮助您更全面地理解问题。这种做法也能表现出您对他人及其观点的尊重与重视。

▶ **适当妥协。**您不可能总是找到完美的解决方案或与对方完全达成一致。但您可能会找到一些您可以同意(或者妥协)的东西。或者,一部分听您的意见,一部分听对方的意见。或者决定您要做什么,其他人要做什么。另一个妥协是这次按照您的方式,下次用别人的方式。这些都是妥协的形式,可以帮助解决分歧。

▶ **主动道歉。**我们都曾经说过或做过伤害过别人的事。由于大家没有学会道歉这一强大的社交技能,许多亲密关系都可能受到伤害,有时这些伤害会持续多年。很多时候修复一段关系需要的也许只是一个简单而真诚的道歉。道歉并不是软弱的表现,反而更能展现您的强大。为了发挥道歉的作用,请遵循以下步骤。

1. **承认具体错误并承担责任**　说出您做错了什么。不要说一些笼统的话来掩饰事实,比如"我为我所做的事感到抱歉"。请说得具体点,例如,您可以说,"我很抱歉我在背后说了你的坏话",并解释您为什么要这么做,请不要找借口或推卸责任。

2. **表达您的感受**　一个真挚的、发自内心的道歉可能会让您觉得痛苦,但正是这种难过反映了您很重视这段亲密关系。

3. **承认错误行为的影响**　您可以说:"我知道我伤害了你,我的行为让你付出了很大代价,对此我感到非常抱歉。"

4. **弥补过失,改善关系**　询问您可以做些什么让现况变得更好,或者主动提出具体的建议。道歉是一件严肃的事情,需要勇气、真诚来弥补过错。它能够帮助彼此形成一种新的、更牢固的关系,促使彼此和平相处。

▶ **原谅他人。**任何事情都是相互的。当他人向您道歉时,请尽可能礼貌地接受,并告诉他们怎样去弥补过失。当您受了委屈,对方却没有道歉时,无论发生了什么,您的脑海里都会放大这个事实。也许这段关系已经结束了,但您还在为此心烦意乱。这时,请您试着学会宽恕与原谅。当然,这并不是说您必须重新开始这段友谊,只是别再让过去的错误拖累您了。

二、接受和给予帮助

获得和给予帮助是生活的一部分。大多数人都喜欢帮助别人,帮助他人会让我们感受到自己的价值。提供帮助是一种表达友谊和关心的方式。但有时人们要求太多,或者要求一些您不能给予的东西,拒绝他们也是一个挑战。许多人觉得寻求帮助也很有挑战性。当您需要帮助时,如何才能让别人知道您的需求呢? 本部分将提供一些工具来帮助您做到请求帮助、优雅地接受帮助,以及拒绝您无法满足的请求。

(一)寻求帮助

尽管大多数人都需要帮助,但很少有人愿意主动寻求别人的帮助。我们可能不想承认我们做不了某些事,可能也不想给别人添麻烦,所以寻求帮助时往往只是含糊其词,比如"我很抱歉,但我不得不请您帮忙""我知道这很……,麻烦您……"。但这样无法让对方明白您的意思,反而会使对方提防,甚至会想"天哪,他到底想让别人干什么呢?"请避免这种情况,并尽量表达得详细一些。含糊的请求可能会引起误解,如果表述不清晰,被请求方可能会作出消极的反应。这不仅会使沟通中断,而且无法获得任何帮助。一个具体的请求更有可能产生积极的结果。

以下是如何提出具体请求的示例,您可以使用它们来代替那些笼统的表达。

含糊的请求:我知道这是您最不想做的事,但我需要帮助。您可以帮我搬家吗?

反应:嗯……我不知道。我能不能看一下日程表再回复您?

具体的请求:我下周就要搬家了,我想把我的书和厨房用品先搬过去。您能不能星期六早上过来帮我装卸这些箱子呢? 我觉得只需要一趟就能搞定。

反应:我星期六早上会很忙,但是星期五晚上我可以帮您。

告诉别人您有慢性疼痛问题

您会告诉他人您的长期疼痛吗? 谁需要知道这项信息,您又想告知谁? 疼痛可能会妨碍人际关系。有些人会轻松地告诉别人他们的健康问题,有些人这样做却会感觉不舒服。您可能想告诉家人和朋友,但您会告诉您的雇主吗?

作为一个自我管理者,您可以自己思考和决定该告诉谁,什么时候告诉他们。这可能需要一些自我反思,您需要想想疼痛对生活造成的影响。对于病情,哪些可以只字不提,哪些是可以分享的,又能分享到何种程度,这些都需要您自己考虑清楚。把它公开讲出来是一种解脱,您将不必担心隐藏症状或保守秘密。

当您想作出这个决定时,回顾之前的内容会帮助到您(参考第二章"成为一个积极的自我管理者"第25～27页)。然后考虑以下问题。

> ▶ 花点时间来决定该告诉谁。权衡利与弊。
>
> ▶ 想想谁真正需要知道。
>
> ▶ 决定您想与每个人分享多少内容。
>
> ▶ 弄清楚为什么您要告诉每个人。
>
> ▶ 做好准备,并提前考虑您要说些什么。
>
> ▶ 要接受不是每个人都会作出积极的反应;但是,也请记住,人们的感受往往
> 会随着时间的推移而改变。
>
> ▶ 相信您的直觉。如果有一个想法在困扰您,倾听它。

如果您在寻求帮助时总是犹豫不决,想象您自己就是那个被请求的人,您会是什么感觉。可能感觉还不错呢! 我们大多数人都乐于助人,这让我们觉得自己是有价值的。您有没有想过,请求帮助也许是您送给家人或朋友的礼物呢? 他们想帮助您,想发挥自己的价值,但他们可能不知道做什么,不知道怎么做才不会让您觉得不舒服。

有时您可能会得到一些不想要或不需要的帮助,而且这些情况往往来自您生活中的重要人物,他们/她们关心您,真诚地希望能帮助您。措辞得体的"我"语句可以帮助您委婉地拒绝对方,且不会让对方难堪。例如:"谢谢您考虑得这么周到,但我觉得我今天可以自己应付。下次有需要时,我会请您帮忙。"

(二)说"不"

当您被要求提供帮助的时候会怎么办呢? 您最好不要马上回答。您可能需要了解更多详细信息。如果这个请求让您感到不舒服,请相信自己的感觉。

前文中提到的搬家求助示例就是一个很好的例子。"请帮我搬一下东西"可以代指很多事情,可以是把家具搬到楼上,也可以是给工作人员分发食物。运用沟通技巧、提出更具体的请求,可以帮助您避免这些问题。在答复对方之前充分了解请求的内容十分重要,复述或询问更多的信息有助于了解具体的内容。您可以先说"在我回答之前……"然后再问一些关键问题,这不仅可以明确请求,还可以避免对方认为您会答应他的请求。

如果您决定拒绝提供帮助,也请您理解对方提出的这个要求对他来说是很重要的。通过这种方式,对方就可以知道您只是在拒绝他们的请求,而不是拒绝他们。您的拒绝不应该是一种轻蔑的说辞。例如,您可以礼貌地说"听起来您正在做一件很有意义的事情,但这周我没有办法帮您。"再强调一遍,讲清楚具体的理由是关键。尽量清楚地告诉对方您拒绝的原因,让他们知道您是根本无法提供帮助,还是只在今天、本周或当下无法提供帮助。如果

您感到不知所措或者感到对方强迫您答应请求时,请您说"不"。您或许可以给出一个备选方案:"我今天不能开车,但下周我可以。"请记住,您有权拒绝任何一个请求,即使是一个合理的请求。

(三)接受帮助

我们经常听到"我能帮上什么忙吗?"您的回答可能是"我不确定"或"谢谢,我现在不需要",但您的心里却想着"他们应该知道……"。摆脱这个循环的方法是,试着接受帮助,并告诉他们具体可以提供哪些帮助。例如,"如果我们每周能出去散步一次就太好了"或者"您能帮我把垃圾桶推到路边吗?"请记住,没有人能读懂您的心思,所以请您告诉他们您需要什么帮助,并表示感谢。想想那些提出想帮助您的人能帮您做些什么。如果可以,交给他们一些可以轻松完成的任务吧。您给了他们一个帮助他人的机会,让他们觉得自己很有用。人们大都是乐于助人的,当他们想关心您却无法帮您时,他们会感觉自己被冷落。当然,当别人为您提供了帮助时,您也别忘了说声谢谢。表达感激之情很重要(更多"学会感恩"的内容,请参阅第五章"运用思维去处理症状"的第 91 页)。

三、倾听

倾听应该是最重要的沟通技巧了。大多数人往往更擅长"说"而非"听"。例如,您是否曾经发现,别人和您说话过程中,当您准备回答时,您只听了一半。成为一个好的倾听者,应具备以下几个方面。

▶ **倾听说话者的语气并观察肢体语言**(见第 224 ~ 225 页) 也许有些时候,文字并不能说明整件事情的来龙去脉。这个人的声音是不是在颤抖?说话者是不是在努力寻找合适的词语?您注意到他/她的身体紧张了吗?他们是不是精神恍惚?您听到嘲讽的语气了吗?他/她的面部表情是什么?如果您观察到一些迹象,您就会发现说话者内心想的要比说出来的多。

▶ **让对方知道您正在听** 或许只是一个简单的"嗯"。很多时候,说话者只想确认您在听他说话就行了。他们甚至可能不想要您的意见或回应。他们需要的可能只是一位能理解他/她的听众。

▶ **让对方知道您听到了他们说话的内容以及明白他们的感受** 复述对方刚才说的话或许是个好办法。例如"听上去您正在计划一次愉快的旅行。"或者您也可以通过表达自己的情绪来回应对方,例如"那一定很难熬""您一定感觉很难过"等。当您能够与对方共情时,结果往往出人意料——对方会更乐意向您打开心门,吐露心声。对谈话内容以及谈话者的情绪予以回应,有助于双方沟通。这样一来,对方就不会只是一味地重复刚才说过的话了。不要试图说服他人放弃他们的感觉("你不应该有那种感觉""那不是真的")。他们的感觉是真实存在的,您只需要倾听并思考就可以了。

▶ **了解更多信息后再回应对方** 尤其是当您不完全清楚对方说的内容或想要什么的时候,这一点非常有用。

(一)获取更多信息

获取更多信息的最直接的方法就是直截了当地询问对方,"能多讲点吗"通常能帮您获得更多的信息。也可以使用这样的词句,比如"我不明白,请解释一下""我想了解更多关于……的事情""您能换一种方式说吗""您是什么意思""我不确定我听懂了""您能再详细说一下吗"等。

复述

获取更多信息的另一种方法是复述,意思就是用您自己的话重复一遍您听到的内容。当您想确保您完全理解了对方的话时,请试试这种方法。如果您能够准确复述对方说的话,就说明您理解了它的真正含义。这一点,在您从医护人员那里获得指导时,尤其重要。

复述既能帮助沟通同样也能阻碍沟通,这取决于用词表达方式。需要注意的是,请以提问题而不是陈述的方式来复述。

例如,假设有人说:"我不知道,我真的感觉不舒服。这个聚会人会很多,也可能会有人吸烟,而且我和主人也不熟悉。"

糟糕的复述:"很明显,你是在告诉我你不想去参加聚会。"人们不愿意别人直截了当地说出他们内心真正的想法。这样的回答可能会激怒对方,比如"不,我没那么说! 如果你要那样做,我肯定会待在家里。"或者,他们可能因感到愤怒或绝望而沉默不语("他就是不明白")。

恰当的表述:"你是说你更愿意待在家里而不愿去参加聚会吗?"对您提出的问题,可能的回应是:"我不是这个意思,我行动不便,对结识新朋友还有点紧张,如果聚会时你能陪着我的话,我将不胜感激,这样我可能会玩得开心。"

如您所见,复述您的疑问有助于沟通。这个疑问切中了您朋友对参加聚会犹豫不决的真正原因。当您用自己的话复述对方的疑问时,将会获得更多的信息。

提出具体问题

提问题时要具体。如果您想得到具体的信息,您必须问一些具体的问题。但我们经常问一些笼统的问题。例如:

医生:您最近感觉怎么样?

患者:不太好。

医生没有得到太多信息。"不太好"只是泛泛而谈，没有什么意义。医生这样说可以获得更多信息：

医生：您的下背还有刺痛感吗？

患者：是的，挺疼的。

医生：疼的次数多吗？

患者：一天会疼几次。

医生：疼痛一般会持续多久？

患者：很长一段时间。

医生：您说大约多少分钟？

以此类推……

医务人员虽然接受过专业培训，知道如何从患者那里获得具体信息，但依然会时不时问一些笼统的问题。我们大多数人都没有接受过培训，但可以学一些技巧。直截了当地询问细节通常很有用，例如"您能说得更具体一些吗？""您有什么特别的事情需要说吗？"

避免只是提问"为什么"，因为这太笼统了。"为什么"会让人只从因果的角度思考问题，也就是说只会单单解释此问题的原因和结果。我们都有这样的经验：被一个3岁的小朋友一遍又一遍地问"为什么"。您不知道孩子到底在想什么，只是解释说"因为……"，直到孩子的问题得到回答。然而，有时候您的回答与孩子真正想知道的大不相同，孩子总是得不到她/他想要的答案。不要用"为什么"，而用"谁""何时""何地"来提问。这样的语言通常更容易得到具体的答案。

有时，您可能无法得到正确的信息，因为您不知道该问什么问题。特别是当需要您迅速反应时，尤其如此。例如，试想一下，您正在向老年中心寻求法律服务，询问有没有律师，如果对方说没有，您就挂断电话；相反，如果您询问哪里可以获得费用较低的法律服务，您可能就会得到一些推荐。

（二）注意肢体语言和说话方式

倾听别人说话，其中还包括观察他们/她们的说话方式，在良好倾听的步骤（第222页）中也提到了这一点。即使人们什么都不说，身体也在传递信息，有时甚至在强烈地表达。研究表明，人与人之间的交流一半以上的信息都是通过肢体语言传递的。如果您想掌握恰当的沟通技巧，需要注意您的肢体语言、面部表情以及说话的语气。这些都应该和表达的内容相符合，以免信息混乱、引起误解。

例如，如果您想表达坚定的观点时，就应该注视对方、语气友好。保持自信的站姿，呼吸均匀，放松胳膊和双腿，甚至可以身体微微前倾以表示您很感兴趣。尽量不要在谈话时表现出不屑或者咬嘴唇，这似乎在表示不舒服或怀疑。不要把目光移开或无精打采，因为这些会传递不感兴趣和不确定的信息。

当您注意到他人的肢体动作和语言不相符时,请委婉地指出来,并向对方核实。例如,您可以说,"亲爱的,听说你想和我一起去参加家庭野餐,但是看起来你身体有些疼痛。你是不是更愿意待在家里休息呢,要不我一个人去吧?"

除了关注他人的肢体语言外,认识到每个人都有自己独特的表达方式也很有帮助。我们的说话方式会因为出生地、成长经历、职业和文化背景的不同而有所不同。沟通方式因人而异,不要期望每个人都以完全相同的方式沟通。知道了这些,在与他人交谈时就可以避免不必要的误解、沮丧和怨恨。

文化差异也常常令人感到困惑。虽然在同一种语言环境里,表述也会引起歧义。在英格兰,"角落"的意思是"转弯处 / 拐角"。在美国东海岸的某些地方,"苏打水"通常指的是汤力水,而在美国中西部,"苏打水"一般指的是"汽水"。同样,肢体语言也有所差异。例如,有某些文化背景的人会和陌生人站得比较近,但您可能不太习惯,甚至会感到不舒服。但如果您刻意保持距离,他们可能会认为您冷淡、不合群。这些例子说明了不同文化背景下的交流是不同的。这个主题很复杂,本书不进行详细论述。但我们可以分享的一条建议是,当您试图与他人交流但感到困惑时,可以进一步询问对方更多细节或请对方再详细解释一下。

四、与医护人员沟通

与医护人员沟通您的疼痛情况可能很有挑战性,当您患慢性疼痛等长期疾病时,良好的沟通很必要,医护人员必须了解您,同时您也必须了解他们。当您不理解医护人员的建议或推荐时,就会导致严重的问题。

自我管理中掌握沟通技巧可能是一个挑战。您可能担心无法畅所欲言,或者觉得没有足够的时间与医生交流。医生可能会说一些难以理解的医学术语。您可能不愿意与医生分享私密的和难堪的信息。这些恐惧感都会影响您与医护人员交流,损害身体健康。

沟通无效,医生也有责任。医生有时太忙了,没有时间与患者深入交流,他们可能会忽略您的问题。有时他们不愿意开止痛药,似乎有些不相信您,他们的行为或不作为可能会冒犯您。尽管您不需要与医生成为好朋友,但也期望得到他们的关心,期望他们能耐心倾听并能清楚解释您的问题。

解释慢性疼痛的情况并不容易,医护人员对这个复杂的健康问题经常感到困惑。建立和维护与全科医生的长期关系可能需要一些努力,但会对您的身体健康产生很大的影响。您可能认为专科医生会提供最好的治疗,有时的确是这样,但这种想法有时会拖延病情,使病情变得更复杂。您可能选择去多个专科医生那里就诊,这些医生不可能全面了解您的病情,也可能不知道其他医生为您提供了什么治疗、对您的病情是怎么考虑的、开了哪些处方。因此,有一个全科医生或家庭医生会很方便。

除了您的配偶、父母或伙伴外,家庭医生可能比其他任何人都了解您的个人情况。所以,您可以轻松愉快地表达自己的恐惧、提出您可能认为是"愚蠢"的问题并制定一份双方都满意的治疗计划。

为了更好地与医护人员沟通,必须清楚您到底想要什么。许多人希望他们的医生是充满爱心的计算机——拥有强大的大脑,知道所有与生理、心理有关的知识。人们都希望医生可以帮助分析自己的健康状况、了解自己的想法、提出治疗计划并确定治疗目标。同时,还希望医生热情温暖,把自己当作最重要的患者。

大多数医生也都希望自己是那种人。遗憾的是,没有一个医生能真正成为患者想象的那样。医生也是普通人,也有不顺心的生活琐事,他们的身体也会疼痛,他们也会感到疲倦,也需要时间照顾家庭。案头工作、保险公司、电子病历以及职场行政事务都可能会让他们受挫,就像他们让您失望一样。

大多数医生都想治病救人,而且他们接受了系统的培训,以便能够这样做。尽管他们经过了多年专业训练,但有些时候,他们也无法帮助患者完全治愈疾病,他们能做的也只是缓解患者的症状。毫无疑问,您时常对自己的疼痛感到沮丧、愤怒或抑郁,但不要忘记医生也同样如此,他们会因为没有能力彻底治愈您的疼痛而和您一样不开心。在这一点上,你们是真正的伙伴关系。

> 　　请注意,本部分使用术语"医生"和"医护人员"指代您可能遇到的初级卫生保健专业人员。您去医院就诊,会有医生、医助、护士等提供治疗。为了简化内容,本部分把所有这些医护人员统称为"医生"。

五、遵循 PART 原则

建立良好医患关系的障碍是医患交流时间不够。大多数医生和其他医护人员的日程安排都比较紧迫。其他患者出现急症或因为迟到而耽误了时间,就会导致您不得不在诊室候诊,这样必然会使您感到很不舒服。过于拥挤的预约日程有时会让患者和医生都感觉很匆忙。您或医生可能都需要更多的面对面交流的时间,当时间很仓促时就会很焦虑。这时,"你"语句和彼此误解就很常见(参见第 215 ~ 218 页)。

从医护人员那里获得最大信息的一种方式是遵循 PART 原则。PART 是准备(prepare)、询问(ask)、重复(repeat)、采取行动(take action)的首字母缩写。本部分将介绍更多关于遵循 PART 原则的内容。

(一)准备(prepare)

在拜访医生之前,请提前做好准备工作。慢性疼痛患者通常会被转介到多个医务人员那里,因为单独一个医务人员并不能回答所有的问题。这意味着您可能要和不知道您疼痛史的医务人员预约,与他们进行清晰和直接的沟通非常有帮助。做到这一点是慢性疼痛自我管理的一个关键部分。

表 11-1　疼痛档案

1. 疼痛是什么时候开始的?＿＿＿＿＿＿＿＿＿＿＿＿＿＿＿＿＿＿＿＿＿＿＿＿
   疼痛是由一个特定的原因(例如,一次跌倒)产生的,还是随着时间的推移而发展起来的?
   ＿＿＿＿＿＿＿＿＿＿＿＿＿＿＿＿＿＿＿＿＿＿＿＿＿＿＿＿＿＿＿＿＿＿＿＿＿＿
2. 疼痛随着时间的推移,情况变得更糟,还是保持不变?＿＿＿＿＿＿＿＿＿＿＿＿
3. 疼痛是间歇性的还是持续性的?＿＿＿＿＿＿＿＿＿＿＿＿＿＿＿＿＿＿＿＿
   疼痛会波动出现然后消退吗?　　□是　　　□否
4. 您的疼痛是什么感觉? (请参见图 11-1)
   ＿＿＿＿＿＿＿＿＿＿＿＿＿＿＿＿＿＿＿＿＿＿＿＿＿＿＿＿＿＿＿＿＿＿＿＿＿＿
5. 一天中什么时候疼痛会加重?＿＿＿＿＿＿＿＿＿＿＿＿＿＿＿＿＿＿＿＿
   您会疼醒吗?　　　　　　　　□是　　　□否
   疼痛会让您睡不着吗?　　　　□是　　　□否
6. 您以前出现过这种疼痛吗?　　□是　　　□否
   出现的时间:＿＿＿＿＿＿＿＿＿＿＿＿＿＿＿＿＿＿＿＿＿＿＿＿＿＿＿＿＿
   出现的原因:＿＿＿＿＿＿＿＿＿＿＿＿＿＿＿＿＿＿＿＿＿＿＿＿＿＿＿＿＿
7. 哪种情况会加重疼痛?　　　□坐着　　　□躺着　　　□轻度按摩　　　□其他＿＿＿＿＿
8. 疼痛是否会辐射到身体的其他部位,如背部、肩膀或腿部?　　　□是　　　□否
   ＿＿＿＿＿＿＿＿＿＿＿＿＿＿＿＿＿＿＿＿＿＿＿＿＿＿＿＿＿＿＿＿＿＿＿＿＿＿
9. 疼痛有多严重? 0 ～ 10 评分,10 分最严重,疼痛的程度如何?＿＿＿＿＿＿
10. 疼痛时会影响您做其他事情吗,不影响或部分影响? 还是疼痛太剧烈,您无法集中注意力做其他任何事情?
    ＿＿＿＿＿＿＿＿＿＿＿＿＿＿＿＿＿＿＿＿＿＿＿＿＿＿＿＿＿＿＿＿＿＿＿＿＿＿
11. 疼痛如何影响您的生活质量? 您不再拜访朋友了吗? 您易怒、愤怒、沮丧吗?
    ＿＿＿＿＿＿＿＿＿＿＿＿＿＿＿＿＿＿＿＿＿＿＿＿＿＿＿＿＿＿＿＿＿＿＿＿＿＿
12. 疼痛时,您是否伴有恶心、出汗、呼吸急促等症状?＿＿＿＿＿＿＿＿＿＿＿
    ＿＿＿＿＿＿＿＿＿＿＿＿＿＿＿＿＿＿＿＿＿＿＿＿＿＿＿＿＿＿＿＿＿＿＿＿＿＿
13. 您曾经服用过哪些药物?＿＿＿＿＿＿＿＿＿＿＿＿＿＿＿＿＿＿＿＿＿＿＿
    ＿＿＿＿＿＿＿＿＿＿＿＿＿＿＿＿＿＿＿＿＿＿＿＿＿＿＿＿＿＿＿＿＿＿＿＿＿＿
    药物能缓解您的疼痛吗?　　　□完全缓解　　　□部分缓解　　　□完全不能
14. 您对止痛药敏感或过敏吗?＿＿＿＿＿＿＿＿＿＿＿＿＿＿＿＿＿＿＿＿＿＿
15. 其他需要注明的事情:＿＿＿＿＿＿＿＿＿＿＿＿＿＿＿＿＿＿＿＿＿＿＿＿＿

描述您的疼痛

疼痛是一种个人体验,只有自己能感受到。您的疼痛无法与别人的疼痛相比较,只有您自己才知道有多疼,以及疼痛如何影响您的身体、情绪和社交活动。虽然这听起来很简单,但想想当您试图向医生描述疼痛时所感到的沮丧,它并不是那么容易。与此同时,医生也可能会感到沮丧,因为他们也在试图更好地理解您的疼痛状况,毕竟通常情况下,并没有血液检查、X线检查或其他测试来辅助。医生可以使用这些工具来排除其他疾病,但不能用这些来评估您的疼痛情况,与医生的良好沟通有助于他们作出判断。无论您有哪种疼痛,都要准确描述它和任何相关的症状。准确和清晰的描述会减少每个人的沮丧。以下建议有助于您收集详细的疼痛信息,让您与医生的沟通更有效率。

▶ **疼痛档案。**当您去医生诊室时,带一份书面的"疼痛档案",这样就准备好回答关于疼痛的问题了。无论是疼痛 6 个月还是 6 年,如果您没有准备好,就很难记住细节。在进行新的沟通之前,请回答表 11-1 中的问题。准备一份疼痛档案会帮助医生更好地了解您疼痛的本质。这是成为一个好的自我管理者的一部分,因为您助力了自己最好的护理计划的制定。一旦医生知道了您的疼痛史,您通常不再需要回顾整个疼痛档案,除非它发生变化。

▶ **疼痛语言。**虽然"疼痛"这个词对很多人来说意味着很多,但特定类型的词通常用于特定类型的疼痛情况。例如,跳痛、重击和撕裂痛是头痛者经常使用的词。热灼痛、麻刺痛和跳痛可以描述与神经相关的疼痛。关节炎患者有时会使用酸痛或疲惫等词。用来描述疼痛的词有时会指向某种特定类型的疼痛,所以丰富的词汇非常有帮助。图 11-1 列出了描述疼痛感觉和疼痛可能引起的情绪的典型词汇。在每个描述疼痛的词语旁做个标记。如果您用其他词来描述疼痛,把它们添加到列表中。当您去看医生时,请带上这个列表。

图 11-1 展示的问卷来源于《中国疼痛医学杂志》,提供了一系列描述不同疼痛及相关症状性质的词汇。请在能最确切描述您过去一周所能感觉到的每一种疼痛及相关症状强度的数字上划 ×。如果图中词汇不能描述您的疼痛或相关症状,请选择 0。

1. 跳痛
无 | 0 | 1 | 2 | 3 | 4 | 5 | 6 | 7 | 8 | 9 | 10 | 最剧烈

2. 射击样疼痛（猛烈的冲击痛，类似弹弓射击痛）
无 | 0 | 1 | 2 | 3 | 4 | 5 | 6 | 7 | 8 | 9 | 10 | 最剧烈

3. 刀割痛
无 | 0 | 1 | 2 | 3 | 4 | 5 | 6 | 7 | 8 | 9 | 10 | 最剧烈

4. 尖锐痛
无 | 0 | 1 | 2 | 3 | 4 | 5 | 6 | 7 | 8 | 9 | 10 | 最剧烈

5. 痉挛牵扯痛
无 | 0 | 1 | 2 | 3 | 4 | 5 | 6 | 7 | 8 | 9 | 10 | 最剧烈

6. 持续性咬痛
无 | 0 | 1 | 2 | 3 | 4 | 5 | 6 | 7 | 8 | 9 | 10 | 最剧烈

7. 热灼痛
无 | 0 | 1 | 2 | 3 | 4 | 5 | 6 | 7 | 8 | 9 | 10 | 最剧烈

8. 酸痛
无 | 0 | 1 | 2 | 3 | 4 | 5 | 6 | 7 | 8 | 9 | 10 | 最剧烈

9. 坠痛
无 | 0 | 1 | 2 | 3 | 4 | 5 | 6 | 7 | 8 | 9 | 10 | 最剧烈

10. 轻压痛
无 | 0 | 1 | 2 | 3 | 4 | 5 | 6 | 7 | 8 | 9 | 10 | 最剧烈

11. 撕裂痛
无 | 0 | 1 | 2 | 3 | 4 | 5 | 6 | 7 | 8 | 9 | 10 | 最剧烈

12. 疲惫–无力
无 | 0 | 1 | 2 | 3 | 4 | 5 | 6 | 7 | 8 | 9 | 10 | 最剧烈

13. 令人厌恶
无 | 0 | 1 | 2 | 3 | 4 | 5 | 6 | 7 | 8 | 9 | 10 | 最剧烈

14. 害怕
无 | 0 | 1 | 2 | 3 | 4 | 5 | 6 | 7 | 8 | 9 | 10 | 最剧烈

15. 折磨–惩罚感
无 | 0 | 1 | 2 | 3 | 4 | 5 | 6 | 7 | 8 | 9 | 10 | 最剧烈

16. 电击痛
无 | 0 | 1 | 2 | 3 | 4 | 5 | 6 | 7 | 8 | 9 | 10 | 最剧烈

17. 冷痛
无 | 0 | 1 | 2 | 3 | 4 | 5 | 6 | 7 | 8 | 9 | 10 | 最剧烈

18. 穿刺痛
无 | 0 | 1 | 2 | 3 | 4 | 5 | 6 | 7 | 8 | 9 | 10 | 最剧烈

19. 轻轻抚摸导致的疼痛
无 | 0 | 1 | 2 | 3 | 4 | 5 | 6 | 7 | 8 | 9 | 10 | 最剧烈

20. 瘙痒
无 | 0 | 1 | 2 | 3 | 4 | 5 | 6 | 7 | 8 | 9 | 10 | 最剧烈

21. 麻刺痛或针刺痛或蜇痛
无 | 0 | 1 | 2 | 3 | 4 | 5 | 6 | 7 | 8 | 9 | 10 | 最剧烈

22. 麻木
无 | 0 | 1 | 2 | 3 | 4 | 5 | 6 | 7 | 8 | 9 | 10 | 最剧烈

以下由医生填写：
总评分：_____

图 11-1　简版 McGill 疼痛问卷 -2（SF-MPQ-2）

▶ **疼痛强度。**语言可以描述疼痛的性质，数字可以描述疼痛的强度。用数字来测量或监测疼痛强度的方法有很多。通常使用 0 ~ 10 分标尺，0 分表示根本没有疼痛，10 分表示这是您所经历过的最严重的疼痛(图 11-2)。当医生问您:"您的疼痛有多糟糕呢?"您可以回答,"嗯,用 0 ~ 10 分的尺度衡量,我现在大概是 5 分或 6 分。"这比说"嗯,比较糟糕,但也没有特别糟糕"要精确得多。数字标尺提供了可比性,也是在您想调整活动时,监测疼痛水平的好方法。您的评分只适用于自己的疼痛,而不是别人的疼痛,即您的 6 分可能和另一个人的 6 分非常不同。

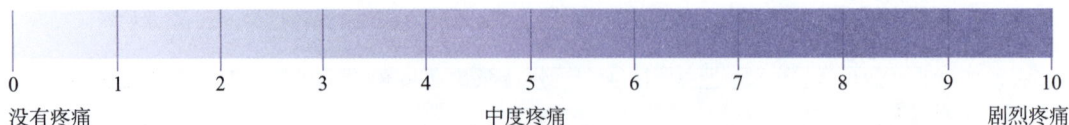

| 0 | 1 | 2 | 3 | 4 | 5 | 6 | 7 | 8 | 9 | 10 |

没有疼痛   中度疼痛   剧烈疼痛

图 11-2 疼痛强度标尺

▶ **疼痛影响**。思考一下疼痛如何影响您日常的身体、心理和社交功能,这在您的疼痛档案中有所提到。影响您走路、坐着、做个人护理、上下床或站立的能力吗? 您能完成工作职责、烹饪和享受食物、参与休闲和家庭活动、享受性和亲密关系吗? 这些信息对医生都是有用的。在医生诊疗时,请准备好疼痛如何影响您的活动和生活的细节。

做好预约议程

如果您有慢性疼痛,您可能会定期预约家庭医生或其他疼痛专科医生。为了最大程度利用这些预约,请在每次预约前准备一个议程,说明本次就诊的原因,以及您对医生的期望。

每次预约前,列一份清单,写出您关注的问题。当您走出诊室时,您有没有问过自己,"我为什么没有问关于……的问题"或者"我忘了说……"。事先列一个问题清单有助于确保您的疑惑得到解决。务实一点,如果您有 13 个不同的问题,医生可能无法一次性回答所有问题,请用星号或高亮标出两三个最重要的问题。

在就诊刚开始时就把问题清单交给医生,并解释您已经把最关注的问题用星号标出了。给医生几分钟时间浏览清单。通过这个清单,医生明确了哪些问题对您来说最重要,同时也了解了您所有的问题,以防有些问题没有被标星号但却是医学上的重要信息。如果您等到就诊快结束时才提出这些问题,可能就没有什么时间讨论了。

举个例子。医生问:"身体出了什么问题来看病呢?"您可能会说"我有很多问题想咨询您"(医生看了看时间,想了想日程安排,马上开始紧张起来),"但我知道我们的时间有限,最让我担心的是我的肩痛、头晕以及药物的副作用"(您的问题比较集中,而且在预约时间内来得及处理,医生也会松一口气)。

列好服药清单

除了问题清单,您还可以携带列有服用药物名称和剂量的清单。如果列清单对您来说很困难,可以把所有的药物放在一个袋子里,并随身携带。同时,不要忘记将维生素、非处方药、补充剂、药膏、栓剂和眼药水等也列在清单里。

您也可以在医生工作系统中下载您的电子病历（EMR）（有关电子病历的更多信息，请参见第 235 页）。如果不同医院的医生使用同一个医疗系统，就不需要再下载了。

准备病情描述

您需要准备的最后一件事就是准确描述病情。就诊时间十分有限，当医生问您感觉如何时，有些患者描述自己的症状就要花费好几分钟。最好是具体而简洁，总结一下您的病情，简短而清晰，例如可以说"总体上我的疼痛和之前一样，但是现在我睡眠不怎么好，并且感到有点沮丧。"

您应该提前准备好如何准确描述您的症状，医生想了解的症状包括以下几方面。

- ▶ 症状开始时间。
- ▶ 症状持续多久。
- ▶ 具体部位。
- ▶ 什么情况下会变得好一些或更糟。
- ▶ 以前是否有过类似问题。
- ▶ 是否调整饮食、身体活动或药物后，才出现这些症状。
- ▶ 您最担心的症状是什么。
- ▶ 您认为是什么引起了这些症状。

如果您上次就诊后服用了新的药物或接受了新的治疗，请告诉医生效果如何。如果您拜访过好几个医生，请携带近六个月内的所有检查结果。

当您描述这些症状时，也请说一说它是如何进展的，是变好了、变差了还是基本没变化？同时也请告知医生症状是否变得频繁或强烈。例如，"总体来说，我正在慢慢好转。我通常早上醒来时和外出购物后感到疼痛。但上周我整天都很疼，所以我来看医生。"

请敞开心扉，尽情说出您的想法、感受和恐惧。记住，医生不会读心术。如果您很担心病情发展，请解释原因，"再这样下去，我担心我不能工作"或者"我担心我得了癌症，因为没找到引起我疼痛的原因"或者"我父亲死前有类似的症状"。您越是能敞开心扉，医生就越有可能提供帮助。如果您有疑问，不要等到医生"发现"它，请主动说出您的顾虑。例如，"我担心我胸前的这颗黑痣。"

告知医生您猜测的可能导致这些症状的原因，这些猜测往往会为明确诊断提供重要线索。即使事实证明这些猜测是错误的，但却有机会让医生了解并解决您的担忧。

您说得越具体（但没有必要添加无关的细节），医生了解得就越详细，您和医生花费的时间就越少。

（二）询问（ask）

自我管理者最有力的方法就是提出问题。提问可以让您获得至关重要的信息，让您和医生在病情管理方面达成共识。提出问题表明您在积极参与自我管理,成为一名参与者对于最大限度地获得医疗服务至关重要。获得答案和信息是自我管理的基石。

准备好要咨询的问题,包括诊断、检查、治疗和随访等。以下是提出问题的一些基本准则。

诊断。咨询医生自己患什么病,什么原因导致发病。与此同时,请记住,有时很难或不可能确定导致慢性疼痛的确切原因。这并不意味着它不能被治疗,但意味着医生可能会无法回答您为什么感到疼痛的问题。

检查。如果医生希望您做一些检查,可以询问检查结果对治疗效果有什么影响,如果不做检查会怎么样。如果不影响您的治疗,可能就不需要进行检查。如果您准备做检查,又有哪些注意事项。询问这些检查是如何操作的,什么时候能获得检查结果以及如何查询检查结果。

治疗。询问医生有哪几种治疗方案,每种治疗方案的优缺点是什么。咨询医生如果没有接受治疗会有什么后果,您在家里能做些什么来管理自己(参见第十四章"治疗方案和药物管理")。

随访。弄清楚您是否需要随访以及什么时候打电话或面对面随访复诊。在两次就诊之间应该关注哪些症状,当出现这些症状时应该怎么做。

(三)重复(repeat)

检查您是否理解了关键信息的一个方法是简要复述要点。例如,"您建议我一天吃三次这种药"。复述的同时,医生就有机会及时纠正误解。

如果您不理解或没记住医生说的话,就请医生再说一遍。例如,您可能会说,"我很确定您之前和我说过这些事情,但我现在还是不明白。"不要害怕问那些您觉得可能比较愚蠢的问题。这类问题很重要,可以避免产生误解。

要记住每一件事并不容易。您可以尝试做笔记,或者带另一个人陪您一起就诊。如果医务人员允许,您甚至可以用手机录下整个过程。许多医生会写一个简要的病例总结,在就诊结束时留给您。或者您也可以在电子病历中查询相关信息。

(四)采取行动(take action)

就诊结束时,您必须知道下一步应怎么做。您需要采取什么行动? 这些行动包括选择或购买药物、安排治疗和检查以及确定复诊时间。您还应该知道哪些是危险信号,以及当它们出现时应该如何处理。如有必要,请医生写在您的病历本上。您也可以请医生推荐一些阅读材料或网络资源。

如果出于某种原因您不能或不愿意听从医生的建议,请直言不讳。例如,您可能会说,"我不能吃阿司匹林,因为吃完会让我胃不舒服""我的保险报销不了那么多的治疗费用,我负担不起"或者"我在尝试做运动,但似乎坚持不下来"。医生知道了您不能或不愿听从建议的原因后,可能会提出其他办法。如果您不说出这些原因,医生也无能为力。

六、询问另一位医生的意见

有时候您可能还想再咨询另一位医生的意见,但却不太能开口,尤其是当您与现在的医生已经相处很长时间了。您可能会担心如果征求他人意见会让现在的医生不高兴,但其实这一般不会给医生带来困扰。如果您病情比较复杂,医生可能已经私下请教过其他专家了(可能不止一位专家)。询问他人的意见无可厚非,医生可以接受这样的请求。然而,找三个、四个甚至五个医生询问可能并不会带来更多的成效。

您可以使用"我"语句委婉地表达您的诉求,比如:"通过现在的治疗,我还是感觉身体不太舒服。如果能再听一下其他医生的建议,我想我可能会更安心。您能帮我引荐一位医生吗?"这样,您既表达了自己的真实感受,也没有暗示医生有什么过失。请您的医生为您推荐其他医生,同样反映了您对他/她的信任。不过,您也不一定完全按照医生的建议去做。如果您附近有一个疼痛诊室,这将是一个帮助解决慢性疼痛或相关问题的好地方。

七、给予医生正向反馈

如果您对医生的诊疗感到满意,就请告诉他们吧!没有人不喜欢赞美和正向反馈,尤其是医护人员。他们也和我们一样是普通人,您的赞美可以让这些辛辛苦苦努力治病救人的医生们获得动力以及安慰。感谢医生为您的付出,不仅会让医生感到心情愉悦,也可以拉近彼此之间的距离,改善医患关系。同样,如果您不喜欢某位医生的工作方式,也请告诉他/她。

八、参与医疗决策

很多情况下治疗方案都不是唯一的,您通常会有多种选择。除了在危及生命的紧急时刻,医生在选择治疗方案时,常常考虑您的价值观和偏好。例如,您可能会说:"我担心服用药物及其副作用。在开始服药之前,是否有辅助治疗可以选择,比如放松或生物反馈疗法?"

没有人能告诉您哪种选择对您来说最合适。但是,要作出明智的选择,您需要掌握有关治疗方案的知识。知情选择,不仅只是知情同意,是优质医疗服务的重要组成部分。最佳的治疗方案是医生专业素养与您自身知识、技能和价值观的共同体现。

做选择之前,您也需要了解治疗的成本和风险有哪些。风险包括药物副作用和可能的并发症,例如便秘、头昏眼花、意识模糊、出血、感染、损伤或死亡等。成本包括个人成本如缺勤等,以及经济方面的考虑例如保险无法支付的费用等。您还需要了解,这些治疗方案在缓解疼痛、提高身体功能方面提供帮助的概率。有时,最好的选择可能是暂缓作决定,边观察边等待。

选择治疗方案并不容易,更多内容可参阅第二章"成为一个积极的自我管理者"。更多关于评估最新疗法的建议,请参阅第十四章"治疗方案和药物管理"。

九、与卫生系统合作

医生大多都就职于医院、诊所等卫生系统,就诊预约时间、治疗费用结算、电话邮件随访等工作一般都由医生以外的其他医务人员承担。如果您对卫生系统不满意,不要默默忍受,想个办法吧。

您可以找到机构管理者,通过信件、电话或医生线上工作系统等方式分享您的感受与建议,问题的关键在于有些机构管理者只想按照自己的想法管理医院。人们更倾向于向咨询接待员、护士或医生表达感受,但遗憾的是,这些人几乎没有或根本没有权力改变医疗制度。不过,他们可以告诉您应该向谁反映问题。如果某些事情对您来说是一个麻烦,那么很可能对医生和其他患者来说也是如此。如果您与医生共同合作,卫生体系可能就会逐步完善。

> 在加拿大,卫生政策由省或地区制定。省和地区的卫生部门设有专门办公室或机构来处理投诉。

以下有一些建议供参考。写信或发电子邮件时最好言简意赅,并且建议具有可操作性,请提出您认为有效的措施。

> 亲爱的李女士:
> 昨天我和张医生约好了上午 10:00 会面,但她直到中午 12:15 才有时间,我的就诊时长总共才 8 分钟。我只有再次预约就诊,医生才能回答我的问题。

我理解有时会有突发紧急情况。如果医生有急事时提前告诉我,我将不胜感激,因为这样我就不用去医院了。如果我已经在医院了,我希望可以提前告知我先暂时离开以及再次就诊的时间。我希望与医生交流的时间至少在 15 分钟以上。

请您两周内回复。

非常感谢您关注此事!

本部分将讨论与卫生系统有关的一些常见问题,提供一些可能的解决方案,以期获得积极的结果。以下内容适用于大部分医疗机构。

▶ **讨厌的电话预约系统。** 当您电话预约或咨询问题时,往往听到的都是自动回复,这实在让人生气。遗憾的是,这种局面很难改变。电话预约系统一般不会经常变化,所以如果您能记住需要按的数字或按键,就可以更快跳转到所需的选项。有时按 # 键或数字 0 键会有人工接待咨询。一旦电话接通,记得问是否有更便捷的方式。现在许多系统可以实现在线预约,这样更能节省时间,避免您的烦躁情绪。

▶ **我总是不能尽快看到医生。** 询问可以挂到的最早的就诊号,先挂上它。然后问接待员,如果他人取消了挂号,自己如何才能加入替补候诊名单。有些医院很乐意给您打电话或发短信告知您可以挂号。您甚至可以使用自动化系统来完成挂号,在系统中回复"是",您就可以得到最终挂号。您可以试着每周给他们打一两次电话,或者上网查看是否有人取消了挂号。询问接待员如何可以最快地约到医生。询问可以与接待员直接对话的联系方式。有些医疗机构会预留当天的挂号名额,询问什么时候可以知道是否有挂号名额(一般是早上)。如果您感到疼痛,或者认为您必须马上就诊,请告诉接待员。无论您有多沮丧,都要表现得和善一些,接待员有权帮您挂号,同样也可以不帮您挂号。

▶ **许多医生都给我看过病,我不知道该问哪一位。** 请确定一位医生作为您的主管医生。询问帮您统筹治疗方案的医生,很可能就是您的初级保健医生或全科家庭医生(GP)。请和他/她确认,如何确定治疗方案以及自己能做什么。当其他医生为您开了新的检查或药物时,请告知这位医生,尤其当两家医院使用不同的电子病历系统时。

▶ **什么是电子病历(EMR)?** 电子病历是以数码格式存储的电子化健康信息。您的大部分诊疗信息都存储在安全的系统中。只要在同一信息系统中,所有医生都能看到这些记录。现在已经很少有医生保存纸质病历了。您应该知道 EMR 中有哪些信息。有些系统中,EMR 只包括检查结果,有些包括检查结果和药物信息。医生想知道的诊疗信息大多数系统里都能看到。电子病历和纸质记录一样:只要医生不看它,它就什么用都没有。例如,当您需要做检查时,帮您预约检查的医生知道什么时候会出来结果,但其他医生对此却一无所知,除非您提醒他们查看检查结果报告。了解医生使用的电子病历系统,可以帮助医生更高效地利用这些信息。

在美国、加拿大和许多其他国家,您自己会有一份所有诊疗记录的副本。很多时候,您可以通过某些应用程序在线获取这些信息。在拜访其他医生之前(常规复诊除外),请先下载您的检查结果和药物清单,并交给医生。如果您自己不能下载,就请医生为您提供一份副本。

> 目前在加拿大,有一小部分居民可以在网上查阅医疗记录。但由于医疗机构之间信息无法共享,所以这些记录并不完整。各省正在开发改进信息共享的系统,患者可以通过这些系统在线查阅实验室检查结果。

▶ **我联系不上我的医生。** 很难打电话联系上医生,您可以试试发电子邮件。现在许多系统都能为医生和患者提供安全的交流平台,通过短信或电子邮件都可以。下次您拜访医生时,请咨询是否可行。另外,您也可以登录医院互联网门户网站看看有哪些联系的选项。电子系统的一个优点就是可以快速完成常规的事情,比如医嘱开药。您只需要在网站患者端发送请求、拨打某个专用电话或者告知护士就可以。请学习这个方法。

出现医疗紧急情况时,不要浪费时间上网或试图直接联系您的医生。请拨打 911(美国和加拿大)(在中国请拨打 120)或直接去医院急诊室就诊。

▶ **候诊时间或者检查等待时间太长。** 紧急情况造成的延误时有发生。或者如果排在您前面的每个患者就诊时多花费了 5 分钟,就很容易造成候诊时间延长。如果您的日程安排很紧,再遇上预约被推迟,就会很麻烦。您可以在离家前打电话给医生办公室,询问等待时间大概多久。如果您已经知道医生要迟到了,可以带上一本书候诊,或者要求重新安排预约。可以看会儿书来打发候诊的时间,不要生气。如果您要出去一小会儿、打个电话或者喝杯咖啡,请告知接待员,并告诉他 / 她您会在特定时间之前回来。

▶ **就诊时间太短。** 这可能是医疗系统本身的问题,因为就诊安排一般不是医生决定的,而是由其他人决定安排多少患者以及每位患者的就诊时长。有时就诊时间是根据您和接待员说的话决定的。如果您只是常规随访,就诊时间就比较短,如果您说有很严重的疼痛,并且很沮丧,身体功能情况很不好,可能就诊时间就会稍长一些。请在预约时告知接待员您需要的大概时间,特别是超过 10 分钟或 15 分钟时,并请说出您的理由。您也可以要求当天最后一位就诊。这样您可能需要等待一段时间,但至少医生不会急着去接待其他患者。

有两种方法可以预防这个问题。第一,合理利用就诊时间。就诊前提前做好准备,尽量不占用额外时间。如果每位患者多花 5 分钟,意味着医生需要额外工作几个小时,而预约时间较晚的患者就需要等待更长的时间。第二,即使您的就诊时间比较充足也请不要闲聊。当医生已经解决了您的问题,请向医生表达感谢,同时也将留给下一位患者额外的 5 分钟时间。这是一份宝贵的礼物,他们一定会感激您!

下面是一些解决这些问题的建议。

▶ **如果医疗卫生系统不够完善,想一想自己能做一些什么来改善**。通常如果您对某个系统很熟悉,您就有可能更好地解决您遇到的问题。

▶ **要友善,或者至少要尽可能友善**。如果医生将您视为难缠的患者,只会让您的就诊过程变得更加困难。

很多人认为医疗系统的这些问题本不该发生,让患者承担这些问题的后果也不公平,医疗卫生系统应积极回应并友好地对待患者。许多医疗机构已经在努力改善。除此之外,您可以利用本章中的建议来帮助您解决遇到的困难。

(张伟伟　毛凡)

第十二章

疼痛患者的
工作和生活

慢性疼痛管理就像是您自己的一份工作或责任。如果慢性疼痛患者有工作,需要去上班,那就会面临更多的挑战,即在平衡工作和家庭生活的同时照顾好自己的健康。也有很多慢性疼痛患者由于疼痛或其他原因无法外出工作。若患疼痛,您可能无法工作,或者至少不能从事您期望的职业。无论工作与否,都需要做出调整并掌握自我管理技能。本章根据是否工作来讲述存在的挑战以及自我管理方法。

一、工作期间的慢性疼痛管理

工作是许多人生活的重要组成部分。如果您是全职,那么花在工作上的时间可能比在家更多。事实上,对于许多有工作的人来说,一天中唯一做的能够超过工作时间的事情就是睡觉!人们工作的原因有很多,主要是出于经济上的考虑。但很多人工作也是因为工作对他们精神、身体和经济上都有益。工作可以提供社会互动、成就感,以及分散对生活中其他挑战的注意力。与此同时,工作也可能是压力、挑战和冲突的来源。因为工作既有积极的影响和消极的影响,也是我们生活的重要组成部分,所以有必要思考工作与疼痛是如何相互影响的。

工作期间的慢性疼痛管理存在如下特殊挑战。

▶ **身体上的挑战。**在工作中,身体上的挑战包括应对相关的症状,如疼痛或疲劳等。疼痛可能会限制您的工作能力,而工作也可能增加疼痛的发生。

▶ **缺勤。**您可能会因为生病或看病而缺勤。

▶ **面对别人的看法。**同事或上司对您的看法也会对您造成影响。他们可能会认为您能工作就说明您的病没那么严重,或者会认为您懒惰或做事表现力不佳。他们可能没有看到您的症状,也没有真正了解您为什么缺勤,也有可能不得不付出更多工作来弥补您的缺勤。这些都可能导致误解、困惑以及不满。

▶ **时间管理。**每个有工作的人都必须平衡家庭和工作的责任。

患慢性疼痛可能会影响这种平衡,或者更难找到一种平衡。慢性疼痛会使您更难在工作生活中找到平衡。在工作中管理慢性疼痛很有挑战,因为工作中的许多事情是您无法掌控的。在大多数工作中,员工必须遵循工作安排、承担工作职责,达到公司预期。

想象一下，一个有关节疼痛的人在办公室工作。对他来说，坐在电脑前打字是工作的一部分，这是无法避免的，但这样的工作会让疼痛更严重。还有疲劳，疲劳会使您难以集中精力完成任务，延长了工作完成时限。而对大多数人来说，在工作期间休息或小憩片刻是不可能的。疲劳或疼痛的员工可能会发现很难与同事和客户打交道。

不幸的是，无论上班还是在家，身体的症状都如影随形。许多有慢性疼痛的工作人员只好忍受他们的痛苦，并努力克服它。这让他们疲惫不堪，从长远来看会使疼痛加剧。疼痛加剧会导致工作表现不佳和缺勤。这样的情况会越来越严重，产生恶性循环，乃至对家庭生活也造成影响。

尽管困难和挑战不可避免，但您可以做一些事情，也可以做出一些选择，以便在工作中成为一个更好的自我管理者。本章包括关于在工作中管理压力、谈论您的症状、保持体力活动和在工作中选择健康饮食的信息。与其努力克服症状，不如专注于照顾自己，这样可以提高生活质量，让您更好地工作。

二、找到工作和生活的平衡

平衡工作与家庭生活对每个人来说都是很复杂的。当您在处理慢性疼痛时，情况更是如此。所谓工作与生活的平衡，并不是指一种绝对的、完美的平衡。因为无论工作还是家庭责任都需要投入时间和资源，这经常会让您找不到方向。但您可以试着在两者之间找到一个平衡。追求工作和生活的平衡意味着理解工作和家庭都是您生活的一部分，关注其中一个并不意味着您放弃了另一个。

工作可以有多种形式，全职、兼职，弹性工作制，居家办公或线上虚拟工作。许多人是在办公室或工作场所工作的。对一些人来说，其工作是整天开车，而对另一些人来说，工作意味着体力劳动。有些工作人员从不去办公室，他们在家或家附近的共享空间工作。所有工作都存在各自的挑战，不同的工作场所也有不同的规定和工作方式。

正如人们的工作是多种多样的，家对不同的人来说也有不同的含义。您可以一个人住，也可以和家人住在一起。家可以包括家人、朋友、家庭责任、社区邻里、爱好和许多工作之外的活动。

大多数人的工作和家庭生活以复杂的方式相互影响。工作会影响家庭，家庭也会影响工作。在工作中度过忙碌、紧张的一天会让您感到疲劳，所以您更有可能在回家的路上选择吃快餐。下班后，您可能会感到身体疲惫，情绪低落，回到家就什么都不想做了。家庭中的冲突或问题会分散人们对工作的注意力，导致工作中的事情堆积如山，降低工作效率。

工作与生活之间的平衡不是一成不变的，而会日复一日地发生变化，就像跷跷板，可能会向一边倾斜，也可能向另一边倾斜。作为一名优秀的自我管理者，您可以预测工作和生活失衡的时间,并找出方法让您回到正轨。

(一)管理您的时间

当工作和生活失去平衡时,第一步是找出导致缺乏平衡的问题(到目前为止,这个解决问题的步骤应该很熟悉了,如果您记不清,请回顾第二章"成为一个积极的自我管理者"相关内容)。有效的时间管理是找到工作和生活平衡最重要的方法。我们的目标是为家庭、工作和自己都留出一点时间。

开始注意您是如何使用时间的。记录您的时间(就像记录您吃了什么或锻炼了多少一样)可以帮助您确定目前如何以及在哪里花费了时间。列出您每天要做的事情,把一天分成几个时段。对于每一个小时,用大致的类别来描述您是如何度过这些时间的(考试、工作、务务、看报、看电视、锻炼等)。确保列出至少一个工作日和至少一个非工作日的清单。表 12-1 是一个您可以使用的记录单。当您开始记录时间时,可能会发现它很有帮助。如果想了解这些活动是如何影响疼痛的,可以添加一个疼痛栏。

几天后您就可以寻找到规律。一旦发现了自己的规律,就会发现可以做出的改变。想想您是如何安排时间的? 现有的时间安排能否帮助您实现您个人或职业目标? 您对时间利用"合理"吗?

(二)培养良好的习惯

人们倾向于重复做同样的事情,这些事情会成为习惯。回到家、打开电视或上网变得很容易,在不知不觉中已经过去了很长一段时间。能够帮助您放松身心恢复活力的活动,如看电视、阅读或购物,是有其存在的价值的,但适度是关键,确保这些活动不会阻碍您完成目标。如果您发现自己在喜欢的事情上花的时间比较多,而这些事情又不能帮助您实现个人或职业目标,请考虑改掉这些浪费时间的习惯。

改变习惯可能很难,需要努力和时间。关键的第一步是找出您可以高效工作的一个小时,用这段时间来制定一个行动计划。回顾第二章"成为一个积极的自我管理者"第27 ~ 32 页中关于行动计划的讨论。您可以做一个日历,安排好对您来说很重要并且需要优先做的事情,可能包括运动、自我保健、与孩子们玩耍、观看球赛或现场戏剧表演或其他任何事情。

三、管理工作中的疼痛

有些疼痛自我管理方法可能在工作中行不通,但也有些方法是有效的。

▶ 了解自己的局限,以及会导致疼痛或使症状恶化的情况。

▶ 离开您的工作区域,休息一下。利用这段时间冥想或做其他放松技巧,或者只是静静地坐着练习深呼吸。

▶ 工作时要注意自己的坐姿和站立姿势。确保您有良好的姿势,并根据需要调整工作空间。一个新的办公椅、键盘、手托、电话耳机或站立的垫子可能会非常有帮助。如果雇主了解您的情况,他们可能会为您提供这些设施和帮助。

▶ 做好准备。在工作时带一个袋子,装上可以缓解疼痛的东西(如冰袋或加热垫、水、药物等)。

▶ 与医生讨论您服用的药物以及服药对您工作产生的影响。

以1个小时为单位来梳理您的一天(表12-1)。您可以在同一时间内完成很多任务。例如,从早上7点到8点,您可以做伸展运动、穿衣服、吃早餐、通勤上班。思考这个小时的活动的重要性,并在"优先级"栏中进行标记。在"使用时间"一栏中说明您对每个小时的时间满意度(好或差)。

表 12-1　时间管理工作表

时间	任务	优先级			使用时间	
上午 7:00		□高	□中	□低	□好	□差
上午 8:00		□高	□中	□低	□好	□差
上午 9:00		□高	□中	□低	□好	□差
上午 10:00		□高	□中	□低	□好	□差
上午 11:00		□高	□中	□低	□好	□差
中午 12:00		□高	□中	□低	□好	□差
下午 1:00		□高	□中	□低	□好	□差
下午 2:00		□高	□中	□低	□好	□差
下午 3:00		□高	□中	□低	□好	□差
下午 4:00		□高	□中	□低	□好	□差
下午 5:00		□高	□中	□低	□好	□差
下午 6:00		□高	□中	□低	□好	□差
晚上 7:00		□高	□中	□低	□好	□差

时间	任务	优先级			使用时间	
晚上 8:00		□高	□中	□低	□好	□差
晚上 9:00		□高	□中	□低	□好	□差
晚上 10:00		□高	□中	□低	□好	□差
晚上 11:00		□高	□中	□低	□好	□差
晚上 12:00		□高	□中	□低	□好	□差
凌晨 1:00		□高	□中	□低	□好	□差
凌晨 2:00		□高	□中	□低	□好	□差
凌晨 3:00		□高	□中	□低	□好	□差
凌晨 4:00		□高	□中	□低	□好	□差
凌晨 5:00		□高	□中	□低	□好	□差
凌晨 6:00		□高	□中	□低	□好	□差

四、管理压力和工作

同时承担工作、家庭责任和照顾自己的健康往往会导致压力增加。您可以在第四章"了解和管理常见的症状和情绪"中了解更多关于压力的信息,在第五章"运用思维去处理症状"中了解更多关于压力管理的信息。

工作中的一些事情您自己无法改变和控制,把要做的事情按照优先级做出排序和调整,可以帮助您控制和减少工作中的压力反应。以下是处理工作压力的实用建议。

▶ 定期安排短暂的休息时间,去散步、和朋友聊天,或者放松一下。

▶ 建立边界。虽然您觉得应该每天 24 小时不间断地通过电话和电子邮件与外界发生联系,但还是要每天设置一段时间,既不处理工作任务,也不考虑工作。这可能需要一些练习来打破全天候待命的习惯,但通过这样的练习,可以减少压力。

▶ 学会说不。不要对事情过度承诺,不要接二连三地安排工作,不要害怕对您不能做或不想做的事情说不。

▶ 把工作任务按优先级排列,把它们分解成小步骤。使用行动计划,调整自己的步伐来制定和实现您的小目标。参见第二章"成为一个积极的自我管理者"和第六章"调整节奏享受轻松和安全的生活"相关内容。

▶ 如果情况允许,把工作任务委派出去,并且愿意妥协。

▶ 不要给自己设定不切实际的工作目标。确保您的目标是可以实现的。

▶ 减少消极的谈话,关注积极的事情。在工作中找到您喜欢的事情,然后专注于此。

▶ 请假!

最后,如果这些小建议不起作用,您可能需要考虑与您的经理、主管或人力资源部门谈谈您的工作职责和期望。如果您觉得压力对健康或身体状况有影响,请向医生进行咨询。

五、沟通和工作

自我管理最困难的任务之一是与他人谈论您的慢性疼痛以及它们是如何影响您的生活的,特别是当病情影响到工作时,这种沟通就变得更难了。本部分包括了一些建议,可以使沟通变得更容易,或者至少不那么可怕。

您可以自己决定是否把疼痛病情告诉他人。有人不敢把病情告诉同事和单位,担心会因生病而受到不同的待遇,甚至失业。但是,如果病情影响到了您的工作方式、出勤或工作表现,那么应该考虑向主管或公司里的其他人谈谈了。若不谈,可能会导致他人对您的工作表现有错误的猜测和评价。

当和同事交流您的疼痛和健康状况时,重要的是要考虑到:

▶ **向谁透露。**您应该告诉主管、同事、经理、人事部门吗?

▶ **什么时候透露。**什么时候提出来比较合适?

▶ **透露哪些内容。**分享这些信息对您有帮助吗?

▶ **透露多少信息。**他们是否需要知道所有细节,还是说些比较笼统的内容就足够了?请记住,是否分享信息永远是您的选择!

(一)决定何时分享

谈论疼痛病情可能是一个非常敏感的话题。然而,不讨论也会产生后果。先回答以下这些问题,再决定是否要和他人讨论自己的病情。

▶ **疾病是否干扰了工作职责、任务或项目?**疼痛或疲劳是否会让您错过工作任务的截止日期?因为生病,您是否需要更多的时间去完成任务?

▶ **是否因为身体状况需要休息?**您是否经常去看医生或症状会复发?这些会经常发生吗?

▶ **是否有过严重的疼痛,以至于影响情绪以及与客户或同事相处的能力?**您是否因为疼痛或疲劳而感到压力更大,脾气更暴躁?

▶ **工作会加重病情吗?**整天站立会让您的疼痛加重吗?您是否在工作环境中接触到一些会使病情恶化的事情?

如果您对以上任何一个问题的回答是肯定的,那么可能是时候考虑在工作中和他人讨论一下您的病情了。人们往往害怕受到歧视,但在没有了解所有信息的情况下,您的主管或雇主可能会对您或影响您工作的因素做出错误的判断,而知道您正在经历什么的人就不太可能对您做出错误判断。

(二)决定分享什么和告诉谁

请记住,沟通健康需求不同于透露病情。可以讨论您所面临的问题以及健康是如何受到影响的,而不需要说出您的病情或过多的细节。分享到什么程度完全取决于您自己,应该根据您的情况、工作、上司和您所期望的结果来决定。如果您决定与主管或经理讨论病情,请提前考虑一下什么时候谈论、分享到什么程度以及您将要分享什么。问问您自己,"我想从这次谈话中得到什么及需要什么? 我怎样才能确保这次谈话对我有帮助呢? 什么时候是我和主管讨论这个问题的好时机? "把握分享的分寸,分享病情能让您获益还是面临风险,如果您觉得自己可以受益,那就可以分享。

考虑一下您想分享多少内容。您可能只想透露您所经历的与工作表现相关的症状。把重点集中在症状上、不涉及病情细节,有助于保护您的隐私。关注症状以及您想要或需要的东西。尽可能不要抱怨,而是提供解决方案。

有两个关键问题,"我想从这次对话中得到什么和需要什么? "以及"我怎样才能确保这次对话对我有帮助呢? "您需要做好准备,让您的主管知道您想要什么和需要什么。别人不会读心术,您应该直接、具体地说出来,比如,"我需要每 15 ~ 20 分钟走动一两分钟"或者"我需要改变工作时间,这样我就不用等太久的公共交通了"。

(三)在工作中讨论病情

如果能控制好谈话的内容,那么和同事讨论您的疼痛和健康问题会很有帮助。让对方知道您想讨论一些关于健康的状况。解释您为什么现在透露这些信息(例如,可以解释您的缺勤或证明您为什么不能做与工作有关的事情),并把重点放在您的病情对工作的影响上。下面是一个例子。

我有类风湿性关节炎,经常迟到。早上我会感到身体僵硬和疼痛。对我来说,早上起床需要几个小时。不知道我是否可以晚一点来上班,晚一点下班?

请注意,在本例中,该人员提供了有关问题的信息,并建议了解决方案。

明确设定信息传播的界限,比如,"希望这件事您不要告诉别人。"确保所分享的内容有助于您诉求的实现。下面是另一个示例。

您好,我想占用您一点时间跟您说一件对我很重要的事。我一直在应对我的疼痛问题,已经有一段时间了。因此,我需要花一些时间去预约医生,可能有几天不能来上班。我想提

前和您谈谈,以便我们可以讨论如何安排好此阶段的工作。

记住,您可以决定是否分享,以及如何分享信息。想想什么对您最有利,怎么做能给您带来一个更好、更健康的工作环境。通常在大多数情况下,坦然面对,至少提前进行最基本的沟通要比完全不沟通好得多。

通过和别人讨论可能会影响工作的病情,您可以在工作诉求中占据主动地位。提出您的需求:调整工作空间、改变工作时间、改变工作方式等。各地对于工作场所的责任和权益的法律各不相同。了解自己的权利,查看适用于您所在地区的法律。公司的人力资源部门也应该有相关资源。

在美国,以下两部法律为生病和受伤者提供了相应的保护。

▶《美国残疾人法案》(ADA)要求雇主对残疾工人进行合理调整。ADA规定,残疾是指身体或精神上的损伤,严重限制了一项或多项主要的日常活动。雇主提供的一些常见便利包括提供停车或交通工具、确保无障碍环境、提供某些设备、调整工作结构以及工作环境。然而,如果提供某项特定的便利会对雇主造成"过度负担",则雇主可以免除提供该项便利的义务。如果您不确定您是否有权获得一些便利,或如何要求得到这些便利,您可以联系工作便利网络(https://askjan.org),这是美国劳工部的一个部门。平等就业机会委员会(EEOC)有更多关于残疾和ADA范畴内权利的资源(www.eeoc.gov)。

▶《家庭和医疗休假法案》(FMLA)保护患有严重疾病员工,允许员工每年因医疗或家庭紧急情况最多休12周假,但不要求雇主支付这段时间的工资。假期可以一次性休完,也可以在一年中休完。

除了联邦法规之外,许多州都有关于病假和残疾人便利的具体法律。您可以通过联系劳动和人力资源部门来了解更多具体政策和规则。

最后,许多单位中,同事都可以给予支持。人们在工作中花费很多时间,有时和同事相处的时间比和家人相处的时间还多。从同事那里获得支持可以帮助您度过困难时期。如果您真的寻求支持,请小心行事。如果您不想让每个人都知道您的担忧,那就只和您信任的人分享。这种分享的一个好处是,当某些人对您了解得更多时,他们也更有可能分享一些关于自己的事情。这是信任和友谊的基础。

在加拿大,《加拿大人权法》和《加拿大就业公平法》为联邦法律,适用于联邦政府监管的机构和企业,旨在保护残疾人在工作中免于遭受歧视和不公平待遇。《加拿大人权法》要求雇主为残疾雇员提供"过渡困难"的服务,这意味着将导致成本过高或对健康安全造成风险。各省人权法与《加拿大人权法》有许多相似之处,适用原则也大都相同。

《加拿大劳工法》为连续三个月在同一雇主完成工作的联邦监管雇员提供长达17周的病假保护。该条文并不要求支付病假保护期间的工资。每个省和地区都有各自的就业标准法,雇员请病假的时间各不相同。

根据联邦政府的计划《就业保险法》(EI),一些雇员可能有权获得现金福利。满足 EI 资格要求的人可以通过加拿大就业保险享受疾病福利。雇主可提供短期和长期的残疾保险。各省根据医疗状况和经济状况,有各自的长期残疾收入项目。

(四)与家人聊聊工作

工作中的压力和问题也常常会带回家里。回家后您可能不想说话,没有精力做家务,或者对伴侣或孩子发脾气。因此,您的家庭生活可能并不是您想要的那样。您可能会想,"家人不理解我",或者"他们应该知道我正在尽可能地努力工作,应该更感激我",或者"事情太多,做都做不完"。家人之所以不"理解"和不"知道"您所经历的事情,原因往往是沟通不畅。

当工作有压力时,请与家人沟通。找个时间和家人谈谈工作中的进展,他们能怎样帮助您,以及可以做出的改变。当人们能理解时,往往可以想出更多的办法。也许您的孩子可以遛狗,伴侣可以为每个人准备午餐。家庭成员甚至可能提出一些方法,您可以在工作中尝试一下。与此同时,您可能会知道您的孩子在学校有压力,您的伴侣有他/她自己的担忧。每当您发现"家人不会理解"或"他们应该"的时候,就需要与家人来一次沟通了。

六、积极的身体活动和工作

积极活动对身心都有益处。第七章"锻炼和身体活动"中有更详细的内容。积极锻炼可以提高思维能力和记忆力、增强精神韧性、提高创造力,从而使您在工作中表现得更好。锻炼能改善情绪、减轻压力。尽管我们知道这些好处,但很多人认为身体活动是一种奢侈品——换句话说,人们经常说如果我有更多的时间,我就会做运动。

在工作的同时坚持运动是一个挑战。达到足够的身体活动水平通常很困难。您可能会发现自己在工作日的大部分时间里都是坐着或站着的。受限于工作职责,静坐是很难避免的。当通勤时间增加时,您可能会花费大部分时间来坐着。长时间站着或坐着而不休息,可能会有很多负面影响。研究发现,在闲暇时间的活动并不足以弥补整天坐着的危害。

久坐不动可能会让人精神不振,会感到更疲劳。一天结束时您可能会发现自己筋疲力尽,所以也会把非工作时间花在久坐的活动上。当坐着的时候,肌肉不能工作,当大肌肉(比如腿部肌肉)不工作时,新陈代谢会减慢,肌肉和关节会变得僵硬,疼痛、疲劳和抑郁等症状会变得更严重。

坐着并不是唯一的问题。如果您的工作只是站在一个地方,那么站着也不会好到哪里去。运动的关键是多活动大肌肉(胳膊和腿),减少静态时间。保证每 20 分钟站起来,活动您的大肌肉,即使只有一两分钟。可以设置一个提醒闹钟,保持规律的活动。

以下是一些关于在工作中增加活动和运动的建议。

▶ 休息的时候,可以在房间内踱步。

▶ 与同事尽量面对面交流,减少发电子邮件。

▶ 使用离办公室或工作地点最远的洗手间。如果可能,走楼梯上一层楼或下一层楼去使用洗手间。

▶ 每天在预定的时间进行 1 ~ 2 次、每次 10 分钟的活动。

▶ 尽量走楼梯,少坐电梯。

▶ 如果可以,站着或走路开会。如果选择这样的开会方式,要确保每个人都能顺利参会。

▶ 穿舒适的鞋有助于身体活动。

▶ 考虑创建一个步行小组,与同事比一比谁走得最多、坐得最少,或者考虑其他健身挑战。进行健身挑战的一种比较合适的方法是让每个人设定一个每周目标,比如每天 2 000 步、5 000 步、7 000 步或 9 000 步,获胜者是达标天数最多的人。这样一来,身体很棒的人和身体状况不是很好的人都能"赢"。

(一)久坐(非活动的)工作

即使您是在办公桌前工作,短时间的身体活动也可以改善体质和心血管健康。通过一些计划,可以在会议、电话或其他任务间隙做一些锻炼。虽然这种类型的身体活动可能不会产生显著的效果,但可以增强力量,燃烧一些额外的卡路里,给您急需的精神休息,并防止肌肉和关节变得僵硬。第八章"运动让您感觉更好"中的许多练习都可以在办公桌前或工作场所里完成。再强调一点,多运动比少运动好。

更多关于常见的身体活动、养成日常锻炼以及力量和灵活性锻炼的信息,请参阅第七章"锻炼和身体活动"和第八章"运动让您感觉更好"。

(二)体力工作

许多人都是体力工作者。餐厅服务员、护士、建筑工人、园丁和邮递员,每天的大部分工作时间都在活动。闲暇时间进行的锻炼,与体力劳动不同。体育锻炼中如果人们感觉到累,可以停下来进行休息。对于体力劳动者来说,情况并非如此,他们可能会花数小时完成同样的劳动密集型任务,但几乎没有休息。

适度的体育活动可以增强心脏和心血管系统功能。然而,当人们在工作中身体活动强度很大且休息时间有限时,他们的心率和血压可能一整天都会很高,这会给心血管系统带来压力。如果从事的是不停重复的体力劳动,工作就会导致肌肉紧张和损伤,从而导致疼痛。

此外,体力劳动者可能不会在工作之余进行锻炼。不锻炼不是因为他们觉得锻炼没有用,而是因为他们太累了,或者他们觉得自己在工作中的体力活动已经足够了。但是,从事体力工作的人需要记住,在工作期间要安排休息,在工作之余也要做运动!

七、健康饮食与工作

正如在第九章"健康饮食与疼痛自我管理"和第十章"健康体重与慢性疼痛自我管理"所讨论的,饮食、健康和疼痛之间存在联系。饮食会影响疼痛,以及疼痛患者的工作表现和心理健康。

以下是一些工作时保持健康饮食的建议,可以在第九章"健康饮食与疼痛自我管理"中了解更多相关信息。

▶ **在饿之前决定好您要吃什么。**在非常饥饿、疲惫和压力的时候,更有可能作出不健康的选择。

▶ **计划好您的工作餐(通常是午餐)。**通常我们只思考早餐和晚餐要吃什么。其实计划好工作餐可以让我们的饮食更健康。

▶ **准备健康零食。**在工作中,准备些健康的零食,如水果、切碎的蔬菜、坚果,这些都适合在工作中吃,会让您精力充沛。远离不健康的零食。

▶ **选择抗炎性食物。**包括坚果、水果和蔬菜以及不含咖啡因的茶(抗炎性食品的更多细节请参见第 182 页)。这些食物含有的营养素可以改善健康并减轻疼痛。通常,人们吃得越健康感觉就越好。高脂、高糖食物会让您疲劳,导致进食后几个小时内"状态很糟"。

(一)更健康的工作餐

据估计,大约 70% 的美国人、40% 的加拿大人经常在办公室里用餐,这可能导致不健康的食物选择,包括水果和蔬菜吃得少,加工食品、高糖、高脂肪和高盐食物吃得多。之所以不提倡在办公室里吃饭,主要原因是坐在办公桌前会经常被电子邮件、电话或其他任务分散注意力。如果您在办公室里吃饭,就不会完全专注于在吃什么和吃多少,可能导致暴饮暴食和对自己所吃的东西缺乏认识。在办公室里吃饭的人往往会吃更多的零食,摄入更多的热量。坐在办公室里吃饭还有一个缺点是您会错过锻炼身体和与人交流的机会。

如果您在办公室里吃东西,这里有一些建议能让您吃得更健康。

▶ **安排好午餐时间。**不要等到非常饿的时候,再决定吃什么,要提前做好吃什么的计划。您可以设置一个闹钟或日历提醒。

▶ **专注于食物。**即使只有 10 分钟,也要停下手头的所有事,专心吃饭,专注于您正在吃什么和吃多少。没有哪项工作或哪件事情是连 10 分钟都不能停的。

▶ **仔细观察食物份量**(您吃了多少)。关于食物份量的更多信息见第九章"健康饮食与疼痛自我管理"第 180 页。

▶ **带午餐去上班**。避免吃快餐和点外卖。提前计划,从家里带健康的饭菜,包括水果和蔬菜以及全谷物。有关带午餐建议的更多信息,请参见后文内容。

▶ **保持办公桌的干净和清洁**。您的办公桌或工作台可能会布满细菌和病毒,应每天擦拭办公桌。

▶ **尽可能在午餐时间进行社交活动**。工作中参加社交活动的人比那些不参加活动的人产出更多。记住,午餐不仅是摄入卡路里,午餐时间也是休息时间。

(二)自己准备午餐

在家准备的午餐通常比快餐或餐馆就餐更健康,也可能便宜得多。如果您买午餐,每天花 30 元,加起来每个月有 1 000 元左右!当您选择自己准备午餐时,试试以下建议。

▶ 在周末或上班前一晚准备和打包饭菜。

▶ 用本次做饭剩下的食材。用剩下的鸡肉做一个墨西哥卷饼或三明治。

▶ 在基础食谱上寻找乐趣。通过搭配三明治或沙拉,可以让您的用餐既有趣又简单。买质量好的面包,用低卡芥末代替高卡蛋黄酱,用鹰嘴豆泥或牛油果代替午餐肉。沙拉中除了生菜、西红柿和黄瓜之外,还可以加入其他食物,加入豆类、糙米、坚果、水果和少量奶酪,尝试不同的调料。用烤箱做烤鸡,烤鸡晚餐吃,没吃完的烤鸡可以做沙拉,或者煮汤。

▶ 汤可以是很棒的午餐。您可以把它们做成大份,然后冷冻成小份作为午餐。如果您从未做过汤,也没关系,可以非常容易地找到一个简单的食谱,您尝试着做就可以。

▶ 在网上搜索简单的午餐建议。

▶ 选择健康的速冻正餐。

▶ 在办公室里放一个盘子、碗和餐具。

▶ 如果工作场所没有冰箱或微波炉,可向雇主申请。

(三)避免工作中的诱惑

在工作中,食物往往是一种干扰或诱惑。许多人都会把自己想吃的食物带到工作中分享。在大型办公室里还有无穷无尽的庆祝活动,从生日到升职再到庆祝小婴儿的诞生派对。拒绝一个甜甜圈是很难的。即使您带了健康的午餐,也很难拒绝午餐的邀请。提前计划,预料到这些干扰,并与同事沟通会有所帮助。还可以考虑以下建议。

▶ 和同事约定带健康的食物,而不是只带糖果分享。

▶ 在自动售货机和自助餐厅购买和选择更健康的食品。

▶ 和同事沟通：您带零食进来和我分享，我真的很感激，但我发现很难抗拒它们。请不要给我零食。如果我想吃什么，我保证会告诉您（请注意在这个例子中使用了"我"语句沟通。关于这个重要的沟通方式，请参阅第 216 ～ 218 页）。

▶ 举行聚餐之类的活动时，不要指望别人做饭时考虑到您的需求。相反，一定要带一些您能吃的，别人也会喜欢的东西。

▶ 定一个"外出吃午餐"的日子。然后与同事沟通，不要在其他时间邀请您出去吃午餐。

八、失业和管理慢性疼痛

到目前为止，本章都是关于如何在工作时管理疼痛的内容。并非所有人都愿意去工作或能够去工作，有些人不能工作，有些人很难找到合适的工作。当您感到疼痛时，您可能无法工作，或者至少不能在您期望的岗位工作。不能工作可能需要您做出重大的调整。本部分讨论疼痛管理和失业。

日常交谈中，我们常常会问"您是做什么工作的？"或者"您又重新上班了吗？"当您因为慢性疼痛等问题而不工作时，就业的问题可能会令人尴尬、沮丧甚至抓狂。别人对您的工作生活感兴趣是很正常的，但您也会对这些频繁的询问感到沮丧。

有许多人用工作来定义自己。告诉别人您在哪里工作、做什么，已经成为一种介绍自己和沟通的标准方式。例如，一个新邻居可能会介绍自己"我叫何赛，是某商务公司的产品经理。"在这个介绍中，何赛的其他信息，如丈夫、父亲、计算机爱好者和园艺专家的角色和兴趣并没有提及。当没有工作的时候，您的介绍就不要被工作所束缚了，您可以拓展范围重新定义自己的生活。

失业通常是您无法控制的，每年影响着数百万人。改组、缩小规模、工作短缺、雇主需求的变化、区域或全球问题、流行病以及残疾或伤害都是失业的原因。这些因素影响着每个人，即使是那些没有慢性疼痛者。

慢性疼痛患者还会有特殊的担忧。慢性疼痛会影响精力、注意力和身体能力，有时维持您所期望的工作甚至都变得困难。如果您失业了，不要责怪自己，也不要责怪别人。当您重新调整生活时，您可以在第二章"成为一个积极的自我管理者"中找到有关解决问题和建议的内容。另外，请查阅第五章"运用思维去处理症状"的第80 ～ 82页中关于挑战消极自我谈话的内容。

（一）管理失业造成的影响

您对失业的反应取决于许多因素。

▶ **对这份工作的感觉。**您喜欢还是不喜欢这份工作和环境？

▶ **对工作的留恋程度。**您在那里工作了多久？您打算长期留下来吗？您和同事及上级的关系如何？

▶ **处理生活危机的经验。**您曾经成功地处理过失业或生活中的其他困难吗？

▶ **身体不适的性质或程度。**您是否能够在工作场所、公司或行业内承担不同的责任或变换职位？

▶ **接受高等教育、特殊教育或技能培训的情况。**能否在其他岗位或组织中应用相关技能？

▶ **经济状况。**您的工作是短期的还是长期的？工作提供残疾福利或养老金吗？您目前的经济负担是什么？

无论什么原因造成失业以及您对失业的感受如何，失业都会在人的情感、经济和社会三个方面损害您的幸福感。

失业对情感的影响

失业被描述为"情绪过山车"。失业的过程中人们可能会努力解决许多问题，如愤怒、迷茫、绝望和沮丧，如图12-1所示。

图12-1中的阶段和情绪是失业者的感受。失业这件事对一些人来讲是一个挑战，对另一些人来说，他们可能会被失业彻底击垮。当您患慢性疼痛时，情绪反应会更加复杂。一个慢性疼痛患者的失业通常会导致愤怒和压力（见第四章"了解和管理常见的症状和情绪"）。分辨您的情绪以及导致这些情绪的原因是管理情绪的第一步。可以使用本书中的一些自我管理工具来控制和更积极地生活。如果您发现抑郁、愤怒或压力持续下去或变得更糟，就要寻求专业帮助。心理健康专业人士可以为失业和发生这类心理变化的人提供帮助。

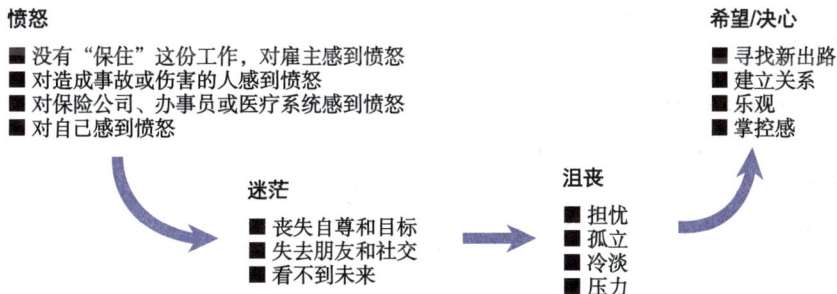

愤怒
- 没有"保住"这份工作，对雇主感到愤怒
- 对造成事故或伤害的人感到愤怒
- 对保险公司、办事员或医疗系统感到愤怒
- 对自己感到愤怒

迷茫
- 丧失自尊和目标
- 失去朋友和社交
- 看不到未来

沮丧
- 担忧
- 孤立
- 冷淡
- 压力

希望/决心
- 寻找新出路
- 建立关系
- 乐观
- 掌控感

图12-1　失业造成的情绪影响

失业对经济的影响

失业对每个人的经济影响各不相同。经济状况不佳可能会限制您满足基本需求,比如食品杂货账单、汽车贷款、房租或抵押贷款付款、取暖账单和医疗账单。无法支付账单可能是一个巨大的压力源,会引发内疚感。您可能需要依靠您的家人、朋友或失业保险。反过来,这可能会影响您的家庭、友谊和自尊。当解决这些问题时,尽您所能照顾好自己是很重要的。在第五章"运用思维去处理症状"中有许多建议和策略可以提供帮助。

失业对社交的影响

失业常常会改变您与他人的交往。当您工作的时候,会接触到同事、顾客和客户,失去这些联系人是很自然的。避免孤独和保持社会联系可能是一项挑战。您以前的同事可能会以另一种眼光看待您,或者您自己可能也会用另一种眼光看待他们。

失业也会影响家庭的角色和责任。当父母或配偶"在家"时,家庭中每个人的期望都会发生变化。这并不一定是件坏事,这可能是一个以积极的方式重新定义角色的机会(例如,如果适当地调整自己的节奏,您可以花更多的时间和家人在一起,或者更多地参与到家务中来)。在这些情况下,一些沟通技巧会对您有所帮助,请回顾第十一章"与家人、朋友和医护人员沟通"中相关内容。

(二)失业期间的自我管理

管理失业问题需要采取一系列策略。许多管理疼痛和其他症状的工具也可以帮助您在失业时管理生活。

▶ **提高身体素质。**使用疼痛管理策略,如锻炼、放松技巧、睡眠和调整生活节奏。

▶ **维护个人关系。**与朋友和家人交谈,尝试了解他人的反应和期望。沟通您的情绪和期望。

▶ **努力保持积极的态度。**在工作之外重新定义自己。

▶ **保持日常生活状态。**

▶ **从事志愿者工作。**拓宽兴趣,建立自尊,获得技能和经验。

▶ **寻求财务咨询。**

▶ **结交新的朋友、找到新的爱好和兴趣。**

▶ **获得就业咨询。**找一家专门机构获得咨询服务。

▶ **考虑其他选择。**寻找新的职业、进修、兼职或合同职位或自由职业。

没有工作的生活,充满了不确定性和混乱,是许多人面临的挑战。如果您失业了,您并不孤单。然而,同时遭受慢性疼痛与失业可能更有挑战性。本书中介绍的技巧和技能,以及来自家人、朋友和医疗保健团队的支持,可以帮助您应对这一挑战。

(杜成欣)

第十三章

享受性与亲密

两性关系包括亲密关系和身体愉悦,是健康生活的重要组成部分。性行为和其他形式的亲密身体接触,包括抚摸、牵手、拥抱、依偎和接吻等可以促进情感交流,增进亲密关系。亲密关系可以帮助您建立信任,体现自身价值,从而更好地管理生活。亲密关系不仅是指和伴侣发生性行为,也包括了您与爱人之间对身体和情感的分享,这种分享反过来又会对身体、精神和情感产生积极的影响。亲密关系也能改变您的人生观。

研究表明,性和亲密的身体接触对身心健康有以下益处。

▶ **慢性疼痛管理。**当我们小心地进行亲密接触时,身体的亲密接触,如触摸、拥抱和性行为可以通过释放大脑中的某些激素和其他化学物质来帮助减轻疼痛。催产素可以增加情感联系或者与他人的联系,并且促进平静和幸福的感觉。此外,催产素还可以减少压力和疼痛感。身体接触还会释放其他有助于缓解疼痛和提高幸福感的化学物质,包括血清素,这是天然的抗抑郁药,在睡眠和情绪方面起作用;苯乙胺,刺激大脑的快感中心;内啡肽,身体的天然止痛剂。

▶ **改善心脏健康。**性行为是一种低强度的耐力运动,可以带来像短距离、中等强度快走一样的健康收益,但是这种收益也因人而异。它有助于增强肌肉、消耗热量、降低血压,降低患心脏病、脑卒中和高血压的风险。研究还表明,性生活活跃者往往倾向于做更多的锻炼,饮食更加健康,这些都会增强整体的身体功能、健康和幸福感。

▶ **提高免疫力。**性行为可以提高一些重要抗体的水平,帮助对抗感染,减少生病。性行为也能改善循环,并有助于维持体液平衡,进而减少腹胀,应对小病小恙。

▶ **减压和放松。**和多种形式的身体活动一样,性行为能够降低应激激素皮质醇的水平,皮质醇会引起焦虑。性行为和其他亲密的身体接触也可以缓解肌肉紧张,促进身心放松,也会缓解疼痛,关闭"疼痛门"(参见第一章"慢性疼痛自我管理:概念与方法"第 2 ~ 3 页,了解更多"疼痛门"相关信息)。

▶ **改善睡眠质量。**在性行为时特别是性高潮时,身体会产生有益的激素。这些激素,包括催产素,可以起到镇静剂般的作用,使您神经放松,集中注意力,也能促进入睡,并在夜间保持良好的睡眠状态(参见第四章"了解和管理常见的症状和情绪"第 53 ~ 57 页,了解更多关于疼痛与睡眠的信息)。

▶ **增加幸福感和改善情绪。**性行为就像锻炼一样,使身体释放内啡肽,这不仅可以缓解疼痛,而且可以使您感到更加快乐和更有活力。

尽管有这么多好处,许多慢性疼痛患者或夫妻会发现,维持这项生命中的重要活动是一个挑战。对疼痛加重的恐惧、担心不能正常进行性生活等情绪,都可能会产生挫折感,从而降低一方或双方对性行为的欲望。

一、性行为的常见问题

对许多慢性疼痛患者来说,进行性生活有困难,因为其对身体状况有要求。性行为会加快心率和呼吸。对于身体疼痛或者体力不足、睡眠不良以及压力大的人来说,性行为可能是一个挑战。性行为也可能使身体不舒服。这会使本已受伤的或者对触碰很敏感的肌肉、组织和关节压力增加。

鉴于以上原因,与其花时间进行真正的性行为,不如多花时间在爱抚和前戏上,会更让人满意。在一种放松、舒适的氛围下,找到使您自己和 / 或伴侣感到愉悦的方法,会增加亲密感和满足感。通过爱抚和亲吻之类的身体接触来分享快乐也可以获得满足。通过意念,集中注意力进行幻想或想象,或者专注于当下愉悦的感觉而忘掉身体上的不适,都可以增强您在性行为时的享受。

恐惧或其他情感上的忧虑也会影响慢性疼痛患者的亲密关系。例如,曾有过心绞痛病史的人往往会担心性行为会导致再次发病,所以他们会尽可能地避免性生活。有偏头痛病史者会担心性高潮引起偏头痛发作。颈部、后背或关节疼痛者会担心如果他们活动的方式不对,会导致疼痛发作。他们的伴侣也会担心性活动会导致以上问题。伴侣会觉得如果发生不好的事情,自己是有责任的。一些慢性病健康问题,如糖尿病或者只是正常的衰老,会导致勃起困难或阴道干燥,使性交过程不舒服或特别尴尬。这些都会影响两性关系。

失去自尊和自我形象的改变也是性生活的障碍。许多慢性病患者认为他们的身体不再具有吸引力。如果疼痛使您的身体发生了变化,失业,或者不能像以前那样为家庭生活作出贡献,您可能认为自己对伴侣来说是 "没有吸引力" 或 "不受欢迎" 的。这样的想法会伤害您的自我意识,可能使您逃避性生活或亲密接触,会 "尽量不去想它"。

忽视两性关系中的性行为或者在身体和情感上疏远性伴侣会导致孤独和抑郁,反过来又会导致性趣缺乏,然后进一步加重抑郁,形成恶性循环。抑郁是可以治疗的,治疗可以给您带来良好的感觉,可参考第四章 "了解和管理常见的症状和情绪" 了解更多关于抑郁的知识。有时候仅仅具备自我管理技巧是不够的,如果您担心自己抑郁,那就找时间和医生或心理咨询师聊一聊。

当您避免性行为和其他亲密接触时,您不仅否定了自己生活中非常重要而快乐的一部分,而且还会因为让伴侣失望而感到内疚。同样,您的伴侣可能会有更强的恐惧和内疚感,害怕他 / 她可能在性行为中伤害您,这会引发严重的两性关系问题。但是作为一个积极的自我管理者,您应该避免发生这样的情况。毕竟,性行为和其他亲密的身体接触应该是有趣和愉快的,而不应导致恐慌、不适和疼痛加剧!

对于人类而言,亲密关系不仅是指性行为或者达到性高潮,而是与伴侣或亲近的人分享我们的身体和情感。请记住,做出改变使您能够继续做您喜欢的事情。做出改变是第二章"成为一个积极的自我管理者"中所讨论的任务之一。因此,如果在两性关系中,性行为和亲密的身体接触是最重要的,那么努力开诚布公地和您的伴侣进行交流。和他/她一起探索和尝试不同类型的身体和精神刺激,从而体验更多的感官享受和亲密关系,也同样可以克服您对性行为的任何恐惧。与伴侣探索和交流的过程会加强你们的亲密关系。

对于成功的两性关系来说,最重要的是沟通。解决配偶一方或者双方对性行为的恐惧最有效的方法是面对它。只要开诚布公地面对恐惧,您就可以找到沟通方法和使用解决问题的步骤来化解它。如果缺乏有效的沟通,只是学习新的性爱体位和增加性快感是不够的,这对于那些担心因疼痛和其他健康问题而使自己在他人面前形象低落的人来说尤其重要。通常,他们会发现伴侣远不会像他们那样在意自己的形象。

当您和伴侣能够非常自然地探讨性问题的时候,就可以找出问题的解决办法。通常,一开始人们会先分享他们喜欢什么样的身体刺激,以及他们觉得最舒服的体位。然后,他们会分享最能激起性欲的性幻想。当您的头脑中充满这种性幻想时,就不再会有恐惧了。

在开始这个沟通过程时,您和伴侣可以在第十一章"与家人、朋友和医护人员沟通"中找到一些交流技巧。同时,第二章"成为一个积极的自我管理者"中提供了一些解决问题的技巧。请记住,如果这些自我管理方法对您来说是陌生的,那么在认为它们不起作用或者想要放弃之前,先给自己多一些机会去了解和使用它们,任何新技巧都需要花时间和耐心去练习。

如果您决定因为慢性疼痛而节制性生活,或者感觉性生活不是您生活中的重要部分,那也没有关系。但是,您的配偶理解并同意您的决定是很重要的。良好的沟通至关重要。您可以与专业治疗师讨论这一情况并获取相应的指导。某些在处理重要人际关系方面受过专业训练的人也可以提供帮助。治疗师对这些问题非常有经验,因此您无须因为与治疗师敞开心扉而感到尴尬。

二、性感官

在我们的社会中,性吸引力几乎完全依赖于视觉体验,这就导致我们过于强调外在形象。然而,视觉只是您五种感官中的其中一种。当您在性活动的时候,好好享受一下伴侣的声音、气味、味道以及触摸带来的诱人感觉吧。性活动时可通过所有的感官与您的伴侣产生联系,不仅用眼睛,还要用耳朵、鼻子、嘴和手去感受。

性爱活动中的触摸特别重要,皮肤是身体最大的感觉器官,富含感觉神经。对皮肤任何部位进行适当的抚摸都很容易唤起性欲。在任何体位下都可以通过抚摸进行性刺激,而且通过使用润滑油、芳香乳液、羽毛、皮手套等任何您能想到的东西还能增强这种刺激。敏感部位包括口腔、耳垂、颈部、乳房和乳头（男女两性）、肚脐区域、双手（用指尖给予愉悦，用手掌接受愉悦）、手腕、后腰、臀部、脚趾、大腿和手臂的内侧。您可以尝试不同的抚摸方式。有些人发现轻柔的爱抚可以唤起性欲，而另一些人则更喜欢坚实的抚摸。另外，许多人也极易被鼻子、嘴唇、舌头甚至性玩具的触碰唤起性欲。

　　一些慢性疼痛的病症可能会使人对轻微的接触都过度敏感。因此找出什么样的触摸会让人愉悦或者不舒服就很重要，而且要告诉伴侣。通过和伴侣一起的尝试，您会发现增加性快感的方法，也会减少对在不适合的部位或以不合适的方式被触摸而产生的恐惧和焦虑。

关于性的误解

　　许多关于性的态度和信念都是习得的，它们并不是生来就有的。当您年轻的时候，开始从家人、朋友、年长的孩子和其他成年人那里学习这些东西。您听到的笑话，以及您阅读和观看的一些东西，如杂志、电视、电影和互联网等，都会影响到您。遗憾的是，许多人对性的了解大多是"应该这样做"和"不应该那样做"，这反映了我们社会中的禁忌和对性的误解。

　　为了探索并最大限度地享受性，人们往往需要打破这些禁忌和误解。以下是一些关于性的非常普遍但并不正确的看法。

- ▶ 老年人不能享受性。
- ▶ 性是为身体美丽的人准备的。
- ▶ 一个"真正的男人"时刻准备着做爱。
- ▶ 一个"真正的女人"，无论何时只要她的伴侣有兴趣，就应该有性生活。
- ▶ 做爱必须涉及性交。
- ▶ 性生活必须有性高潮。
- ▶ 伴侣间应该同时达到性高潮。
- ▶ 接吻和触摸只能在性交时进行。

三、性幻想

　　在您脑海里发生的事情可能会很容易激起性欲。大多数人在某些时候会性幻想，有多少人就有多少种性幻想。在精神上放纵性幻想是可以的。性幻想可能只是您和伴侣在性生活时喜欢听到的话。如果您发现一个您和伴侣都喜欢的性幻想,可以在床上表示出来。

在性生活中对唤起性欲来说,性幻想与身体的刺激一样重要。当疼痛或其他症状干扰了您的性享受时,进行性幻想也是有帮助的。但要小心——有时幻想会产生不切实际的期望。您真正的伴侣可能不会表现得像您的梦中情人那样好,如果您经常用一些年轻、强壮的性幻想对象的照片或视频来激发性幻想,可能会降低您的性满意度。

四、克服性生活中出现的问题

有些人在性生活中找不到一个完全舒适的体位。有些人发现性生活过程中出现的疼痛、呼吸急促、疲劳甚至消极的想法(自我对话)太分散注意力,会妨碍性享受或不能达到性高潮。这些都会衍生一些特殊的问题。如果不能达到性高潮,您可能会对伴侣感到不满。如果他/她无法达到高潮,您可能会为此感到内疚。如果因为沮丧而避免性生活,伴侣可能会有所不满,而您又可能会有内疚感。您的自尊心可能会受到伤害,您和伴侣的关系可能也会受到伤害,似乎生活的方方面面都变得糟糕了。

解决这些问题的办法之一是检查您服用的药物。服用止痛药,使药效刚好在您准备进行性生活时达到顶峰,这很重要。当然,这需要提前计划。此外,药物种类的选择也很重要。例如,麻醉类止痛药、一些抗抑郁药、肌肉松弛剂、镇静剂可以使您的感觉神经和疼痛一起变得迟钝。很明显,神经迟钝会降低性愉悦。由于药物治疗,您的思维可能会变得混乱,难以专注。

有些人用酒精来缓解疼痛,这也会影响性功能。有些药物会引起男性勃起困难,另一些药物则有助于男性勃起。另外,水基润滑剂可以帮助女性缓解阴道干燥。

向医生、护士、药剂师咨询服用药物的时间和调整药物的种类。医生可能会减少药物剂量或者开具其他能有效止痛但对性生活影响较小的药物。

另一种处理不适症状的方法是成为一名性幻想方面的专家。当然这需要经过实践和训练。在思维中建立一种或多种性幻想,可以在您需要时投入其中,并使它们在您的脑海中变得逼真。然后,在进行性行为时,您就可以唤起您的性幻想并专注其中。这样就会分散注意力,使您不去想症状或其他消极的想法。

如果您还没有运用这类技巧的经验,可参考第五章"运用思维去处理症状"。通常,每周练习几次就可以掌握这些技巧,这些练习不必是您选择的性幻想。开始时可使用第五章中提到的任何能转移注意力的图像、磁带或文稿的内容。每一次练习都要使想象更加逼真。开始想象时,可以只勾勒出图像的轮廓。当您掌握得好一点之后,就可以把想象的画面加上颜色。然后,想象您自己出现在画面中,身临其境。接着,当您对这个步骤越来越熟练时,试着倾听您周围的声音,再集中注意力于画面中的气味和味道,并感受微风或薄雾正在抚摸您的皮肤。最后,感受自己正在触摸想象中的事物。

　　每次只训练一个感官。掌握好之后,再进行另一个感官的训练。一旦您熟练了想象方法,就可以引入性幻想,想象、倾听、嗅闻并感受它。您甚至可以设想自己把症状放在一边而进行性幻想。性幻想的可能性只受您想象力的限制。

　　学习集中精神对专注性生活很有帮助。在性生活中专注于您的身体和情感也可增强性爱。如果您的思想飘忽不定,这是正常的,轻柔地把注意力慢慢拉回来。

　　重要的是:不要试图以这种方式克服身体某一侧的胸痛或突然的虚弱。出现这些症状时不应忽视,应该立即就诊。

五、性生活的体位

　　找到一个舒适的体位可以减少性行为中的疼痛,同时也可以减少对疼痛或伤害的恐惧,还可以减少其他症状。实践是您和伴侣找到合适体位的最好方法。每个人都有自己不同的舒适体位,也不存在一种能使每个人都满意的体位。在您和伴侣还没太兴奋时,尝试不同的姿势可以减少压力。

　　比如,后背疼痛的人更喜欢在下面,试着用一个坚实的支撑物来支撑您的背部。另一个适合背痛者的技巧是在脊柱下部的弯曲处放置一个小枕头,在膝盖下放置另一个枕头,以帮助减轻任何紧张或不适。还可以尝试并排躺着或者在椅子上采取坐姿。如果有肌肉痉挛问题,尝试在性生活前热水淋浴,以帮助放松肌肉,然后在性生活后冷敷相关部位以减轻不适。记住,尝试不同姿势本身可能就会唤起性欲。

　　无论您尝试哪种姿势,进行性行为之前做一些热身运动都很有帮助,可参考第八章"运动让您感觉更好"中提到的轻松运动计划项目。运动在许多方面有助于性生活。增强体质是增加性行为中舒适感和耐力的最佳方法。散步、游泳、骑自行车等活动可以减少呼吸急促、疲劳和疼痛等症状,这有益于性活动和其他任何活动。此外,运动也能帮助您了解在性生活或其特色活动中的极限以及如何调整自己的节奏。

　　在性活动期间,偶尔换换姿势可能也会有助于缓解疼痛。如果出现症状或因一种姿势持续太久而使症状加重,就要改变体位。在爱抚中以有趣的方式改变体位会使双方都感到有乐趣。就像做任何其他形式的运动一样,在性活动过程中适时停下来休息一下也无伤大雅。

六、性与亲密:特殊情况

除慢性疼痛者以外,有其他健康问题的人对于性和亲密也会有特殊考虑。本部分将讨论其中的一些特殊情况。

有心脏病发作史或脑卒中史的人常常害怕恢复性关系。他们担心自己性能力降低,或担心性生活会导致疼痛或心脏病再次发作甚至死亡,这种担心在他们的伴侣中更为常见。而真正的情况并不是这样,只要您准备好了就可以恢复性生活。研究表明,性活动导致心脏病发作的风险小于1%,而这种风险在经常进行体育锻炼者中甚至更低。对于脑卒中患者,可能会有偏瘫或肌无力,这就需在性生活中更加注意寻找最好的支撑和最舒适的体位;还需要注意识别身体最敏感的部位以便抚触;也要考虑到大小便控制的问题。美国心脏协会(www.heart.org)对心脏病患者或脑卒中患者的性生活有非常好的指导方法,加拿大心脏病和脑卒中中心也有相关指导内容(www.heartandstroke.ca)。

糖尿病患者有时会有性功能问题。男性可能勃起或维持勃起困难,这可能是由药物的副作用或与糖尿病有关的病情引起。男女双方都可能有生殖器区域敏感性降低的问题。女性最常见的问题是阴道润滑不够。如果患糖尿病,预防或减少这些问题的最好方法是控制好血糖、经常运动、保持乐观的态度,以及做好全身的自我保健。使用润滑剂能改善双方的敏感度。如果使用避孕套,可使用水性润滑剂,石油基润滑剂会破坏乳胶。使用振动器对生殖区域感觉减少(神经病变)者非常有帮助。集中刺激身体最敏感的部位也有助于更愉快的性生活。对于有勃起困难问题的男性也有一些新的疗法。美国糖尿病协会(www.diabetes.org)和加拿大糖尿病协会(https://diabetes.ca)网站上都有关于糖尿病和性的详细资料。

由于癌症或其他疾病的治疗而失去乳房、睾丸或身体某些部位的人也可能对性生活或亲密感到恐惧,有手术瘢痕、关节炎导致的关节肿胀和关节变形的人也是如此。在这些情况下,可能会担心伴侣的想法。您的伴侣是否会感到扫兴? 虽然这可能会发生,但发生的次数比您想象得要少。通常当您爱上一个人时,您会爱上那个人,而不是那个人的乳房、睾丸或身体某个部位。在这里再次强调,与伴侣进行有效的沟通,分享您的担忧和恐惧是有帮助的。如果这很难做到,家庭生活顾问或治疗师可以提供帮助。通常您担心的事情并不严重。

疲劳是另一个可以消减性欲的症状。第四章"了解和管理常见的症状和情绪"中有应对疲劳的工具。这里要额外提示:根据您的疲劳程度计划您的性生活。也就是说,在您不那么累的时候,白天和晚上都可以尝试进行性生活,早晨可能比晚上好。

许多心理健康问题和用于治疗这些症状的药物也会干扰性功能和性欲。请咨询医生这些副作用,以便找到替代方案。有时医生会调整药物、改变药物的剂量和服药时间,或者给您推荐治疗师,这些都会帮助您和伴侣学习其他应对策略来减少或消除症状。个体咨询或夫妻共同咨询有助于处理其他与药物无关的人际关系、亲密关系和性生活问题。

无论您有慢性疼痛还是其他健康方面的问题,都应该首先咨询医生,以求解决由健康问题而引起的性生活障碍。不要害羞或害怕提到关于性的话题，一般来说并不是只有您有这样的问题，医生在此之前可能已经遇到过类似的情况，所以可以提供一些解决办法。记住，就像疲劳、疼痛和体力限制等与所患慢性疾病相关的问题一样，性问题也只是其中的一个问题。自我管理者可以试着学会解决这些问题。

　　有慢性健康问题并不意味着就要终止性生活。通过良好的沟通、计划和解决问题，您可以享受令人满意的性生活和更加亲密的两性关系。积极进行创造性的体验可使您的性生活和双方的亲密关系更融洽。

（张黎峰）

第十四章

治疗方案和
药物管理

您可能正在考虑不同的慢性疼痛治疗方法和药物,也可能正在服用药物或接受其他类型的治疗。确定药物和治疗方法并监测它们是自我管理中非常重要的任务,本章将提供一些常用建议帮助您完成这项任务。建议在阅读第十五章"慢性疼痛的药物治疗及其他疗法"的具体内容前先阅读本章内容。

一、评价医疗和健康资讯

新的治疗方法、药物、营养补充剂和替代疗法层出不穷。几乎每周新闻里都会报道新的治疗方法。您被报纸、杂志、电视以及社交媒体上的药物和营养补充品广告狂轰滥炸,电子邮件里也总有新的治疗和治愈方法。您有没有注意到,电视广告总是用缓慢而积极的声音来描述药物的好处,而副作用却被一带而过? 医生也可能会推荐新的疗程、药物或其他治疗方法。制药公司花费数十亿美元向医生和患者做广告和推广。想象一下,如果这些营销力量用于促进自我管理技能的提升,那么慢性病患者就会越来越少,对药物、手术、营养补充剂和替代药物的需求也会减少。

哪些信息是值得相信的呢? 您如何确定哪些方法值得一试呢? 自我管理要求您具备评估这些方法的能力。在尝试新事物之前,您必须作出明智的决定。

人们很容易相信一种特殊的饮食、新药或流行的治疗方法可能解决慢性疼痛,每个人都希望用这个"灵丹妙药"来消除痛苦。遗憾的是,在治疗慢性疼痛方面,几乎没有什么特效药。

本章主要介绍如何作出明智的决定,以及如何有效管理治疗方案和药物。如果您能收集到正确的信息,就离作出更好的决定和成为一个成功的自我管理者又近了一步。

(一)作决定前应该明确的问题

有一些治疗方法可以帮助您更好地控制疼痛,但在探索尝试这些方法之前,您需要了解各种治疗方法,无论是主流的医疗方案还是替代疗法。对相关医疗和健康资讯进行评价时,在作决定之前,问自己这些重要的问题,这样您就知道自己的决定是否明智。

您在哪里知道的这种治疗方法

您是从科学杂志、超市宣传单、网络、报纸或电视广告了解到这种治疗方法吗？还是您在哪儿见到的传单上描述了这种治疗方法？这种治疗方法是朋友、邻居或家人给您的建议吗？还是医生推荐您这样做？

信息的来源很重要。发表在权威科学期刊上的研究结果比您在超市宣传单或广告上看到的结果更可信。这些研究结果通常来自科学研究，在发表之前已经通过了严格审查。尽管有可能存在偏倚、错误和造假，但可能性很小，而且有办法矫正。许多替代疗法和营养补充剂尚未经过科学研究。

如果别人告诉您该治疗方法已经被科学研究证实，但您却无法在网上或图书馆找到相关信息，那就值得怀疑。通常一项良好的科学研究结果，都是会被发表出来的。心得、未经证实的声明和观点不同于客观的、循证的信息。如果一件好事夸张得令人难以置信，那它可能不是真的。查找科学研究的一个快速方法是在科学文献数据库上搜索治疗方法的名称。

对别人有效的方法对您也有效吗

看看那些疼痛减轻的人，是否与您的病情和自身条件一样，这一点很重要。他们和您是否具有相同的年龄、性别和民族？和您的慢性疼痛症状一样吗？你们的生活方式相似吗？如果这些方面和您都不同，那么对他们有效的方法不一定对您有效。

是否有其他原因带来了情况的改善

请思考这个例子。一位女士从温泉度假回来说她的慢性疼痛有所好转，她把这归功于特殊的饮食、草药和补品。但这是否可能与温暖的天气、身心放松和调养等都有关呢？这个例子说明，仔细观察从患者开始接受治疗以来发生的任何变化都很重要。他们是否同时接受了其他药物或治疗？开始这种治疗后，他们的身心压力是否比开始治疗前要小一些？您还能想到其他任何可能影响他们健康的事情吗？当一个人开始一种自认为有效的新疗法时，他通常会选择更健康的生活方式，健康的生活方式是否也发挥了一定作用呢？

治疗是否需要极端的饮食改变或停止其他药物或治疗

一种神奇的食物或补充剂正在被推广吗？如果您想改变饮食习惯，一定不要忽略优质营养（参见第九章"健康饮食与疼痛自我管理"）。替代治疗被用来代替传统医学，执行传统治疗方案的同时一般还有一些补充治疗。当您正在遵医嘱传统治疗时，通常您也正在采用其他补充治疗方法来控制病情。例如，您在服用治疗关节炎疼痛药物的同时也在避免吃增加炎性的食物。此外，某种治疗方法会要求您停止服用其他药物。在选择任何需要您改变已经使用的治疗方法的替代治疗方法之前，请慎重。在停止任何治疗或做出改变之前，请告知医生。

治疗方案是否安全有效

所有的治疗都有副作用和风险。只有您自己才能决定如何权衡治疗方案的益处与潜在风险。许多人认为如果某种东西是天然的或有机的，那它一定对身体有好处，但这种想法未必正确。当某种物质对治疗特定症状有非常明显的效果时,它很可能具有强烈的副作用。天然产品(仅仅只是来自天然的植物或动物)并不一定比人工合成的产品更安全。洋地黄类药物提取自天然植物,可用于治疗心脏疾病,但如果未按医嘱服用相应剂量,可能会导致生命危险。一些治疗方式、中草药甚至维生素补充剂,小剂量使用时可能是安全的,但大剂量就可能带来危险。

虽然很多人都使用某些产品或者某种治疗措施,甚至使用某些产品已经有很多年的经验,但依然不能说明它就是安全的或有效的。有一些方式,如冥想,已被证明对健康有益,风险极低或可忽略。但也有很多传统方法对有些人来说可能不安全,这些方法可能根本起不到作用或者目前还未被证实有效。

美国食品药品监督管理局(FDA)仅监管非处方药和处方药,并不监管草药或其他补充剂。加拿大卫生部健康产品与食品处负责管理、评估和监测加拿大境内的用于治疗和诊断的药品的质量、安全性和有效性。在美国,草药和补充剂无须达到与处方药和非处方药一致的安全性、有效性和生产标准。检验结果表明,补充剂药品标签上的内容和瓶身包装上的内容有较大差异。一些产品甚至没有广告宣传中介绍的活性成分。有些产品还有一些其他问题,比如金属超标、未标注的处方药成分、杀虫剂、微生物或其他添加物等。在试用新产品之前,请对其厂家和销售商做一些调查与了解。在向药物治疗方案中添加任何补充剂之前,请先咨询医护人员或药剂师,即使它是"天然的"或草药。

新疗法的"成本"是多少

选择治疗方案时,需要考虑很多成本,包括经济、身体和情感成本。您有足够的钱支付治疗费用直到病情改善吗?您的健康状况能维持这种新方法吗?您能控制好情绪吗?这会给您的家庭或工作带来压力吗?目前现有的一些新药虽非常有效,但非常昂贵。如果您认为买不起药物,可以向医生或保险公司寻求建议。许多制药公司会提供药物折扣,甚至会考虑共同支付,但您必须联系负责患者或消费者服务的相关工作人员才能享受这些优惠。

(二)掌握更多治疗方法

某件事虽然很常见,但并不意味着它总是正确的。有时拒绝传统的治疗方法是明智的。经过医学证据审查后,多家专业医疗机构均认为目前许多常见的治疗方法是不正确的。同时,他们也建议您做一些本该做但还没做过的检查和治疗。请登录 www.choosingwisely.org(加拿大同类的网站为 www.choosingwiselycanada.org)了解更多相关信息。例如,背痛可能不需要做 X 线或 MRI 检查,鼻窦感染可能不需要抗生素治疗,体检不需要全身扫描,常见的头痛不需要 CT 扫描等。与此同时,有一些检查您可能没有做过,但对您来说却大有益处。美国预防服务工作组(U.S. Preventive Services Task Force)和加拿大预防保健工作组(Canadian Task Force on Preventive Health Care)为医生和患者提供了对各种筛查和医学治疗的循证的、客观的审查。

　　您可能想知道在哪里可以得到更多关于治疗方法的信息，以便您作出正确的决定。互联网可以查阅很多治疗方法的信息，也是了解最新进展的重要资源，但您浏览产品销售网站时要谨慎。互联网上的信息不是每条都正确，甚至都不一定是安全的。请留意网站的作者、赞助商以及网站的互联网地址（也称为 URL），以 .edu、.org 和 .gov 结尾的网址通常更客观可靠，信息来源通常是高校、非营利组织和政府机构。有些以 .com 结尾的网站也比较可靠，但由于它们是由商业或营利组织维护的，所以信息可能更偏向于自己的产品。请复习第三章"寻找资源"相关内容，学习如何找到可靠的信息。您可以登录网站 www.bullpub.com/resources 点击"药物使用以及治疗方案选择""药物、草药、补充剂和其他治疗方法"主题了解更多信息。以下是一些有用的信息来源。

　　▶ （美国）国家补充医学和综合健康中心（National Center for Complementary and Integrative Health）是一个政府机构，可以查阅丰富的研究成果（从针灸到锌补充剂等各方面），包括关于慢性疼痛的最可靠信息和补充治疗。

　　▶ 天然药物综合数据库（Natural Medicines Comprehensive Database）（消费者版本）涵盖了大约 90 000 种中草药产品、膳食补充剂、维生素、矿物质、顺势疗法产品、阿育吠陀药物、补充替代药物、综合疗法、替代疗法（如针灸）、中药产品和其他自然疗法的临床数据；还提供了一个交互检查器，显示天然产物如何与处方药和非处方药相互作用。

　　▶ 消费者实验室（Consumer Lab）提供营养相关产品的独立测试。

　　▶ 《消费者报告》（*Consumer Reports*）回顾和评估了替代疗法和传统疗法及其相关产品。

　　▶ 加拿大监管天然健康产品，并设有天然健康产品（natural health products）网站。

　　▶ 加拿大政府还维护获得许可的天然保健品数据库（Licensed Natural Health Products Database，LNHPD），包含由加拿大卫生部颁发产品许可证的天然保健品信息，涵盖维生素和矿物质补充剂、草药和植物疗法、传统中药、传统阿育吠陀（印度）药物、顺势疗法药物和许多日常消费品的信息。

　　决定是否采用一种新的治疗方案并不容易。请依据本章提出的问题以及第二章"成为一个积极的自我管理者"中的决策步骤等策略做出最佳选择。如果您已经问了自己上述所有问题，并决定尝试一种新的治疗方法，请告知医生。医患之间是合作伙伴关系，您需要在接受治疗期间让您的伙伴了解进展。

二、药物相关知识

　　药品是个充满宣传和商业元素的产品。广告的目的就是让消费者相信只要使用这种药，症状就会被治愈，生活就会变得更好，好像每一种病都有"灵丹妙药"。当听到这些健康资讯时，请提醒自己，人的身体有一定的自愈能力，随着时间的推移，许多常见的症状会得到改善。身体自己"内部药房"开出的处方往往是最安全、最有效的治疗方法。您只需要耐心、细心地自我观察和监测就可以了。

药物在慢性疼痛管理过程中也是非常重要的一部分。第十五章"慢性疼痛的药物治疗及其他疗法"中,您可以了解治疗慢性疼痛的特定药物。此处分享一些关于药物的信息,虽然大多数药物不能完全治愈慢性疼痛,但可以发挥以下作用。

▶ **缓解症状**。例如硝酸甘油片可以扩张血管,减轻胸痛。对乙酰氨基酚可以减轻疼痛。抗抑郁药可以减轻抑郁,改善情绪,这可能有助于减轻疼痛。

▶ **预防其他疾病**。例如,稀释血液的药物有助于阻止血块凝成,预防脑卒中和心肺疾病的发生。治疗类风湿性关节炎等疾病的抗炎药物,有助于防止对关节和周围组织的破坏。

▶ **改善或减缓疾病的进展**。例如,非甾体抗炎药可以抑制关节炎的炎症过程,抗高血压药物可以降低血压。有时即使药物不能消除症状,也能帮助减缓潜在的病情或疾病。

▶ **替代人体无法正常分泌的物质**。这是糖尿病患者使用胰岛素和甲状腺药物治疗甲状腺功能减退的原因。

上述例子表明,大多数治疗慢性病的药物可以改善疾病预后或减缓疾病进展。药物以不同的方式来处理不同的情况。

当服用这些药物时,您可能不会有任何感觉,可能认为药物不管用。虽然您不能立即感受到它的作用,但它的确可能会预防并发症的发生以及预防病情恶化。因此,当您对服用药物存有疑虑时,请与医生商量药物治疗方案,并坚持服药。

药物治疗大有裨益,但我们也会为此付出代价。虽然药物有治疗效果,但所有的药物也都有不良反应。有些副作用可以预测而且很微弱,而有些则是意想不到的,甚至会危及生命。多达 5% ~ 10% 的住院病例是由药物不良反应导致,与此同时,不按医嘱服药也是住院的主要原因,每年有成千上万的人死于过量服用处方麻醉止痛类药物和其他处方药。

三、运用精神力量:期待最好的结果

药物对身体有两种影响。第一种取决于药物的化学性质,第二种取决于患者的信念和期待。信念可以改变身体化学反应和症状,甚至可以增强任何药物或治疗的效果。您可能听说过安慰剂,它作为药物给予,但却不含任何影响健康的成分。安慰剂效应指人们服用了所谓的糖丸后症状也有所改善,即使这些糖丸不含任何药物。安慰剂效应反映了精神和身体是如何紧密相连的。

许多研究已经证明了安慰剂的力量,即精神战胜身体的力量。当人们服用安慰剂时,有些人症状会得到缓解。重点是,每次您吞下药片的同时也吞下了自己的期待和信念。在服药的同时,您可以学着利用这种强大的精神力量,期待最好的结果!

考虑以下几种方法,供您运用精神力量来最大限度地利用药物。

▶ **反思您对治疗的看法。**如果您告诉自己,我不是一个"药罐子"或者药物总是给我带来不好的副作用,您认为身体可能会有什么反应呢? 如果您认为处方治疗不可能帮助您缓解症状,消极信念将削弱药物的有利作用。您可以把这些消极的信念转变成积极的信念。要实践这个策略,可以回顾第五章"运用思维去处理症状"中关于积极思考的内容。

▶ **把药物当成维生素。**许多人把身体健康与维生素联系在一起,而不是药物。服用维生素会让您觉得正在做一些积极的事情来预防疾病和促进健康。如果您认为药物有助于恢复和促进身体健康,就像维生素一样,药效可能更明显。

▶ **想象一下药物对您的帮助有多大。**在脑海中想象药物是如何在您体内发挥作用的。例如,当服用止痛药时,告诉自己它正在通过中枢神经系统并关闭"疼痛门";或者把抗生素想象成扫帚,可以把细菌从您的身体里扫出去。对一些人来说,在脑海中形成这样一个生动的形象是有帮助的。不用担心您想象的体内发生的化学变化是否准确,一个清晰、积极的信念才是最重要的。

▶ **牢记您服药的原因。**您不只是遵医嘱服药,您服药是为了拥有美好的生活。了解并提醒自己药物是如何帮助您管理慢性疼痛的。您可以利用这些信息来强化药物发挥作用。例如,假设一位腰痛的男士正在服用抗抑郁药物来缓解疼痛和情绪。如果医生告诉他会出现昏昏欲睡、头晕、口干等反应,这些信息可能会加重药物对他的副作用。但假设医生同时告诉他这些症状只会持续几天,并且这意味着药物在体内积聚,几周后,他的疼痛和情绪应该会开始有所改善。有时候副作用的存在也可以证明药物正在起作用。然后,他就可以采取行动来管理这些副作用,并更容易忍受它们(更多关于如何充分利用止痛药的建议,参见第十五章"慢性疼痛的药物治疗及其他疗法"第 278 页相关内容。)

四、服用多种药物

慢性疼痛患者经常同时有其他健康问题,这意味着他们要服用许多药物。例如,一个人可能正在服用降血压和胆固醇的药物,缓解关节炎疼痛的药物,治疗抑郁症的药物,治疗胃食管反流的抗酸药等,同时他也可能服用维生素、草药和非处方药(OTC)。服用的药物越多,产生副作用的风险就越大。不是所有的药物都能发挥协同作用,当累积在一起时,有时就会出现问题。

通常减少药物的使用就可以降低风险,但这需要医生的帮助。就像大多数人做饭时不会改变食谱中的配料,修车时也不会扔掉一些零件一样,并不是说这些事情不能做,只是如果您想要更好和更安全的结果,可能需要医生和专业人员的帮助。

治疗的目标是以最小的风险获得最佳的治疗效果。这意味着在最短的时间内服用最少的药物,使用最低的有效剂量(注意,有些药物需要终身服用)。药物是否有效通常取决于您对药物了解多少、与医生的沟通如何以及是否按照医嘱服用。

五、与医生沟通药物和其他治疗方法的问题

对药物的反应主要受年龄、日常活动、症状的起伏、慢性病、基因和心态等因素影响。如何最大限度发挥药物的作用,取决于您自身。告知医生您所服用的药物对症状有什么影响,以及任何副作用(如果有)。根据这些信息,医生会维持、增加、停止或更换您的药物。在良好的医患合作关系中,信息是双向流动的。

遗憾的是,目前的医患沟通效果并不好。研究表明,只有不到 5% 的患者在执行新处方时会咨询问题。医生习惯性认为,如果患者不提出问题,就意味着他们掌握了如何正确服药。当患者获得的药物信息不全面或者不知道如何正确服药时,问题就会随之而来。此外,人们往往不能严格遵医嘱。安全有效的用药取决于医生的专业知识,同样也取决于患者对服药时间和方式的理解。您可通过提问来获得需要的信息。

有些人不敢问医生问题,他们害怕自己会显得很愚蠢,或者医生会认为他们很难缠。但咨询问题是良好医患关系的必要组成部分(更多重要的沟通技巧,请参阅第十一章"与家人、朋友和医护人员沟通")。

(一)接受检查或治疗前需主动告诉医生的事情

正如我们之前提到的,沟通是关键。医生需要知道以下问题的答案,即使他/她没有问。

您在服用其他药物吗

告诉医生您正在服用的所有处方药和非处方药,包括避孕药、维生素、阿司匹林、抗酸剂、通便药、草药和酒精。一个简单的方法就是随身携带一张所有药物的清单和服用的剂量。现在许多电子病历可以下载或复制完整的药物列表。您也可以要求医生提供电子记录中所有药物的清单,清单中可能包括您不再服用的药物,这样的情况也请告诉医生。您和医疗团队掌握您正在服用药物的及时和准确的信息,非常重要。如果不能获得一个清单,也不能把它整理成一份列表,那么就把您所有的药物收集起来,并带着去就诊。只说您在吃"一个绿色的小药丸"没有用。

如果您看过很多医生,每个医生可能都不知道别人开了什么药。除非您知道所有医生使用相同的电子病历系统,否则每次就诊时,请一定要带一份药物清单。

医生必须知道您服用的每一种药物,才能根据这些信息作出明确诊断和治疗。例如,如果您有恶心或腹泻、失眠或困倦、头晕或记忆力丧失、性功能障碍或乏力等症状,也许是药物

副作用,而不是慢性疼痛或其他疾病本身的症状。如果医生不知道您服用的所有药物,就无法避免开出容易引起交叉反应的药物。

您曾对药物有过敏或异常反应吗

告知医生药物、麻醉药或 X 线造影剂引起的任何症状或异常反应。具体包括:描述您服用的药物和反应类型。服药后出现的皮疹、发热或气喘都属于过敏反应。如果过去发生过任何一种情况,请告诉医生。如果这些症状在治疗或服用新药后出现,请立即联系医生。恶心、腹泻、耳鸣、头晕、失眠和尿频都可能是药物的副作用,而不是药物过敏。当与医生讨论药物或治疗时,您也需要提到这些。

除了慢性疼痛,您还有哪些其他疾病和身体状况

一些疾病会干扰药物发挥作用或增加副作用。肾脏、肝脏可以影响身体利用和分解药物的速度,请务必让医生了解您的器官功能情况。如果您曾经有过高血压、消化性溃疡、哮喘、心脏病、糖尿病或前列腺疾病,医生可能也会避免让您服用某些药物。一定要告知医生是否有出血史,是否在备孕或处于哺乳期。许多药物在这些情况下服用并不安全。

您过去曾尝试过哪些药物或治疗方法

留好自己的诊疗记录是个好方法,记录里包括曾经用过哪些药物或治疗方法以及效果。您也可以在电子病历中查询这些信息。确保其他治疗、处方药、非处方药和替代疗法、草药和补充剂都记录完整。医生会根据您曾经试过哪些治疗方法以及这些方法的效果推荐某种新的药物或治疗。然而,一种药物在过去不起作用并不一定意味着它永远不会起作用。慢性疼痛和其他疾病会不断变化,药物的作用也会随之改变,第一次不起作用的药物第二次可能就会起作用。

(二)接受检查、治疗、手术或服用新药物前需咨询的问题

理想情况下,您应该在任何检查、治疗、手术或服用新药物之前咨询以下问题。实际上,您可能想节省时间和精力,只在更重要或风险更大的治疗前才会问这些问题。记住,除非在极端紧急情况下,医生开的处方实际上只是给您的建议,最后如何选择治疗方案由您自己决定。

我真的需要这个检查、治疗、手术或药物吗

一些医生开处方或要求患者做很多检查,并不是因为检查必须做,而是因为他们认为患者希望他们这样做。医生经常感到来自患者的压力,所以他们才开了一种新药,请不要给医生施加压力。许多新药被大肆宣传,但上市后才发现风险较高,而后被撤出市场。因此,请谨慎使用最新的药物。如果医生没有给您开新药,那就把这当成一个好消息吧。

与其要求开新药,不如询问非药物替代治疗方法。在某些情况下,您应该考虑改变生活方式,比如身体活动、健康饮食和压力管理,这些可能比治疗慢性疼痛药物有更好的效果。

无论被推荐哪些治疗方案,请询问医生如果您推迟治疗会怎么样? 随着时间的推移,您的疼痛会变得更糟或更好吗? 有时最好的治疗是不用药,而有时最好的选择是尽早服用特效药以避免永久性损伤或并发症。

当涉及医学检查时,问问自己,如果结果不正常怎么办? 如果结果正常呢? 如果答案是一样的,那么您可能不需要做检查。如果您已经做过类似的检查或服药,主动告知医生这些信息有时可以避免不必要的风险。

这种检查、治疗、手术或药物的风险和益处是什么

没有任何一种检查、治疗或药物是完全没有风险的。权衡可能的风险和收益很困难,但也非常重要。承担结果的是您自己。副作用和并发症的范围较广,从轻微、常见、可逆到严重、罕见和永久性。了解病历信息中所有可能的副作用也许令人感到恐慌。请与医生或药剂师沟通,寻求帮助。记住,不服用必须服用的药物一样也有风险。

在找到最适合您的药物之前,医生可能需要尝试多种药物。您需要知道服用药物时可能出现哪些症状,以及如果出现这些症状,您应该怎么办。是否应该立即就医、停药或打电话联系医生? 虽然不能期望医生会告诉您所有可能的副作用,但也请咨询那些最常见和最重要的副作用。遗憾的是,最近的一项调查显示,70% 开始服用新药的患者声称医生或药剂师未告诉过他们可能会出现的副作用以及相应的预防措施。

和药物一样,医学检查、手术和治疗也可能有风险。"假阳性"结果会提示您生病了,但实际上并没有生病。"假阴性"会导致漏诊,进而引起患者焦虑、延误诊断以及做一些没必要的检查。外科医生和手术团队的技能和经验是影响手术成功以及预防并发症的重要因素。

知道有些风险是不必要的,并且主动避免这些风险很重要。有些检查,如乳腺 X 线检查、巴氏涂片、前列腺检查和结肠镜检查(直肠和结肠的检查)都有些令人不快和尴尬;有些药物会有副作用,如化疗,但这些并不是拒绝检查、治疗和药物的理由,这些检查或治疗是可以挽救生命的。作为一个自我管理者,您必须权衡风险和收益。医生可以帮助您。

检查、治疗、手术或药物会有什么效果

如果医生开了一种新药,您应该知道药物的名字、服用剂量、如何服用、需要服用多长时间以及服用多久可以期待出现效果。药物是否有助于延长寿命、完全或部分缓解疼痛和其他症状以及帮助您更好地生活和工作呢? 有些药物用于预防并发症,有些药物用于治疗当前出现的急性症状。

例如,如果您服用治疗高血压的药物,通常是为了预防并发症(如脑卒中或心脏病),而不是为了治疗头痛;如果您在服用止痛药,如布洛芬,其目的是帮助缓解头痛。

您还应该知道服药多久会见效。治疗感染或炎症的药物可能需要几天到一周的时间,抗抑郁药物和一些关节炎药物通常需要几周甚至几个月才能逐渐见效。

正确服药至关重要。然而,近 40% 的患者报告,医生没有告诉他们如何服药或者应该服用多少药。如果您不明白处方内容,请联系医生或药剂师。即使在网络上购买的药物,也

可以咨询当地的药剂师。

每6个小时是指清醒时每6个小时还是全天每6个小时？药物应该在餐前、随餐还是两餐之间服用呢？如果您不小心少吃了一次药，该怎么办？您是应该跳过这次服药，下次服用双倍剂量，还是想起来就立即服用呢？您需要继续服药直到症状消失还是把所有的药物吃完为止呢？有些药物是必要时服用，有一些则需要定期服用。有些药物需要一些实验室检查结果来反映是否出现了副作用。如果您正在服用这些药物中的一种，请与医生沟通，确认您已经做了必要的实验室检查。

如果医生建议进行外科手术，商量选择哪种麻醉方式以及需要做哪些术前准备工作很重要。例如，您是否应该继续服用药物？是否需要禁食禁水？如果需要，什么时候开始？您能开车去做手术然后开车回家吗？咨询医生需要多长时间才能恢复正常活动。医生可能会给开一些止疼药，但也请咨询医生如果不服药有哪些办法可以缓解疼痛、改善症状（参见第五章"运用思维去处理症状"相关内容）。

检查、治疗、手术或药物的费用是多少

对检查、治疗和药物的费用提前进行估算。询问医生在您医疗保险覆盖范围内是否有更便宜的检查或治疗；有没有更便宜的替代或非专利药物？

同时也要讨论一些更便宜的替代药物或非专利药物。每一种药品至少有两个名称：通用名和商品名。通用名是药物的学名，商品名是药品开发商给药品起的名字。当一家制药公司在美国开发一种新药时，它被授予生产该药物的独家权利，有效期为17年（在加拿大，专利期限是20年）。17年之后，其他公司可以生产销售与该品牌药品化学成分相同的药品。这些仿制药通常被认为与原始品牌药一样安全有效，但价格往往要低很多。在极少数情况下，医生可能会出于特殊原因而偏爱品牌药而不是仿制药。即便如此，如果您担心费用问题，问问医生是否有更便宜但同样有效的药物。

借助医疗保险省钱。例如，在保险定点机构或在网上购买药物可能会节省一些开支。此外，许多药房为老年人和低收入人群提供专有折扣，买药时可以咨询一下。即使在同一个城镇，不同的药店出售同样的药物可能价格也不一样，大卖场里的药房通常是个不错的选择。

加拿大卫生法规定，在加拿大医院管理范围内的处方药可以免费为居民提供。在医院之外，省和地区政府负责管理自己的公共药物计划，公共药物计划决定纳入的处方药物种类以及接受者的符合条件。大多数加拿大人都可以通过公共和私人保险计划获得处方药保险。联邦、省和地区政府提供不同级别的保险，并确定覆盖人群以及覆盖范围。公共药物计划通常根据年龄、收入和身体状况为最需要的人提供药物。许多加拿大人及其家庭成员都享有职业相关药物保险。也有一些居民可能没有医疗保险，需要全自费支付处方药。

是否可以在图书或者网络查到关于检查、治疗、手术或药物的信息

医生可能没有时间回答您所有的问题,在匆忙的就诊中您可能也没完全记住医生说的话。幸运的是,还有许多其他可靠的信息来源。别忘了药剂师!药剂师是药物方面的专家,可以面对面地回答您的问题,也可以通过电话、电子邮件或安全的门户网站回答问题。此外,许多医院、医学院和药学院都有药物信息服务,您可以电话咨询。您也可以咨询护士,或者查阅药品说明书、小册子、书籍和网站等。请回顾第三章"寻找资源",可以登录网址 www.bullpub.com/resources 了解更多信息。

六、药物管理

如果您不吃药,就不会有疗效!这是天经地义的。但几乎一半以上的药物都没有按照医生处方的要求被服用,有些人把这称为"药品问题"。人们不遵医嘱服药的原因有很多:健忘、缺少明确的说明、复杂的剂量、副作用以及费用高等。无论出于什么原因,当您无法遵医嘱服药时,请告知医生。一般情况下,简单的调整是容易做到的。例如,如果您正在同时服用多种药物,有时可以适当减少一种或几种;如果一种药需要一天吃 3 次,另一种药需要一天吃 4 次,医生可以简化服药时间安排,选择某些药,只需要一天吃 1 ~ 2 次就可以。

如果您服药时遇到困难,请阅读以下问题,并与医生或药剂师讨论。

▶ 您是否总是健忘?

▶ 您是否弄清楚了药物使用说明?

▶ 您的服药时间表是不是太复杂了?

▶ 您的药物是否引起了烦人的副作用?

▶ 您的药太贵了吗?

▶ 您觉得病情还没有严重到需要定期用药的程度吗(有些疾病早期时可能没有任何症状,如高血压、高血脂或糖尿病前期)?

▶ 您是否觉得治疗似乎没有什么效果?

▶ 您是否承认需要治疗?

▶ 您对医生开具的药物是否有过糟糕的服用经历?

▶ 您是否知道有人因为服用这种药物曾有过不好的经历,所以担心类似的事情会发生在自己身上?

▶ 您是否害怕药物的副作用或害怕药物依赖?

▶ 服药会让您觉得尴尬吗?您是否认为服药是一种软弱或失败的表现,或者害怕别人知道后对您作出负面评价?

▶ 如果您遵医嘱服药,对身体有什么益处?

(一)阅读处方标签

处方标签可以提供大量信息,包括药品名称、剂量、外观、服用方式、预防措施等。图 14-1 展示了如何阅读处方标签。

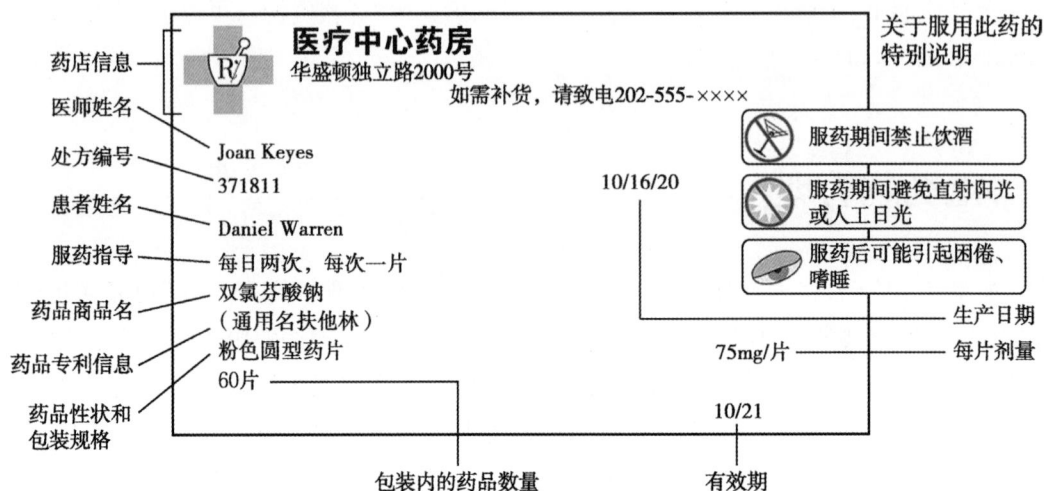

图 14-1 如何阅读处方标签

(二)记得吃药

如果您总是忘记服药,这里有一些建议可以帮助您。

▶ **把药放在明显的位置。**将药或提醒标志放在牙刷旁边、早餐桌上、午餐盒中或其他容易看到的地方。把药放在儿童接触不到的地方。您也可以在浴室的镜子、牙刷、冰箱门、咖啡壶、电视或其他明显的位置贴上提醒便条。如果您把服药和一些已经根深蒂固的习惯联系起来,比如吃饭、刷牙或看您最喜欢的电视节目,就更容易记住了。

▶ **使用药物清单或小药盒。**制作一个每周或每月的药物清单,列出您正在服用的每种药物和服药时间。服药时在日历上核对并做个标记。您也可以在一些网站上下载、打印关于服药提醒的图表,帮助您按时服药。您可以在网上或药店买一个小药盒,把每天要吃的药按照时间分装。您可以每周整理一次药物清单,提前把药准备好。您只要看一下药盒,就知道是否忘记吃药了,这样也能防止重复服药。现在有一些药房可以提供按照每天用量预包装药品的服务。

▶ **使用电子设备设置服药提醒。**在手表或手机上设置服药提醒。有一种电子药盒,可在设定的时间发出"哔哔"声提醒您服药。您也可以在手机上下载一些应用程序,提醒您按医嘱时间服药。

▶ **请他人提醒您。**如果药物管理有困难,可以考虑请家人提醒您按医嘱时间服药。

▶ **提前计划好,不要等药吃完时才补充。**当您拿到处方时,推算药物吃完前一周或网购药物送到前两周的日期,并在日历上添加提醒,这样做可以提醒您及时续药,不要等到吃完最后一片药再购买。您可以注册大多数邮购药店的自动续药,在药吃完之前就会准时送到。

▶ **旅行时提前做好计划。**如果您计划旅行,在行李上贴上便条,提醒您打包药品,并一定要把它们放在随身行李里,而不要放在托运行李里。另外,请随身携带一份药品处方复印件,以防药品弄丢时的不时之需。特别提醒,还要在行李中额外多放几天的药物,即使您将药物遗忘在某个地方,也不会造成药物短缺。

(三)服用非处方药(OTC)

在美国,有超过 20 万的非处方药向公众出售,这些药物包括大约 500 种有效成分。在加拿大,有超过 15 000 种 OTC 药物和超过 43 000 种天然保健品。

您可以服用非处方药或草药。在美国,有 81% 的成年人将非处方药作为治疗轻微疾病和缓解症状的首选。许多非处方药非常有效,甚至也受到医生的青睐。但如果您自行服用非处方药和补充剂,应该清楚您在服用什么、为什么服用以及如何安全使用这些药物。

许多人通过网络或电视、广播、报纸和杂志广告了解非处方药。很多药品广告都宣称该药适用于疼痛等任何不适。虽然有很多非处方药药效好,但也有很多只是浪费钱而已,这些药物可能会妨碍您使用其他高效的非药物方法来管理疾病,干扰或与处方药产生严重的相互作用。

无论您在服用处方药、非处方药还是草药,请参考以下建议。

▶ 如果您处于孕期或哺乳期、患慢性病,或同时服用多种药物,自行用药前请咨询医生。

▶ **一定要仔细阅读药品说明书并按照要求服用。**阅读药品说明书并检查每一种成分,避免服用曾经产生过不良反应的药物,防止加倍服用正在使用的药物。例如,阿司匹林和对乙酰氨基酚是治疗疼痛的常用药物,但它们也是治疗感冒的非处方药。如果您不了解说明书上的信息,请在购买或服用前咨询药剂师或医生。

▶ 除非您已经咨询过医生,否则服药不要超过推荐剂量或超过推荐服用时长。

▶ **如果您正在服用其他药物,请慎重。**非处方药和处方药可能会产生交叉反应,减弱或增强一种或所有药物的效果。混合服药前请咨询医生或药剂师。

▶ **尽量选择单一活性成分的药物,而不是复合(多功能)产品。**如果您使用含有多种成分的产品,很可能是在治疗那些您根本没有出现的症状。为什么要服用本来不需要的药物,承担不良反应等不必要的风险呢?单一成分药品还可以使您单独调整每个药物的剂量,从而更好地减轻症状,而几乎没有副作用。

► **了解活性成分的通用名称,选择非专利药品。** 仿制药与品牌药含有相同的活性成分,但价格通常较低。

► **不要服用未贴标签或标签不清晰的药物。** 将药物保存在原标签的盒子里,或放在贴好标签的药盒中。不要把不同的药物混放在一起。

► **即使有类似的症状,也不要服用别人的处方。**

► **不要把您的药物分给他人。** 麻醉止痛类处方药物滥用的最大原因就是从家人或朋友那里借药物。

► **服药时至少喝半杯水,** 吞咽后保持站立或坐下一小会儿,这样可以防止药片黏附在黏膜上。

► **把药放在儿童接触不到的地方。** 药物中毒是一个常见但可以预防的问题。儿童、青少年误食药物的主要来源就是家人或朋友的处方药。浴室药柜通常不适合储存药物,上锁的厨房橱柜或药箱更安全。

(四)酒精和消遣性药物

酒精和消遣性药物(用于非医疗目的的非法药品或处方药)的使用近年来有所增加,尤其是在 60 岁以上人群中。这些药物,无论合法还是非法,都会带来麻烦。它们会与处方药相互作用,使疗效降低,甚至影响身体健康;会影响判断力,并导致平衡问题,进而导致事故,对您和他人都造成伤害。

某些情况下,酒精或消遣性药物会使病情恶化。饮酒会增加高血压、糖尿病、胃肠道出血、睡眠障碍、抑郁、勃起功能障碍、乳腺癌和其他癌症以及意外伤害的风险。

对女性来说,每周饮酒超过 7 份或每天饮酒超过 3 份就属于危险饮酒;对男性来说,每周饮酒超过 14 份或每天饮酒超过 4 份属于危险饮酒。任何年龄的女性和 65 岁以上者平均每天饮酒不应超过 1 份,65 岁以下男性平均每天饮酒不应超过 2 份。在加拿大,建议女性每周饮酒不超过 10 份,大多数时候每天不超过 2 份,男性每周不超过 15 份,大多数时候每天不超过 3 份。

每份酒精饮料含有 17g 纯酒精,相当于 350ml 普通啤酒(5% 酒精)、150ml 葡萄酒(12% 酒精)或 50ml 蒸馏酒(40% 酒精)。请注意,这些指导方针可能会随着新的证据而改变。

根据您的身体状况、病史以及机体对酒精的反应决定可以喝多少,如果能完全戒酒就更好了。如果您正处于危险饮酒的状态或经常使用消遣性药物,请认真考虑减少或停止使用它们。请与医生谈论您使用这些药物的情况。医生通常会犹豫是否提出这个问题,因为他们不想让您感到尴尬,所以,请主动告知医生这些情况。医生会很乐意与您一起讨论这个问题,他们不会因为您有这些情况就看轻您。与医生发自内心地交流有助于您身体健康。

★ ★ ★

药物有益也有害。特别重要的是,患者应谨慎用药并与医生共同讨论药物服用问题。

(张伟伟 毛凡)

第十五章

慢性疼痛的药物治疗及其他疗法

在治疗慢性疼痛方面，药物治疗与运动疗法、身心疗法以及其他治疗方法相结合时，可发挥最佳的镇痛效果。例如，如果药物缓解疼痛，您可以同时进行一些身体活动，而后者对长期疼痛管理至关重要。本章将介绍一些具体的镇痛药物以及其他疼痛治疗方法，如针灸、注射、物理治疗、心理治疗等。

在阅读本章之前，请复习第十四章"治疗方案和药物管理"。第十四章涉及一些重要的信息，如用药决策、多重用药、医患沟通、自我用药。第十四章还提供了帮助积极参与治疗决策和使用镇痛药的工具，帮助您更好地应用本章中关于具体药物和治疗方法的信息。同时，第十六章"管理特定的慢性疼痛"将介绍更多用于治疗特定疼痛的其他药物信息。

一、慢性疼痛的治疗用药

止痛药，又称镇痛药，和其他药物一样，对部分慢性疼痛患者有帮助。然而，单用药物治疗很少能完全止痛，而且每个人对药物的反应也不同。事实上，对于一些人来说，止痛药可能会加重疼痛或其他症状。对于另一些人而言，药物可能会引起不适和严重的不良反应。因此，平衡止痛药的风险和获益非常重要，这也是药物只是慢性疼痛管理工具之一的原因。

（一）发挥止痛药的最大作用

第十四章"治疗方案和药物管理"中讨论过，使药物发挥最佳效果是很重要的。如果您认为止痛药不适合您，请告诉医生或其他医护人员。如果您对止痛药抱有消极的看法，那它们可能对您就不太有效，您应该关注其他方法来控制疼痛和症状。

大多数止痛药是定时服用的，其他药物则按需用药。当疼痛开始加重时，如果您需要服用药物，不要推迟服药时间。预防严重疼痛的用药量要小于治疗已经出现的严重疼痛。

所有药物都有副作用。医生可以通过从低剂量开始，慢慢增加剂量以减少这些不良反应。当开始使用一种新的止痛药时，除非不良反应非常严重，早期您可能要试着忍受至少1～2周后再决定是否放弃使用。如果最近使用的药物种类或剂量有变化，导致您感到困倦，那么请不要开车或做其他需要集中注意力的事情，如操作设备。

（二）了解疼痛类型

有些慢性疼痛是已知疾病引起的,例如类风湿性关节炎,引起疼痛的病因已经很清楚了,并且也有针对这些病因的治疗方法。在一定程度上,治疗疾病的药物也可以减轻疾病导致的疼痛。

但慢性疼痛并不总是疾病或损伤的结果(如第一章"慢性疼痛自我管理:概念与方法"第5～7页讨论的内容)。慢性疼痛本身可能是一种"疾病"或状态。对于这种情况,药物不能治疗特定的疾病,但可以帮助缓解疼痛、提高舒适性、控制其他症状、改善日常生活。

当医护人员开具治疗疼痛的药物时,他们首先需要确定引起疼痛的原因。疼痛可能是由于组织损伤或外伤引起,称为伤害感受性疼痛。例如,当皮肤、肌肉、肌腱、关节或骨骼等组织受损时,会导致炎症。炎症是机体对损伤的一种正常反应。简单理解就是身体向损伤部位输送更多血液,并释放刺激神经末梢的化学物质,这些物质可引起损伤部位更加敏感和疼痛。此外,由于体液积聚,可造成肿胀和压力增加。这种炎症反应是身体的一种自然愈合性反应。然而,如果炎症持续,疼痛就会继续存在。炎症会导致背部疼痛、颈部疼痛和关节炎等。

疼痛也可能与神经有关,称神经病理性疼痛,这是由传递疼痛信号的神经受损引起的。当神经、脊髓或大脑本身受到损害或损伤时,就会出现神经病理性疼痛。因此,从手指尖或脚趾尖到头顶之间任何部位的神经异常放电都可能引发神经病理性疼痛。例如,手术或创伤事故造成的神经损伤,卒中、带状疱疹和糖尿病引发的神经病理性疼痛,幻肢痛也是一种神经病理性疼痛。

有些患者在手术或其他损伤后会经历伤害感受性疼痛和神经病理性疼痛。当受损组织的疼痛时间过长,也会出现这种混合性疼痛,可能导致中枢神经系统和大脑微观结构和功能的变化,因此身体将正常的感觉解读为疼痛。这种反应甚至可以出现在原发损伤已愈合之后,称为中枢敏化。敏化是指由于长期的疼痛刺激促使中枢神经系统发生病理性重构,使患者对疼痛的感应被增强。

了解疼痛类型——是否源于组织损伤、神经损伤或中枢敏化——可以帮助您更好地理解为什么医生建议使用某些药物,而不是其他药物。患者的疼痛常常不止一个类型。此外,其他疾病、情绪和心理不佳也会加重疼痛,并影响对药物的反应。正如第四章"了解和管理常见的症状和情绪"和第五章"运用思维去处理症状"中所讨论的,抑郁和焦虑会影响一个人对疼痛的反应。即使抑郁或焦虑出现在疼痛前,这些精神健康问题也需要同时治疗,而不是在疼痛好转后再治疗。告知医生您的心理状态、疼痛对身体的影响以及其他慢性疾病是很重要的。

根据疼痛的来源和机制,医生可以开具几种药物来治疗特定的疼痛问题。一般很难准确预测哪些人对哪种药物或药物组合反应良好。因此,可能需要尝试多种药物和组合,以观察哪种用药方案最有效。

对于严重的慢性疼痛,可能需要联合两种或三种药物以获得最佳的镇痛效果和最少的副作用。有时,联合两种小剂量药物要比仅增加一种药物的剂量更有效。

积极配合医生进行治疗以达到最佳效果。记住,有证据表明,无论是否使用药物,本书中涉及的非药物方法都可以缓解疼痛。

二、止痛药

有关镇痛药物和治疗方案的研究正在广泛开展,您使用的药物名称和治疗方案可能与本章中的信息有所不同,请向医生、药师或专业网站咨询最新信息,以及一些特定药物的特定问题。记住,最新的治疗方法并不总是更有效。目前,关于新疗法及其安全性和与其他药物相互作用的研究可能较少。已在临床使用多年的药物可能更安全有效。

(一)非处方药和天然产品

非处方药是指在没有处方的情况下可以在药店购买的药物。天然产品是一种来源于植物或动物的化合物,而不是在实验室中合成的药物。第十四章"治疗方案和药物管理"中,"天然"产品不一定比人造产品更好或更安全。阅读所有药品的标签并了解其成分非常重要。

许多非处方药含有与处方药相同或相似的成分。例如,许多感冒药中含有对乙酰氨基酚、阿司匹林、布洛芬或萘普生。布洛芬、阿司匹林和萘普生是非甾体抗炎药(NSAIDs)。这些常用的止痛药物可以阻止身体产生某些引起炎症和疼痛的化学物质(后文将详细讨论)。一些治疗疼痛的天然产品含有柳树皮提取物,这是阿司匹林(乙酰水杨酸)的最初来源。为了预防或减少药物相互作用或某些物质过量,医生和药剂师需要知道您正在服用的所有药物、天然产品和补充剂。

(二)局部止痛药

局部止痛药物以霜剂、乳液、软膏、凝胶、喷雾和贴剂的形式直接应用于皮肤。有些药物通过刺激神经末梢引起冷热感觉来阻断疼痛信号,有些药物甚至会引起皮肤刺激性或瘙痒干燥。轻度刺激物质如水杨酸甲酯、薄荷醇或樟脑等是某些品牌药物的活性成分。外用产品 Zostrix® 含有来自辣椒的辣椒素,这种化学物质可引起烧灼感,从而降低传递疼痛信号的物质浓度。其他局部用药,如局部麻醉药利多卡因可暂时阻断皮肤神经以减轻疼痛。这些麻醉药物可能以皮肤贴片、霜剂或凝胶形式存在。

当一些局部药物被皮肤吸收时,会对全身产生影响。例如,一些含有非甾体抗炎药(NSAIDs),如双氯芬酸(在扶他林®中)或被称为水杨酸的阿司匹林样物质(NSAIDs是一种普遍使用的止痛药物,可以阻止某些化学物质的产生)。与其他药物一样,一定要阅读这类药物的说明标签。如果您已经在服用阿司匹林或其他NSAIDs片剂(无论处方药还是非处方药),请告知医生。因为同时口服和外用NSAIDs或阿司匹林类药物可能会导致用量过多。

不要将任何局部药物应用于伤口、破损的皮肤、脸或眼睛,除非医生特别告诉您这样做是可以的。使用局部药物后,一定要仔细洗手,以避免药物进入眼睛。

(三)非处方(OTC)对乙酰氨基酚和抗炎药

许多止痛药物都是以片剂形式的非处方药(OTC)出售,包括对乙酰氨基酚等镇痛药,以及阿司匹林、布洛芬和萘普生等非甾体抗炎药(NSAIDs)。如果疼痛是由炎症引起的,NSAIDs有效。NSAIDs有时也可用于其他类型的疼痛。

尽管镇痛药和非甾体抗炎药很容易买到,但它们有潜在的严重不良反应,包括胃肠道不适和出血,还可干扰血液凝固。非甾体抗炎药建议与食物一起服用,若出现胃肠道不适一定要立即告知医生。有时,医生开具这些药物时,可能同时会开具保护胃黏膜的药物。如果您有胃溃疡史、肾脏问题、心脏病或正在服用抗凝药,使用这类药物时应更加小心。此外,如果您吸烟、饮酒或超过65岁,也需要谨慎服用这类药物,请向医生或药剂师咨询药物的安全剂量。

如果您服用对乙酰氨基酚,需限制服药剂量,过量会导致肝脏问题。仔细阅读药品说明标签。此外,有超过500种复方药物也含有对乙酰氨基酚。当前指南建议,成人每天服用对乙酰氨基酚不超过3 000mg,有医嘱时不超过4 000mg,具体服用量请咨询医生。

(四)处方类抗炎药

有些非甾体抗炎药(NSAIDs)需要医生处方,常用于治疗由损伤或炎症引起的轻度至中度疼痛,例如双氯芬酸(扶他林®)、美洛昔康(Mobic®)和吲哚美辛(Indocid®,Indocin®)。您需要采取与非处方药NSAIDs相同的预防措施。如果您年龄较大、有胃溃疡、肾脏问题、高血压或心脏病风险,请谨慎使用这些药物。同时,这类药物不建议空腹服用,有任何胃肠道不适,需要及时告知医生,医生可能会建议同时服用胃黏膜保护药。

COX-2抑制剂是一类较新的NSAIDs。塞来昔布(Celebrex®)是其中的一种,引起胃溃疡的风险可能低于其他NSAIDs。然而,有研究表明塞来昔布会增加心脏病发作等心血管疾病的风险,医生需要评估患者心血管疾病风险后再决定是否开具这种药。

（五）肌肉松弛剂

在某些情况下，痛性肌肉痉挛可能常见于慢性颈部或腰部疼痛和纤维肌痛。痉挛也会增加多发性硬化或脊髓损伤患者的不适。肌肉松弛药如巴氯芬、环苯扎林、替扎尼定、甲氨卡莫等，可能在缓解肌肉痉挛的同时也有减轻疼痛的效果。对于肌肉骨骼疼痛患者，如颈部和背部疼痛，这些药物可能对急性疼痛最有帮助，一般不推荐用于慢性疼痛。

肌肉松弛剂不能直接作用于肌肉，而是起到"大脑松弛剂"的作用，这可导致嗜睡和头晕。因此，用药期间应避免开车、操作机器或其他需要注意力集中的活动。这类药物应谨慎使用，特别是在同时服用阿片类药物的情况下。一些肌肉松弛药，如卡立普多，就像阿片类药物和苯二氮䓬类药物一样，也会导致滥用和依赖的问题。

（六）曲马多和他喷他多

曲马多类似于阿片类镇痛药，是一种处方类止痛药，在临床使用近30年，可与对乙酰氨基酚联用或不联用。常用于多种中度至重度疼痛，包括腰痛、骨关节炎、纤维肌痛和一些其他类型的疼痛。曲马多的副作用主要是嗜睡、恶心和头痛。如果您正在服用曲马多，且出现严重的不良反应，如癫痫发作或肌肉僵硬，请立即联系医生或拨打120。曲马多上瘾的风险很低，而且其胃肠道、肝脏、肾脏以及心血管不良反应的风险很低。

他喷他多是一种处方药，类似于阿片类药物和一些抗抑郁药，可用于治疗中度至重度慢性疼痛。

短效和长效药物

曲马多、他喷他多和一些阿片类镇痛药有两种制剂形式：短效和长效。短效药物在15～30分钟内起效，1～2小时内达到最佳镇痛效果。为了继续缓解疼痛，您必须每3～4小时服用这些药物。医生通常为急性疼痛和中重度慢性疼痛患者开具短效止痛药，以评估药物是否有效，随后再开具长效药物。

长效（又称缓释）止痛药可将活性成分缓慢释放到体内。这类药物镇痛时间可维持8～12小时，一些药物可持续24小时甚至几天。长效药物需要定时服用，如每12小时服用一次或每天服用一次。医生通常给有持续中度至重度慢性疼痛患者开具长效止痛药。片剂类的长效药物应整片吞下，不能掰碎、嚼、溶解或压碎，否则会造成药物在体内快速释放，有潜在的致命风险。

（七）阿片类药物

我们都听过阿片类镇痛药,很多人自己或身边的人也都服用过这类药。像所有处方药一样,阿片类药物对一些人来说是必需的,但对另一些人来说,可能会导致严重问题。

迄今为止,仍然有一些医护人员为了治疗疼痛而过量开出阿片类药物,具体表现在过快过频繁地开具阿片类药物,并且没有提供其他镇痛的选择。近年来,阿片类药物处方发生了变化,医生开具的量也有所减少。由于担心过度使用,一些需要阿片类药物治疗疼痛的患者可能很难获取这类药。阿片类药物成瘾的风险在总体人群中较低,但在家族中有药物成瘾史或其他危险因素的人中较高。

什么是阿片类止痛药

目前,阿片类药物仍然是广泛使用的处方镇痛药。在美国,使用阿片类药物需要医疗处方,患者不能在药店购买。处方阿片类药物包括:

▶ 对乙酰氨基酚 / 氢可酮（维柯丁®,Norco®）

▶ 对乙酰氨基酚 / 羟考酮（Percocet®）

▶ 羟考酮（Oxycontin®,Roxicodone®）

▶ 羟吗啡酮（Opana®）

▶ 芬太尼（Duragesic®,Abstral®）

▶ 氢吗啡酮（Dilaudid®,Exalgo®）

▶ 吗啡（MS Contin®）

阿片类药物如何发挥作用

阿片类药物治疗由疾病、损伤或手术引起的急性疼痛特别有用,也有助于治疗与癌症相关的某些类型的疼痛。通常,伤口开始愈合,疼痛便开始缓解,患者不再需要阿片类药物。大多数情况下,当一个人突然停服阿片类药物时,仍然会有疼痛,但程度有所减轻。此时通常可以用非处方止痛药来治疗,如对乙酰氨基酚、布洛芬、萘普生或阿司匹林。

正如我们的身体需要时间来愈合,疼痛也需要时间来减轻。疼痛不会突然缓解,因此,在愈合过程中可能会出现一些不适。虽然任何人都不应该遭受痛苦,但期望疼痛瞬间消失也是不现实的。无疼痛这一目标会导致过度使用药物,所以使用多种不同的方法来管理疼痛非常重要。

当阿片类药物服用超过几周后,疼痛平均可以缓解 25% ~ 30%。与其服用大剂量阿片类药物,不如咨询医生其他低风险的疼痛治疗方法,如睡眠、物理疗法、认知行为疗法、锻炼、积极参与社会活动和放松。综合治疗可以减少药物用量,更好地控制疼痛。本书中描述了其中许多有效的选择。

长期使用阿片类药物有什么问题

长期使用阿片类药物有许多副作用和问题。阿片类药物过量导致的死亡每天都在发生,这就是为什么人们对这个问题如此关注。与阿片类药物使用相关的问题包括：

- ▶ 睡眠不良（睡眠不佳可加重疼痛）。
- ▶ 情绪不佳或抑郁（加重疼痛）。
- ▶ 疲劳（加重疼痛）。
- ▶ 嗜睡和意识模糊。
- ▶ 便秘。
- ▶ 女性低雌激素和男性低睾酮，可导致性欲下降，也会导致易怒、情绪波动和身体变化。

对于一些人来说，阿片类药物甚至可能加重疼痛。所以，尽管有人担心减少阿片类药物的剂量会增加疼痛，但一些患者发现，减少或停止使用阿片类药物后，疼痛却得到了显著缓解。对于这些疼痛患者来说，不是增加阿片类药物剂量，而是停止服用阿片类药物，并以其他方式治疗疼痛。

阿片类药物的使用是一个复杂的问题。它确实对一些患者有效，可以改善功能和生活质量。而对另一些患者，从长远来看，会带来更多痛苦和问题。因此，初期使用风险较低的药物很重要。使用阿片类药物时，应密切监测身体反应，并经常与医生沟通。然而，如果阿片类药物对您有效且不会引起问题，那么用阿片类药物进行疼痛管理并不是一件难以启齿的事情。

如何知道我是耐受还是上瘾，为什么这一点很重要

长期使用阿片类药物，身体会适应药物并变得耐受。耐受意味着药物镇痛效果不太好，您可能需要用更大剂量的药物来缓解疼痛，但耐受不同于成瘾。用药时间的延长，会导致您使用越来越高的阿片类药物剂量，但却不一定会带来更好的疼痛缓解。对处方药的耐受性并不意味着滥用药物。每个人对药物的反应都是不同的。虽然有些人可能需要长期服用阿片类药物，甚至剂量更高，但并非常态。如果您是这种情况，应该咨询医生。

对于每天定时服用阿片类药物并持续数周以上的患者来说，如果阿片类药物突然停药或漏服，几乎每个人都会经历戒断症状。戒断症状并不意味着上瘾。相反，戒断症状是身体对阿片类药物（或其他药物）产生依赖的自然反应，需要其他药物来预防戒断症状。

再次强调，耐受不是成瘾，戒断也不是成瘾，需要阿片类药物镇痛更不是成瘾。成瘾是指当一个人服用某种物质（如阿片类物质），尽管想要停止或这种物质已对他们的生活有许多负面影响，但却无法停止使用。

一旦成瘾，生活就开始围绕着阿片类药物转，整天想着如何获得并服用阿片类药物，而不想其他事情。对许多人来说，长期使用阿片类药物可能会干扰日常生活，如工作、学习、人际关系和健康。而成瘾的人并没有意识到他们正在对自己以及朋友和家人造成伤害。成瘾是一种严重的医学问题，而不仅仅是一种精神摧残，需要专业的治疗和帮助。

许多人认为,如果完全按照处方服用阿片类药物就不会成瘾,然而实际情况并非如此。对于一些疼痛患者,使用处方中的阿片类药物可能会陷入越来越危险的境地。身体上的痛苦和情感上的痛苦是密切相关的。开始服用阿片类药物治疗身体问题很容易,但最终可能为了治疗情绪方面或生活中的其他压力而服用更多的药物。有烟、酒或毒品成瘾史的人发生阿片类药物成瘾的风险增加。此外,有抑郁症、成瘾家族史、童年早期创伤史的人面临的成瘾风险也会增加。

怎样才能在不出现严重症状的情况下减少阿片类药物的使用

许多未成瘾的人希望减少阿片类药物的使用,因为他们不希望对阿片类药物产生依赖。人们通常认为不能减少或停用阿片类药物,因为他们担心经历更多、更严重的疼痛或戒断症状,但这并不一定会发生。对于大多数人来说,如果使用方法正确,阿片类药物可以减少或"逐渐减少"而不增加疼痛。研究表明,当合理减少阿片类药物时,许多人的疼痛不会增加反而会减轻。

为了达到这些理想效果,必须非常缓慢地减少药物剂量,可以通过在较长时间内小幅度减少剂量来实现。这种方法可使身体最小限度感受到药物剂量的变化,从而有时间来做出调整,进而防止戒断症状的出现。即使多年来一直服用大剂量阿片类药物的患者,使用这种缓慢、温和的减量方法也可以成功减量。

如果您想减少阿片类药物的使用,不要自行在家尝试,需要和医生沟通,选择适合您的最佳方案。这是一个相对较新的医学领域,如果您的医生对阿片类药物减量不太了解,请建议他访问美国卫生和人类服务部的以下资源:《HHS 临床医师关于长期阿片类镇痛药适当减量或停药的指南》(*HHS Guide for Clinicians on the Appropriate Dosage Reduction or Discontinuation of Long-Term Opioid Analgesics*,https://www.hhs.gov/opioids/sites/default/files/2019-10/Dosage_Reduction_Discontinuation.pdf)。

减少阿片类药物的建议

▶ **与医生密切沟通,**告知您想减少阿片类药物用量的想法。

▶ **做长期减量的准备,**可能需要至少3～6个月或更长时间来减少50%的阿片类药物。

▶ **缓慢减量**。给身体足够的时间来适应药物剂量的减少。如果您出现症状或身心非常痛苦,可以"暂停"阿片类药物的减量。

▶ **每次只调整一种药物**。在阿片类药物减量期间,尽量不要更换其他药物。

▶ **每天使用其他缓解疼痛的身心技能**。每天使用放松技巧来帮助您管理关于减少阿片类药物的任何恐惧或压力(参见第五章"运用思维去处理症状")。良好的压力管理有助于减轻疼痛。

▶ **开始(或继续)一个舒缓的运动计划**。运动可以帮助您管理压力并促进整体健康。如果您还没有这样做,现在是开始的好时机(可以尝试第八章"运动让您感觉更好"第146～159页的"轻松运动计划")。

▶ **对自己好一点,并为自己感到骄傲。**您正在做一些真正重要的事情,这将有利于您未来几年的健康和幸福。

阿片类药物用药安全

如果阿片类药物落入不法分子之手,将它与某些其他药物或酒精合用,或服用剂量过大,是非常危险的。请遵循以下步骤,以确保自己和他人的安全。

▶ **将阿片类药物锁起来。**将阿片类药物锁在箱子、柜子或保险箱中,可以防止药物被盗或被儿童、家庭成员或客人所接触。哪怕只有一粒药,对孩子也很危险。

▶ **按处方剂量服用。**不要服用超过处方剂量的阿片类药物。

▶ **你的药就是你的。**永远不要把你的阿片类药物给别人,也永远不要服用他人的阿片类药物。

▶ **告诉任何给你开阿片类药物的医生你正在服用的所有其他药物**,特别是镇静催眠药或抗焦虑药物,如苯二氮䓬类。只能有一个医生给你开阿片类药物。

▶ **如果你总是饮酒,请告知医生**,你可能存在酒精依赖的问题。

▶ **确保医生了解你的所有身体状况**,尤其是呼吸系统疾病,如哮喘或慢性阻塞性肺疾病(COPD),阿片类药物会影响呼吸。

▶ **询问医生关于预防便秘的问题。**阿片类药物引起的便秘是一种常见的副作用,因为这些药物减缓了肠道的收缩。

▶ **旅行时**,将阿片类药物保存好并放在随身行李中,并携带医生出具的使用阿片类药物镇痛的文书,特别是您要去外地旅行时。

三、用于治疗疼痛的其他药物

已发现一些治疗各种疾病的药物可以缓解某些类型的疼痛。例如,医生可能会给您开抗抑郁药来治疗疼痛。或者,即使您没有癫痫,医生也会开一些治疗癫痫的药物来缓解疼痛。政府机构已经批准一些治疗其他疾病的药物来缓解慢性疼痛。本部分将讨论一些所谓的辅助镇痛药物,第十六章"管理特定的慢性疼痛"中将进一步讨论。

(一)抗抑郁药

一些三环类抗抑郁药物(tricyclics,TCAs)和 5- 羟色胺去甲肾上腺素再摄取抑制剂(serotonin norepinephrine reuptake inhibitors,SNRIs)除了可以用于治疗抑郁症,还可用来减轻疼痛。与抑郁症有关的神经递质也与某些形式的慢性疼痛有关。如果医生开具了这些药物来治疗疼痛,并不意味着您患有抑郁症,或者医生认为您的疼痛"只存在于您的大脑中"。

TCAs 和 SNRIs 用于治疗疼痛时,其处方剂量通常低于治疗抑郁症的剂量。常见的 TCAs 包括阿米替林、去甲替林和地昔帕明,这些药物适用于神经病理性疼痛、带状疱疹相关性疼痛、纤维肌痛、某些类型的头痛、面部疼痛和腰痛患者。TCAs 对改善睡眠也很有用。慢性疼痛本身会导致睡眠障碍,而低质量的睡眠又会进一步加重慢性疼痛。想要了解更多关于疼痛和睡眠的信息,请参见第四章"了解和管理常见的症状和情绪"相关内容(第53~57页)。

常见的 SNRIs 包括文拉法辛、度洛西汀和安非他酮,这些药物可以恢复大脑内神经递质的平衡,从而阻断疼痛信号的传递。

第三类常见的抗抑郁药是选择性 5-羟色胺再摄取抑制剂(selective serotonin reuptake inhibitors,SSRIs)。与 TCAs 和 SNRIs 不同的是,SSRIs 可能不是一类非常有效的止痛药。但是,如果您同时患有疼痛和抑郁,医生可能会给您开这些药来治疗抑郁。

抗抑郁药可能需要数周才能起作用,您需要保持耐心。大多数用于治疗疼痛的抗抑郁药均从小剂量开始,随后缓慢增量,直到起效或出现不可耐受的副作用。抗抑郁药的副作用包括嗜睡、头晕、噩梦、意识错乱、口干和便秘。

(二)抗癫痫药物

抗癫痫药物(antiepileptic drugs,AEDs)最初用于治疗癫痫发作(惊厥)。随后,医生发现抗癫痫药也可以帮助缓解一些患者的神经病理性疼痛,如糖尿病神经性疼痛、带状疱疹相关性神经痛和纤维肌痛。目前医生最常开的两种抗癫痫药是加巴喷丁和普瑞巴林。除缓解疼痛外,该药可能还有助于缓解焦虑症状。副作用可能包括嗜睡、头晕、体重增加和腿部肿胀。有时使用的其他 AEDs 包括卡马西平和丙戊酸。较新的抗癫痫药物包括托吡酯(有时用于预防偏头痛)、拉莫三嗪、奥卡西平和左乙拉西坦。

(三)医用大麻

在美国一些州,政府已经批准大麻用于医疗用途。一些疼痛患者自觉大麻会减轻其疼痛,还有一些人认为大麻会减少对阿片类药物的依赖。然而不幸的是,目前尚无确切的证据表明大麻如何影响疼痛和阿片类药物的使用。最近一项大型综述研究发现,几乎没有关于大麻使用的研究符合高质量研究标准。然而,研究人员正在开始进行高质量的研究,几年内应该会有更好的答案。

有关从大麻中分离单个化合物的研究已取得进展。例如,大麻二酚(CBD)是大麻中发现的单一化合物之一。大麻中的另一种化合物是四氢大麻酚(THC),该成分具有精神活性。大麻中的一些成分,如大麻二酚,可以作为医疗选择,其不会伴有四氢大麻酚带来的精神"快感"。当前,含有大麻二酚的产品已上市,如大麻二酚油、局部止痛药、含大麻成分的食品等。

一些专家担心大麻会对记忆和心智产生负面影响,增加事故的发生率,以及损伤肺。如果在非正规渠道获取了大麻,就没有办法确定它有多强效,以及在植物生长过程中喷洒了什么化学物质。目前正在执行必要的流程以更好地监管药物的生长、配药、质量和含量。在使用任何形式的大麻产品之前,必须与医生进行商讨。

四、慢性疼痛的其他治疗方法

除了药物之外,医生可能会建议其他类型的干预措施来治疗慢性疼痛,包括生理、心理和手术治疗,以及自我管理工具。

(一)针灸

针灸是一种将细实针穿刺入皮肤上 361 个特定穴位的技术,这些穴位分布于人体"经络"——身体的能量流动线。当医生短暂地旋转针头,穿刺的区域会受到刺激。这种针很细,专业的医生穿刺时,几乎不会感到疼痛。

针灸起源于中国,已有数千年的历史。科学家们还不确定其工作机制,但他们认为,针刺激可能会激发人体释放内啡肽和其他止痛物质,这些物质可关闭脊髓中传导疼痛的"门"。内啡肽是一种神经化学物质,是人体的天然止痛药。针灸也可以激活免疫系统,改善血液流动。另一个影响针灸疗效的因素可能是人们相信针灸会帮助他们(参见第十四章"治疗方案和药物管理"第 265 ~ 266 页中关于精神力量的讨论)。

在过去的 40 年里,美国、加拿大、中国和欧洲进行了许多关于针灸的研究。现在有确凿证据表明,针灸可以帮助一些慢性背部、颈部、肩部、头部疼痛患者及骨关节炎患者缓解疼痛。尚不清楚针灸是否有助于治疗纤维肌痛。现在美国军队中针灸被常规用于治疗疼痛。和任何治疗一样,如果您决定采取针灸治疗,一定要找一个有资质的医生。

(二)锻炼

锻炼是慢性疼痛治疗的重要组成部分。各种类型的运动、身体活动和锻炼在第七章"锻炼和身体活动"和第八章"运动让您感觉更好"中已讨论。有效的运动包括平衡运动、有氧活动(如步行、骑自行车、水中有氧运动)、阻力或重量训练、瑜伽和太极。有很多人可以帮助您制定适合自己的身体活动计划。回顾这些章节内容,将运动纳入您的整体疼痛治疗计划。

(三)冷疗和热疗

冷疗法和热疗法是风险最小的自我治疗方法,而且费用不高。虽然有一些人发现寒冷对慢性疼痛有帮助,但它主要用于急性损伤且损伤的浅表组织存在发炎和肿胀。热疗对慢性肌肉疼痛更有帮助。

(四)电刺激

电刺激是医生可能建议您在家开展的疼痛管理技术,其中最常见的是经皮神经电刺激(TENS)。在 TENS 疗法中,使用袖套收音机大小的电池驱动一个小机器传输电脉冲来缓解疼痛。您把机器上的两个电极连接到疼痛部位的皮肤上,当机器启动时,您会感到刺痛感或震动感,这可能会阻断疼痛信号。虽然这种疗法并非对每个人都有帮助,但它易学、安全、便宜且在您的控制范围内。机器可以设置不同的波长频率和强度,通过不断体验获取最佳的效果。

(五)手法及其他物理疗法

手法如按摩、松动术、正骨术等。治疗师也可能使用高频超声波或应用于皮肤的声波,但这种方法在治疗慢性疼痛方面的效果尚不清楚。

按摩是一种对肌肉和其他软组织有效的手法。按摩已经被广泛研究,几乎没有风险。按摩方法有很多种,包括瑞典按摩、运动按摩、淋巴引流、针对触发点的按摩等。按摩可以帮助放松肌肉和组织,改善某个部位的血液流动,可减轻慢性腰痛、慢性颈部疼痛和膝关节骨关节炎疼痛,还可能改善抑郁症状。按摩可以暂时减轻纤维肌痛患者的疼痛、疲劳和其他症状。自我按摩也有帮助(参见第四章"了解和管理常见的症状和情绪"相关内容,第 48 页)。

松动术是在关节的活动范围轻轻移动关节,正骨术是一种更有力的关节运动。两者均可改善关节的活动度,并减轻疼痛。研究表明,脊柱推拿可缓解慢性腰痛,也可能有助于慢性紧张性头痛、颈部相关头痛和偏头痛的预防。脊柱推拿治疗慢性腰痛比卧床休息、牵引、外用凝胶或不治疗更有效。虽然专业医生进行脊柱推拿术对大多数人来说是安全的,但也有一些风险。如果您决定寻求这种治疗,请了解相关信息,并自我评估风险。

手法可以由各种有资质的医生进行,包括物理治疗师、脊椎按摩师、骨科医生和注册按摩治疗师。和任何治疗一样,一定要找一个有资质的医生并核实相关信息。

(六)注射、神经阻滞和手术

其他疼痛治疗方案包括向身体疼痛区域注射药物,在某些神经周围注射药物,通过手术将电子设备或药物泵置入椎管,或通过手术切断神经。

触发点注射是向疼痛触发点注射局麻药(一种阻止疼痛信号传导的药物),触发点是肌肉、韧带或肌腱上的痛性硬结,可能由直接压迫肌肉、慢性肌肉紧张、异常姿势或长期肌肉疲劳引起。在痛点注射局麻药可以暂时缓解疼痛。疼痛的缓解反过来让患者可以伸展和锻炼以改善功能。触发点也可以通过按摩、锻炼和放松技巧来控制。

神经阻滞是将局麻药或激素(一种用于缓解肿胀和炎症的药物)注射到身体的某个区域,如疼痛的关节或脊髓周围,用于治疗腰痛、颈痛和关节炎已有 50 多年的历史。有些患者的疼痛缓解了,而另一些患者则没有。如果有缓解,效果通常是暂时的,可能持续数小时、数天或数周。神经阻滞有时在 X 线或 CT 扫描的引导下进行,以确保穿刺位置正确。

对于更严重的疼痛问题,医生可能会在椎管周围置入一种称为脊髓刺激器的电子设备。脊髓刺激器可以减少上传至大脑的疼痛信号。另一种手术选择是植入一个小药泵,将止痛药物(如局部麻醉剂和阿片类药物)直接输送到脑脊液中。这两种技术都非常昂贵,也有许多人自觉这些治疗镇痛效果欠佳。当颈部或背部疼痛与某些类型的神经损伤有关时,可建议手术,尤其是在尝试了所有其他治疗的情况下。切断神经或减轻神经压力的手术通常是严重疼痛患者的最后治疗手段。

(七)心理治疗

躯体治疗只是慢性疼痛管理的一部分,您还需要心理和情绪治疗。除了心理自我管理技能,可能需要专业人员帮助处理您的想法、情绪和感觉(参见第四章"了解和管理常见的症状和情绪"和第五章"运用思维去处理症状"相关内容)。心理学家是训练有素的治疗师,专门研究人类行为和情绪健康。

请和医生谈谈您的感受。他们可以问一些问题来确定您是否有潜在的抑郁症或其他可以治疗的疾病。如果情绪和压力需要额外的帮助和处理,医生可以帮您找到一个合格的心理医生。或者,您可以联系相关机构,找到在慢性疼痛方面有专业知识的心理学家。

慢性疼痛最常用的治疗方法之一是认知行为疗法(CBT),是基于您的想法和感觉会影响您的行为,而行为反过来又影响您的想法和感觉。CBT 通过鼓励人们改变想法、感觉和行为,包括压力反应,以帮助人们客观地思考疼痛。研究人员发现,CBT 可以减少抑郁和焦虑、残疾以及消极或灾难性的想法,并改善经历多种慢性疼痛(如腰痛、头痛、关节炎疼痛、口腔或面部疼痛以及纤维肌痛)患者的日常功能。专家推荐 CBT 作为一些慢性疼痛疾病的"一线"治疗(参见第四章"了解和管理常见的症状和情绪"第 60 页)。

五、疼痛诊所和康复计划

疼痛诊所提供各种各样的疼痛治疗,并开展疼痛相关知识教育活动。一些诊所的工作人员只有疼痛医生,他们提供专业的药物治疗建议和其他治疗方法,比如触发点注射和神经阻滞。最全面的管理方案是形成一个多学科团队,包括心理学家、物理和专业治疗师、社会工作者、营养学家、药剂师、专科护士、运动专家和其他人员,综合使用本书中描述的治疗方法和技术。虽然多学科疼痛管理项目通常针对重度慢性疼痛患者,但也有针对轻度慢性疼痛患者的疼痛评估服务和短期项目。

询问医生,了解疼痛诊所是否适合您。他们应该能把您转到一个解决您具体疼痛问题的地方。美国大多数州和加拿大的省份都有疼痛诊所。如果您的医生不能提供帮助,试着联系当地的医院、医学院或疼痛相关组织。

★ ★ ★

慢性疼痛对每个人的影响不同。有各种各样的药物、治疗方法和资源可以帮助您,找到合适的治疗组合需要耐心和坚持。您需要与医生密切合作,找到合适方法来管理疼痛,同时不影响您每天做想做的事情。

(王稳)

第十六章

管理特定的
慢性疼痛

本章将帮助您了解慢性疼痛为主要症状的具体疾病,包括关节炎、慢性颈背痛、纤维肌痛、头痛、慢性盆腔痛和神经病理性疼痛综合征(包括糖尿病周围神经病变和慢性区域疼痛综合征)。虽然每种疾病都可以单独发生,但它们经常相伴随。除了疼痛外,这些疾病还会导致疲劳、力量和耐力的丧失,以及压力和抑郁等负面情绪。正如第一章"慢性疼痛自我管理:概念与方法"中所讨论的,慢性疼痛患者的健康生活方式是努力应对好个人躯体、精神和情感上的挑战。成为一名慢性疼痛的自我管理者可以帮助您以最佳状态做您想做的事情,并从生活中获得快乐。

本章详细讨论几种引起慢性疼痛的特定疾病。虽然每种疾病及其病因各不相同,但自我管理的技巧通常是相同的。因此,您可以将本书中关于运动、营养等的建议应用到这一章的所有情况中。

一、关节炎

关节炎通常指关节出现的任何一种炎症或损伤。关节炎可导致关节软骨磨损以及附近的骨、韧带和肌腱的损伤。软骨覆盖并缓冲骨骼的末端,附着在肌肉上的肌腱活动关节,韧带稳定关节。炎症是人体对损伤的一种自然反应,可以向某个区域输送更多的血液,释放刺激神经末梢的化学物质。在某些类型的关节炎中,如类风湿关节炎,炎症比其他类型关节炎(如骨关节炎)要严重得多。当关节内壁发炎或关节肿胀变形时,肌腱、韧带和肌肉就会受到影响。肌腱、韧带和肌肉可能出现发炎、肿胀、拉伸、移位、变薄,甚至撕裂。任何类型的关节炎都不会简单地只影响关节,还会影响关节周围的所有结构。虽然大多数类型的关节炎不能治愈,但如果您有关节炎,可以学会减少疼痛、保持活动能力、减缓疾病的进展。

(一)了解关节炎

骨关节炎(OA)是最常见的关节炎类型,常影响中老年人。症状包括手指多节(尤其是靠近指尖的关节)疼痛、臀部疼痛、膝盖肿胀和背痛。在骨关节炎中,关节软骨会磨损,靠近软骨的骨质也是如此。连接骨骼的韧带、连接肌肉和骨骼的肌腱也可能受损,这种损伤会导致疼痛和功能丧失。医学界尚不清楚骨关节炎的确切原因,但研究表明,行走等活动有助于保护关节,甚至减轻疼痛。

虽然骨关节炎不是由炎症引起的,但炎症会引起许多其他类型的慢性关节炎。在某些类型的关节炎中,当人体免疫系统攻击自身的关节时,炎症就会发生,比如类风湿性关节炎和银屑病关节炎。痛风患者关节中的晶体会引发炎症反应,类风湿性关节炎患者关节内的滑膜会发炎和肿胀,并产生额外的液体。因此,关节变得肿胀、发热、发红和疼痛,活动可引发疼痛导致活动困难。随着病程的进展,还会导致软骨和骨骼的破坏。如果这种破坏不停止,最终会导致畸形和功能丧失。如今,以炎症为主要问题的类风湿性关节炎和其他类型的关节炎可以通过使用药物来缓解症状和缩短病程。

(二)管理关节炎

虽然关节炎会有破坏性影响,但您可以做很多事情来削弱或消除这些影响。锻炼、合理用药和情绪管理是自我管理的工具,可以帮助您过上富有成效、令人满意和独立的生活。

关节炎自我管理的重要目标是优化使用受累关节,并保持良好的姿势。如果不活动受累的关节,它们会慢慢失去活动能力,周围的肌肉和肌腱也会变弱。良好的姿势对于减少身体其他部位的压力较为重要。例如,如果关节炎影响了一条腿的关节,走路时可能更倾向使用另一条腿,这会使身体其他部位紧张,导致更多的疼痛。

锻炼是维持关节活动和良好姿势的关键,这是任何慢性疼痛自我管理计划的重要组成部分。适当的运动不会使关节炎恶化。事实上,最危险的事情就是避免关节的活动和锻炼。不锻炼可增加关节的炎症症状,原因在于关节活动度丧失、肌肉力量下降、身体整体状况变差。为了保持关节的活动度和健康的软骨,需要让受累关节每天进行几次全面活动。向相关专业人员咨询(比如物理治疗师),学习安全活动关节的最佳方法。理疗师还可以检查您的姿势,并在不同活动时给您提供一些可以改善不良姿势的建议。

温和的柔韧性锻炼是增加活动的初始方法。您可以从轻松运动计划(MEP)和第八章"运动让您感觉更好"的平衡练习开始。MEP 还可以帮助缓解休息后(如睡眠和长时间坐着)出现的僵硬感。

通常,关节炎的疼痛局限于身体的一个部位,自我管理方法,如使用热疗或冷疗,有助于缓解关节疼痛和僵硬。关节炎自我管理的另一个重要方面是营养和保持适当体重。如果您超重了,减重一点点也会减轻臀部、膝盖和足部关节的压力。如果关节功能受限,辅助设备可能对您有所帮助,有许多类型的设备可供选择,包括支架、手杖、特殊的鞋子、钳子和伸臂。第六章"调整节奏 享受轻松和安全的生活"提供了涉及这些主题的有用信息。如果您需要他人帮助来决定哪些设备对您最有用,可以咨询职业治疗师,他们有这方面的专业知识,可以使您的日常生活变得更轻松。

当前,有超过100种不同类型的关节炎,治疗应根据关节炎具体情况而定。医生可能会开一些药物来预防或控制炎症、肿胀和疼痛,并改善功能。治疗骨关节炎和一些其他风湿性疾病疼痛最常用的处方药是对乙酰氨基酚和非甾体抗炎药(NSAIDs)。参见第十五章"慢性疼痛的药物治疗及其他疗法",了解这些药物和其他药物(包括抗抑郁药)的信息。

如果您患类风湿性关节炎或其他类型关节炎,且伴有严重炎症,医生也可能会给您开一些强药性的药物,如"疾病缓解"药物、皮质类固醇、甲氨蝶呤和一些生物制剂。这些生物制剂包括:

- ▶ 托珠单抗(Actemra®)
- ▶ 赛妥珠单抗(Cimzia®)
- ▶ 依那西普(Enbrel®)
- ▶ 阿达木单抗(Humira®)
- ▶ 阿那白滞素(Kineret®)
- ▶ 阿巴西普(Orencia®)
- ▶ 英夫利西单抗(Remicade®)
- ▶ 利妥昔单抗(Rituxan®)
- ▶ 戈利木单抗(Simponi®)

这些药物可以终止或大大减缓炎性关节炎引起的破坏,通常用于疾病早期,以避免关节永久性损伤。然而,这些药物作用强大,需要密切监测。花些时间与药剂师和医疗团队建立良好的关系,您可以获得药物安全管理所需的所有信息。

有时,尽管您进行自我管理和药物治疗,关节仍会因炎症而受损,导致运动困难。幸运的是,现代外科技术可开展许多类型的关节置换。关节置换术可明显缓解疼痛,改善功能,尤其是髋关节和膝关节置换。

二、慢性颈部和背部疼痛

很多人会有慢性背部或颈部疼痛,非常常见。脊柱由二十几块骨骼构成,分以下几个区域:颈椎、胸椎、腰椎、骶椎、尾椎,参见图16-1。

健康成人的背部是强壮且灵活的,能够支持日常活动。附着在脊椎上的肌肉支撑着背部的骨骼。腹部和骨盆的肌肉也支撑着脊柱。脊柱的骨骼或椎体被形似胶状垫的椎间盘隔开,当活动身体时,这些椎间盘可起到减震器的作用。椎骨包围并保护人的脊髓,脊髓包含许多往返于大脑的神经。

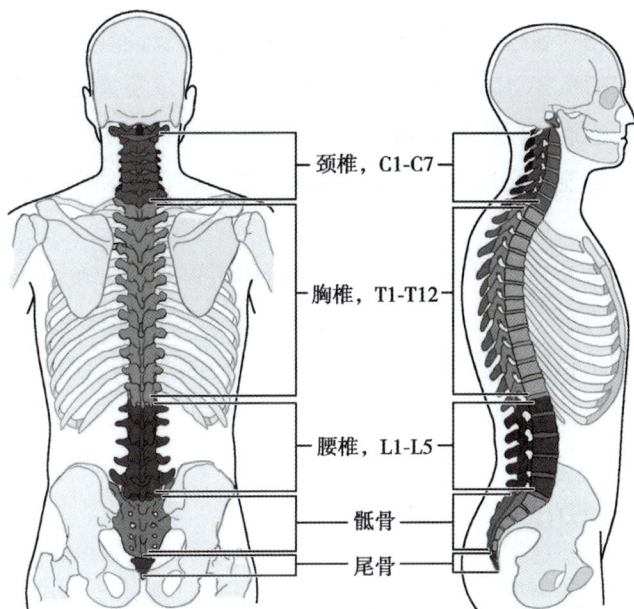

图 16-1　脊柱

（一）了解慢性颈部和背部疼痛

疼痛可发生在脊柱的任何部位,其中最常见的两个部位是颈部和腰部。疼痛可以位于单个小范围,也可以扩散到更大区域。例如,颈部疼痛可以波及肩部和上背部。同样,腰痛也会牵涉臀部和下肢。

危险信号:慢性颈部和背部疼痛

慢性颈部和背部疼痛很少提示您有更严重的问题。但若出现以下任何新的或少见的症状,请立即寻求医疗帮助。

▶ 臀部、腹股沟和大腿内侧(骑马时接触马鞍的身体部位)的麻木或刺痛,和／或突然失去对排尿或排便的控制。这可能意味着重要的神经受到压迫,需要紧急处理。

▶ 不明原因的体重下降或发热。

▶ 疼痛严重恶化,尤指在夜间或平躺时。

▶ 颈痛同时伴有手臂和手麻木、刺痛或无力,或腰痛伴有腿和脚的麻木、刺痛或无力。

▶ 胸部或肩胛骨之间的剧烈疼痛。

几乎每个人在生活中都会有背部或颈部疼痛的情况。可能由多种因素引起,如不良姿势、背部或腹部肌肉薄弱、不正确地举起重物、扭曲、超重,以及需要举起或弯曲的重复性活动。有时颈部或背部疼痛的原因是桌椅设计不佳,例如电脑桌太高或太低,或者椅子不能提供背部支撑。背痛也可能由交通事故或其他事故引起,如挥鞭样损伤,这是一种常见的颈部损伤,多由追尾车祸引起。

大多数急性背痛会在一个月内好转,但少部分患者可进展为慢性背痛。大多数慢性背痛患者有"非特异性"背痛,这与脊柱周围和支撑脊柱的肌肉和韧带病变有关,而不是脊柱本身的问题。与大多数慢性疼痛一样,大脑和神经系统的变化可以使损伤愈合后背部仍然出现疼痛。您可以采取行动来调节神经系统、减少疼痛、改善生活。

(二)管理慢性颈部和背部疼痛

慢性颈部和背部疼痛因人而异。疼痛的部位、强度、对日常活动和工作的影响也各不相同。如果您在 30 多岁或 40 多岁时开始背痛,可能会影响工作和经济保障,可能面临换工作和失业的可能。第十二章"疼痛患者的工作和生活"涉及更多关于工作和失业期间疼痛管理的内容。

即使颈部或背部疼痛严重,您也有很多方法可以控制疼痛,改善生活质量。最有效的方法是结合自我管理技巧,比如本书中谈及的技巧以及医生提供的治疗。研究表明,保持身体活动并制定定期锻炼计划可以改善慢性颈部和背部疼痛患者的疼痛和功能。久卧不动和久坐不动会使肌肉力量下降,加重慢性疼痛。虽然有时运动会加重疼痛,但请记住,只要您以一种安全的方式运动,"疼痛"不等于"伤害"。一旦颈部和背部的肌肉和韧带基本愈合,除非锻炼过度,否则定期参加体育活动不会对它们造成进一步的伤害,所以运动也要循序渐进。在开始一项运动计划之前,请咨询医生应该避免的运动类型。第七章"锻炼和身体活动"和第八章"运动让您感觉更好"中有关于锻炼和慢性颈背痛的具体建议。也许您会发现,第八章中详细介绍的"轻松运动计划"很有帮助。

一些负面情绪和抑郁状态会使慢性颈部和背部疼痛更难处理。学习和使用第五章"运用思维去处理症状"中的自我管理技巧和放松技巧非常重要。

此外,健康饮食和体重管理也是重要的自我管理目标。过重的体重会增加背部、腹部肌肉和关节的压力,进而影响背部疼痛。研究结果一致表明,吸烟是多种慢性肌肉骨骼疼痛(包括背痛)的危险因素,尤其对于 50 岁以下者。如果您吸烟,请咨询医生戒烟的方法。

研究表明,冷热敷贴、针灸和按摩可以缓解慢性背痛,尤其是与身体活动和自我管理技能相结合时。有关脊椎按摩和其他脊柱推拿治疗效果正在研究中。一些研究表明脊柱推拿术有改善疼痛的作用,而另一些研究则尚未观察到相关疗效。除了这些治疗方法,当您颈部或背部疼痛严重时,医生可能会开一些药物,如对乙酰氨基酚、温和的抗炎药、小剂量的抗抑郁药、肌肉松弛剂和其他药效更强的药物。更多镇痛药物和治疗方法的具体信息请参见第十五章"慢性疼痛的药物治疗及其他疗法"。

三、纤维肌痛

纤维肌痛（fibromyalgia）这个术语由三个词根组成："fibro"意为纤维或结缔组织，"myo"意为肌肉，"algia"意为疼痛。纤维肌痛的字面意思是肌肉和结缔组织的疼痛。

（一）了解纤维肌痛

纤维肌痛患者即使在没有损伤或明显炎症的情况下也会感到疼痛。当疼痛持续3个月以上，并累及全身肌肉和软组织（双侧腰部的上下肌群）时，通常可诊断纤维肌痛。如果您有纤维肌痛，可能会经历严重疼痛的时期，随后疼痛会逐渐减轻、发作频率减低甚至消失。有时，纤维肌痛涉及"触发点"，这是肌肉上的敏感区域，触摸时会疼痛。

纤维肌痛的症状还可能包括疲劳、睡眠不佳、思维和记忆能力下降、抑郁和焦虑。您可能还会经历头痛、肠易激或膀胱疼痛综合征、月经周期性疼痛或其他疼痛问题。

女性纤维肌痛的发生率是男性的两倍。纤维肌痛可以发生在任何年龄，包括儿童。其病因尚不清楚，但可能与多种因素有关，包括基因、心理以及身体创伤。纤维肌痛还涉及神经递质和疼痛信号的异常，这些异常会放大疼痛、扰乱睡眠、影响情绪。

（二）管理纤维肌痛

您自己也可以治疗纤维肌痛，目标是控制症状、尽可能保持健康、保持或改善身体和社交能力。最新证据表明，规律的身体活动是纤维肌痛治疗的基石。目前尚没有特定类型的运动可以推荐。您可以进行有氧、抗阻、柔韧性和平衡运动的组合，可以选择非常温和的运动，比如慢走、轻松运动计划、温和的瑜伽或太极拳。一旦增强了耐力，可以进行更剧烈的耐力锻炼。您可以在水中或陆地上运动，可以在家运动也可以参加集体活动。最好的运动选择是您愿意去做的运动。

"纤维肌痛脑雾"（fibro fog）描述的是纤维肌痛患者可能出现的思维和记忆问题，可以通过调整活动节奏和采取一些具体的行动来管理，详见第六章"调整节奏 享受轻松和安全的生活"。

四、头痛

头痛是最常见的疼痛类型之一。世界卫生组织最近报告,在过去的一年中,全球47%的成年人都有过头痛。对许多人来说,头痛发作并不频繁,且通常是短暂且不严重的。另一些人则面临着每天、每周或每月头痛发作的困扰,持续或慢性头痛会使人精疲力竭、抑郁和焦虑,并影响生活质量。

(一)了解头痛

通常,不同患者的头痛有所差别。头痛是头部任何部位的疼痛,可以是一侧或两侧、头顶或后脑勺,或两者皆有;也可以是广泛的或在某个特定的区域。如果疼痛位于面部、口腔或下颌部位,医生可能会称为口面部疼痛。头痛的性质可以是尖锐样、针刺样、搏动样、重击样或钝痛。疼痛程度可以是轻微的,也可以严重影响功能。头痛可以逐渐或突然出现,可以在一个小时内消失或持续许多天。根据头痛的类型,您可能会有其他症状,如恶心、对光和噪声极度敏感、眼睛闪烁感等。

医学上将头痛分为两种类型:原发性头痛和继发性头痛。原发性头痛是由血管、肌肉和头颈部神经的活动以及大脑化学活动的变化直接引起的,以紧张性头痛、偏头痛和丛集性头痛(一种罕见的神经性头痛)最为常见。继发性头痛常提示有器质性的病变,这种病变刺激大脑中对疼痛敏感的神经。许多情况会引起继发性头痛,包括脱水、发热、感冒或流感等。

一些更严重的疾病也会导致继发性头痛,包括高血压、卒中、血栓、头部损伤、颈部关节炎、肿瘤、面部或下颌部的其他疼痛疾病,这些疾病中,除了头痛,大多数还伴有其他相关症状,这些症状可以提供潜在线索(见下面方框中的"危险信号:头痛")。这些头痛有时被形容为"反跳样头痛",需要让医生仔细进行病史采集,如果有必要,做进一步检查,以排除任何与头痛有关的疾病。

如果您有糖尿病,头痛可能是低血糖的征兆。喝些果汁或含糖饮料应该对缓解头痛有帮助,然后在一小时内正常吃饭。与糖尿病医生交流,低血糖可能是一种严重的情况,但通常很容易处理。

危险信号:头痛

头痛有时预示着某个新发的严重威胁健康的问题。有些头痛症状可能是卒中的先兆,此时不要等待,即刻就医可以挽救生命,预防残疾发生。如果您突然出现一种不寻常的剧烈头痛,或一生中最严重的头痛,或有以下一种或多种症状的头痛时(与您既往的头痛模式不同),请立即寻求紧急治疗。

▶ 语言理解困难。

▶ 说话困难。

▶ 视力改变。

▶ 行走困难。

▶ 头晕或昏厥。

▶ 身体一侧麻木、无力或瘫痪。

▶ 高热(39 ~ 40℃)。

▶ 颈部僵硬。

▶ 不明原因的恶心或呕吐。

(二)管理头痛

虽然您可能无法完全摆脱头痛,但本书中的自我管理策略可以帮助减少发作的次数和严重程度。

您能做的第一件事就是找出可能导致头痛或使头痛更严重的诱因。做一名"头痛侦探",坚持写至少两周的头痛日记(最好是一个月)。头痛日记可以类似于表 4-2 行为清单(第45 页)。当您头痛时,花几分钟时间写下导致您这次疼痛的事件或活动,想想是什么原因触发了头痛或者让它变得更严重。记录头痛的严重程度和持续时间。

许多因素都会影响头痛,如某些食物、酒精或其他饮料、强烈的气味、明亮或闪烁的灯光均可能诱发头痛。第九章"健康饮食与疼痛自我管理"列出了一些最常见的食物触发因素(第183 页)。情绪和某些事件也可以是触发因素:您是否生气、悲伤或压力增大? 您有没有不吃正餐或改变活动模式? 您的姿势有没有变化——例如,由于您使用的椅子或桌子的变化,可能导致颈部或肩部紧张? 您是否疲劳或睡眠不好? 您正在经历激素的变化期吗? 天气变化会是影响因素吗? 除了确定触发因素,当您头痛时,记录下您采取了什么措施也很重要。记录您尝试的自我管理策略,包括药物,以及它们是否有帮助。

当您的头痛症状信息在头痛日记或行为工作表中记录了几个星期后,就可以开始寻找发作模式。记住,有时多种因素结合在一起也会引发头痛。如果您确定了一些可能的触发因素,把它们分成您可以避免的触发因素(例如某些食物或饮料),您不能避免但可以学会管理的触发因素(例如压力、情绪反应、疲劳、不良姿势),您可以尽量减少的触发因素(例如饮食不规律、熬夜),以及您不能控制的触发因素(例如激素波动或天气变化)。找出可以控制的诱因,即便是部分诱因,也是控制头痛的重要一步。

一旦意识到自己的头痛模式和诱因,就可以开始规划如何避免、管理或减少诱因。要了解更多关于自我管理压力、强烈的情绪、疲劳、睡眠障碍和其他可能影响头痛的因素的方法,请回顾前面几章中讨论的多项自我管理技能。例如,调整生活节奏可以帮助平衡活动和休息,并保持在您头痛的"阈值"以下。头痛阈值是您开始感到头痛的时候。您可能会发现,一旦您感到有头痛的迹象,如果采取一些行动(例如散步、做放松或呼吸锻炼、服用药物等),可以预防或减轻头痛的强度。

健康的生活方式对头痛的自我管理也很重要。有规律的适度运动可以全面提升幸福感,减少压力和焦虑,提升情绪,减少头痛发作的频率。如果您患偏头痛,锻炼时需要小心。运动的节奏要适中,不要太快也不要太用力。保持水分摄入,如果没有吃东西就不要运动。

消除食物诱因,饮食规律也很重要。此外,一定要与您的家人、朋友和同事沟通,告知他们当您头痛时该如何帮助您。

药物可以有效治疗头痛,但要小心服用。请回顾第十五章"慢性疼痛的药物治疗及其他疗法"。可以服用非处方药,如阿司匹林、对乙酰氨基酚和抗炎药,但一个月的使用时间不应超过 14 天。这是因为,过度使用止痛药物可能是一些人每天或经常"反复"头痛的原因,这不是上瘾,而是服用药物过量的副作用。如果您服用多种药物或大剂量药物,但还是经常或每天头痛,请咨询医生是否有药物过度使用的可能性,以及如何减少药物用量。如果您患严重的偏头痛或丛集性头痛,医生可能会开具其他类型药物来预防或治疗头痛。有一些非常有前景的新药,包括靶向降钙素基因相关肽(CGRP)药物。CGRP 是一种炎症神经末梢的蛋白质,与偏头痛的发生有关。这些预防偏头痛的新型药物包括依瑞奈尤单抗、瑞玛奈珠单抗和加那珠单抗,每个月或每三个月注射一次。一些偏头痛患者也可以从头部、面部和颈部通过注射肉毒杆菌来缓解疼痛。

五、慢性盆腔痛

盆腔痛是指下腹部和盆腔的疼痛,这种疼痛会直接影响肚脐以下至臀部的区域。盆腔涉及很多与生殖及性有关的器官,如子宫、阴道、外阴、阴茎、睾丸和前列腺,还包括膀胱、肠道以及许多肌肉、神经、骨骼和软组织。慢性盆腔疼痛可以发生在上述这些结构当中,以及腰部、臀部或大腿等部位。

（一）了解慢性盆腔痛

引起盆腔疼痛的原因有很多，正常的月经也可能引起盆腔痛。其他原因包括感染、异常组织生长以及泌尿道或肠道疾病。盆腔疼痛也可能由神经、组织或骨骼损伤引起，或下腹部、盆腔下部（称为盆底肌）或臀部肌肉损伤引起。

慢性盆腔疼痛也可由前列腺炎引起。如果盆腔疼痛原因已知，则治疗主要针对该原因，包括治疗感染或控制症状的各种药物、切除囊肿或肿瘤的手术以及拉伸紧绷肌肉的物理治疗和锻炼，以缓解触发点。

有时盆腔疼痛的原因是复杂的，治疗也不总是有效，此时疼痛可迁延不愈变成慢性疼痛。与其他类型的疼痛一样，慢性盆腔痛可能是由于盆腔区域、中枢神经系统和大脑的异常神经活动所致。

慢性盆腔疼痛因人而异。它可以是轻度的，也可以是严重的；性质为钝痛、尖锐样、灼烧样或抽筋样疼痛；可以持续疼痛，或者只在某些时候出现，比如在排便、排尿、性活动期间，或久坐之后出现疼痛。轻者对生活干扰较小，重者可能影响睡眠、工作和生活质量。

慢性盆腔疼痛患者可能不太愿意向他人诉说，甚至是医疗人员。因盆腔疼痛可能与性功能、排尿或排便有关，会使人觉得尴尬，不想与他人交流或有所隐瞒。盆腔疼痛通常涉及隐私。就像任何经历过慢性疼痛的人一样，慢性盆腔疼痛患者需要外界的理解、支持和认真对待。

隐私意味着您不能公开地与朋友、家人甚至医生谈论您的疼痛问题。尿失禁或便失禁以及阴道分泌物这些问题可能会导致尴尬或削弱自信。如果您决定避免社交活动，这些问题会加剧社交孤立和抑郁。

（二）管理慢性盆腔痛

虽然慢性盆腔痛较为复杂且治疗具有挑战性，但您可以通过很多事情改善生活质量。首先，您需要开诚布公地沟通，帮助您与医生加强彼此之间的信任，让您觉得与他们交谈很舒服。您可能会被转诊到其他医疗专家，可能会被问及任何过去或现在的性虐待或身体虐待的情况，因为对一些人来说，骨盆疼痛与虐待有关。请阅读第十一章"与家人、朋友和医护人员沟通"第 226 ~ 233 页中医疗访视做好准备的内容。如果您遭受虐待，也许很难谈论这些事情，但是说出来非常重要，否则您可能得不到需要的帮助，医护人员不会读心术。慢性盆腔痛常伴有愤怒、抑郁、内疚、焦虑、沮丧和恐惧的情绪。有时，盆腔疼痛的原因会导致不孕以及伴随失落感和悲伤，您可以使用前面章节中的自我管理工具更好地处理这些困难情绪。有时，仅凭自我管理是不够的，您可能还需要额外的帮助。专业咨询可能对您有帮助，和医生谈谈您的感受，并从家人和朋友那里寻求情感支持。盆腔疼痛常伴有性问题，想了解更多关于性和慢性疼痛的知识,请阅读第十三章"享受性与亲密"相关内容。

医生可能会建议您使用止痛药和其他药物来控制症状,也可能建议一些其他形式的治疗或产品。

当您患慢性盆腔疼痛时,需要注意全身健康问题,包括营养、体重和运动。合理膳食、保持适当的体重、进行合适的身体活动,将提高您的整体幸福感,增加活力,并改善许多其他症状。

除了柔韧性和有氧运动项目,您可能会接触到物理治疗师,他们评估和治疗下腹部和盆底肌肉组织相关的疼痛。询问他们您是否适合某些具体的运动和器械。例如,为了减少神经刺激,可能会建议您不要做腹部"仰卧起坐"、不要使用椭圆机、避免骑自行车,或者如果您骑自行车,需使用软垫座椅或专业骑行服;指导您进行一些特殊的盆底和腹部锻炼,有助于放松和加强这一区域的肌肉。

六、神经病理性疼痛综合征

疼痛可能与神经有关,这种类型的疼痛称为神经病理性疼痛。当神经、脊髓或大脑本身受到损害时,会发生神经相关性疼痛。与神经相关的疼痛可能涉及身体各处神经的异常放电。这类疼痛的一些例子是由手术或创伤事故、卒中和带状疱疹引起的。此外,还包括糖尿病周围神经病变和复杂性区域疼痛综合征(CRPS)。

(一)管理糖尿病周围神经病变

糖尿病会对神经造成损害,这种损害被称为神经病变。糖尿病可引起烧灼感、刺痛感、麻木和剧烈疼痛,尤其是双足。随着时间的推移,糖尿病导致的高血糖水平会损害全身神经。血糖水平越高,就越有可能出现神经损伤。所以,控制血糖非常重要。

管理糖尿病神经病变引起的疼痛关键是尽可能把血糖控制在正常水平。此外,还需要特别护理双足,因为它们可能会失去知觉(或变得麻木),可能会受伤和感染。此外,医生可能会推荐一种或多种药物来减轻脚部的不适或疼痛。

(二)管理复杂性区域疼痛综合征(CRPS)

复杂性区域疼痛综合征(CRPS)是一种棘手的慢性疼痛状态,也被称为灼痛或反射性交感神经营养不良(RSD)。

这种罕见的综合征可能致残。CRPS 通常影响手臂、手、手指、腿、脚或脚趾,但也可能发生在身体的其他部位。如果您患 CRPS,患肢可能会感到持续的烧灼感或针刺样疼痛,对轻微的触摸和寒冷刺激也会变得更加敏感。疼痛区域的皮肤会变色:苍白、发亮、红斑、蓝色或通红。与正常部位相比,疼痛部位可感觉冷或热。指甲也会发生变化,甚至该区域的毛发生长也会有异常。疼痛部位局部也可能伴有出汗异常。受累部位的肌肉和关节会变得僵硬和痉挛。在一些患者中,CRPS 会沿着肢体向上移动并扩散到对侧肢体。

CRPS 的确切病因尚不清楚,通常有一个触发事件引发疼痛。最常见的原因是挤压伤、扭伤(即使是轻微的,如扭伤脚踝或手腕)、骨折或手术,以及心脏病发作、卒中或感染等其他原因。该病的特点是疼痛比原来的损伤或疾病所预期的要严重得多。CRPS 是由从四肢到脊髓和大脑的中枢神经系统的神经损伤引起。四肢的神经是交感神经系统的一部分。除此之外,交感神经系统控制着流向四肢的血液、皮肤温度和人体对压力的反应,CRPS 的皮肤改变可由交感神经系统神经损伤引起。

管理 CRPS 有赖于您与医生团队的合作与学习。在疼痛缓解之前,可能需要进行多次治疗。根据第十四章"治疗方案和药物管理"相关内容,回顾您在药物和其他慢性疼痛治疗中的作用。因为 CRPS 很难管理,您与医生的密切合作非常重要,告诉他们哪种方法是有效的、哪种方法没有改善您的生活质量。

CRPS 会引发负面思维、情绪易激惹、害怕或避免运动,这些反应会使 CRPS 的疼痛更加严重。控制人体对压力反应的交感神经系统直接参与 CRPS 的发生,这就是为什么当您患 CRPS 时,管理情绪和监测压力非常重要。请阅读第四章"了解和管理常见的症状和情绪"中关于管理抑郁、愤怒和压力的更多内容。

学习和练习自我管理技巧来减轻压力,让大脑和神经系统安静下来,在一定程度上可以帮助您缓解 CRPS 带来的压力。过度消极的想法(有时被称为灾难性的想法)常发生在您不停地思考痛苦和其不良影响的时候。为了帮助您管理消极的想法,可以考虑分散注意力,同时积极现实地思考和放松身心。如果这些方法对您不起作用,请寻求医生的专业帮助。

CRPS 患者可能害怕活动甚至不愿活动。因为患肢通常非常疼痛,您可能想通过尽可能少的活动来保护它。但不活动患肢会造成许多问题,包括肌肉萎缩、肌肉和骨骼无力、关节僵硬和挛缩(肌肉缩短和硬化会导致关节变形和僵硬),还会降低日常生活能力。一旦被诊断为 CRPS,寻求物理治疗师的帮助很重要,他们可以帮助您开始一项运动计划以维持患肢功能,也可以帮您制定一项有利于整体健康的运动计划。

★ ★ ★

本章讨论了有关特定疼痛综合征的自我管理和治疗,除此以外,医生和其他专家可能为您提供一些其他建议。不同患者,出现特定疼痛综合征的症状不同,一个患者也可能同时有多种症状。无论是否涵盖了您所有症状,本书中许多自我管理技巧都可以帮助您缓解疼痛。

(王稳)

第十七章

为未来做打算：
恐惧与现实

慢性疼痛经常会改变我们的生活，有时某种疾病也会引发疼痛，随着时间的推移，疼痛的症状也可能会恶化。此外，与所有人一样，慢性疼痛患者随着年龄的增长，可能会出现额外的症状。如果患慢性疼痛，您可能会担心未来身体活动受限或发生大病时该怎么办，您也可能担心未来由于身体情况您无法掌控自己的生活。有时候，您的担忧可能不是为了自己，而是为了伴侣、家人或朋友。

您的疼痛状况、其他健康状况和年龄决定了未来所要面临的挑战。您个人的挑战还取决于其他重要的因素，如家人、朋友以及资源。应对未来担忧的方法是发现问题、解决问题和制定计划。面对不确定的未来第一步要做的事情是检视您最担忧的事情，逐一列出您的担忧，并逐一判定这些担忧是否符合实际。如果无法确定哪些恐惧是现实的，哪些是不现实的，您可能需要咨询家人、朋友或健康专家。尽管无须确保每个计划都起效，但找出自己的担忧之处、提前做好准备是优秀的自我管理者应该做的事情。如果担忧的事情降临了，提前做好计划会使您更加从容。本章将分析最常见的令人担忧的问题，并提供一些建议，以帮助您更好地掌控局面。

一、解决您的生活状况和护理需求问题

无论感觉身体多么健康，您都可能像大多数人一样，害怕变得无助和依赖他人。这种担忧对每个人来说都很常见，而且在患有潜在致残性慢性疼痛和其他健康问题者中更为严重。这种担忧是复杂的，通常，人们不仅担心如何管理随着时间的推移而发生变化的身体，还担心经济、社会和情感方面的问题。

随着健康状况发生变化，您可能需要考虑改变生活环境，可以考虑在家里雇人来帮助您，或者搬到一个能提供更多帮助的地方。您所作的决定取决于身体需求以及经济、社会和情感需求。本部分用一个常见的未来规划示例来介绍解决问题的步骤：当自理能力发生变化时，如何照顾自己。

解决问题的步骤

1. 确定问题。

2. 列出解决问题的方案。

3. 选择一个方案进行尝试。

4. 检查结果。

5. 根据需要进行调整。

6. 使用其他资源。

7. 承认现在可能无法解决这个问题。

从评估您能为自己做些什么开始。哪些任务会影响您的疼痛和健康?进行日常生活活动是否需要帮助,如起床、洗澡、穿衣、烹饪和用餐、打扫房间、购物和支付账单?这些活动大多数人都可以做,可能有些人需要慢慢来做,做一些调整或借助一些辅助设备。除了照顾自己,您还可以负责帮助别人进行日常生活活动。无论对您还是对他人来说,先要评估哪些任务可以继续做,哪些任务做起来变得困难。

您可能发现自己可以在没有帮助的情况下完成一项或多项任务,但也有一些事情需要别人帮助。例如,您可能仍然可以做饭,但无法自己购物了。如果您曾发生过头晕或跌倒,那么您可能需要有人随时提供帮助。您也可能会发现,过去喜欢的一些活动,如园艺,已经不再令人感到愉快了。

使用第二章"成为一个积极的自我管理者"中讨论的解决问题的步骤,找出并写下潜在问题的列表(第1步:确定问题)。列出问题后,您可以尝试一次解决一个问题。对于清单上的每个问题,写下您能想到的所有可能的解决方案(第2步:列出解决问题的方案)。例如:

问题:不能去购物,可以尝试下面的解决方案。

▶ 请家人帮我购物。

▶ 寻找并注册一个志愿者购物服务。

▶ 在可以送货的商店购物。

▶ 请邻居帮我购物。

▶ 在网上购买食品杂货并送货上门。

▶ 送餐到家。

问题:无法独自生活,可以尝试下面的解决方案。

▶ 雇家庭护理人员。

▶ 和亲戚一起住。

▶ 配备紧急响应系统,例如生命救助热线。

▶ 搬到退休人员公寓居住。

▶ 搬到具备辅助生活设施、寄宿养老院或专业的护理机构。

当列出了问题和可能的解决方案后,为每个问题选择一个可行的、可接受的、在财力范围内的解决方案(解决问题的第 3 步)。您的解决方案选择将取决于财务状况、家庭、其他可用资源,以及您认为潜在的解决方案将如何解决您的问题。有时,一个解决方案可能同时解决多个问题。例如,如果您不能购物,无法独自一人生活,家务需要帮助,那么您可以考虑搬到一个退休人员公寓,该公寓提供膳食、定期打扫房间、交通出行和医疗预约。

当您开始改变生活时,慢慢来,一步一步地进行,不需要为了解决一个问题而改变生活的全部。记住,您可以随时改变主意,只是要谨慎,不要对您的生活做出您无法逆转的重大改变。

例如,如果您想从目前居住的地方搬到另一个地方(亲戚家、退休人员公寓或其他地方),在确定要住在新家之前,不要放弃现在的家。如果您需要帮助,雇人上门比搬家更简单。如果您不能独自一人,并且您和一个白天不在家的家庭成员住在一起,那么去一个成人或老年日托中心可以让您在家人不在家时保持安全和舒适。事实上,成人日托中心是寻找新朋友的理想场所,这里经常提供适合您的活动。

当您需要帮助而无法独自生活时,弄清楚该怎么做是一个复杂的问题。本章将讨论与改变您的生活状况相关的问题。例如,您可以在第 308 ~ 310 页了解更多关于上门服务的信息,在第 310 ~ 312 页了解更多有关搬到新住所的信息。在考虑解决方案和未来规划时,请记住,一个好的自我管理者会利用多种资源(解决问题的第 6 步)。当地的医院、老年中心或残疾人中心可以提供有关社区资源的信息。您可以在第 305 ~ 306 页的"利用其他资源进行未来规划"部分阅读有关使用其他资源的更多信息。

二、解决就业问题

现在让我们考虑另一个未来的规划。如果无法用既往方式完成工作,您将做何打算?首先要做的是回到解决问题的方法。可能有很多选择可以按照您现在的方式做事,例如兼职工作或为同一个雇主做另一份工作。另一种选择是办理残疾证明,在美国,残疾人可以参加医疗保险并拥有健康保险。如果您在工作中受伤,可能有资格获得工伤赔偿。

对新的计划持保持开放的态度,并随着未来的变化而进行调整,可以带来更美好的未来。以朱利奥为例,他从事帮助他人的工作,工作性质是整天站着,做很多类似于举重的动作。后来他背部受伤了,经过几个月的康复和努力,当试图重返工作岗位时,他意识到无法继续做这项工作了。朱利奥热爱自己的工作,很伤心还有点愤怒。经过家人和朋友的深思熟虑和帮助,他意识到自己一直都是一个有同情心的人。有人建议他可以当一名牧师。他做了一些研究,发现他不必成为一名牧师,相反,他可以接受为期一年的牧师培训计划。他做到了,然后被一家医院聘用,朱里奥找到了新的职业和人生意义。

也许您像朱利奥一样,需要改变职业,将此视为一个机会。以下步骤会对您有所帮助。

▶ **想想您的兴趣、价值观和技能。**回顾过去做过的喜欢的事情,比如志愿者工作、一些项目或其他工作,然后确定您用于这些活动的技能。

▶ **寻找其他的职业选择。**有什么事情是您一直想做的吗?创业、教育孩子,还是做一名设计师?从研究您认为有趣的职业开始,然后列出更多选择职业的想法。询问家人、朋友和其他从事各种工作的人关于他们的工作情况。如果您很难提出一些想法,可以找职业顾问寻求建议。您可以通过政府就业办公室、退伍军人事务部、工作场所人力资源部门或地方社区学院找到相关的咨询服务,这些咨询的一部分通常包括职业兴趣和能力测试。您从测试中学到的东西可能将您引向从未想过的方向。

▶ **了解更多有趣的选项。**尽可能多地了解不同的工作。在网上搜索您感兴趣的工作,联系您在不同领域认识的人。找一个人力资源部门或大学职业中心或校友组织,帮助您安排面试。询问是否有可能观察或观摩您感兴趣的工作人员,看看他们的工作是什么样子。

▶ **尝试新的工作机会。**寻找与您的兴趣相关的志愿者机会。例如,如果对动物感兴趣,可以在当地的动物收容所做志愿者。如果想教书,请在当地学校的教室里做志愿者或担任教师助手,或者为教堂或寺庙的儿童和青年事务部教书。

▶ **参加课程或寻找其他方法来提高技能。**如果所从事的新工作需要您不具备的技能,可能需要额外的学习或培训。考虑参加在线课程,或通过当地社区大学、工会或未来雇主提供的课程,学习与工作所需技能相关的课程。找到在当前工作中培养新技能的方法,为改变做准备。例如,在本职工作之外做一些额外的项目,或者报名参加公司提供的培训课程,这甚至可以帮助您在同一家公司或同一个行业找到一份新工作。

三、利用其他资源进行未来规划

与值得信赖的朋友、亲人或专业人士(如社会工作者或职业治疗师)讨论您的愿望、能力和局限性可能会有所帮助。有时,他们可以识别出您忽略或想忽略的事情。询问他人的想法和利用其他资源是成为一个好的自我管理者的重要组成部分(解决问题的第6步的一部分。)

当地老年中心、残疾人中心或医院社会服务部门的职业顾问或社会工作者可以提供有关社区资源的信息,也可以提供一些关于您的护理需求的建议。有多种专业人士可以提供帮助。

社会工作者有助于帮助您决定如何解决财务和生活安排问题,并找到合适的社区资源。

一些社会工作者也接受过咨询方面的培训，可以帮助您处理情绪和人际关系问题，这些问题可能与您的健康状况或年龄增长有关。

职业治疗师(OT)也是可以提供帮助的专业人士。职业治疗师可以评估您的日常生活需求，并建议在家或工作时可以使用的辅助设备，对行动受限的慢性疼痛患者特别有帮助，可以使生活更轻松。职业治疗师还可以帮助您找出保持愉快活动的方法。

如果您已经住院了，可以通过医院的资源中心寻求帮助。大多数医院也有出院计划员，通常是护士或社会工作者，会在患者出院前去看望他们，并核实患者和／或家人是否知道在家该做什么。如果有必要，他们会帮助寻找资源，这样当患者离开医院时就能安全地康复直至痊愈。与出院计划员进行坦诚的沟通非常重要，如果您担心自己无法照顾自己，请说出来，总会找到解决方案的。请记得，只有当您分享担忧时，计划员才能提供帮助。

财务规划师和律师也非常有用。财务规划师不仅提供有关投资和管理资金的建议，还可以帮助制定退休计划，讨论您的选择，包括未来对不同类型保险的需求，如残疾或长期护理。如果您咨询财务规划师，请确保他们不是通过投资您的资金来获得报酬的。请寻找经过认证的财务规划师，并取得本领域的专家资格证。

律师也很重要，他们可以帮助您有序合法地安排财务，有助于保护您的资产。准备一份有效的遗嘱，并执行关于医疗保健和财务管理的持久授权书(一般持久授权书处理财务事项，而持久医疗授权书仅适用于医疗决策)。

四、作出决定并掌控您的生活

除了生活和财务问题，还有情感方面也需要得到帮助。大多数人长大后都渴望独立——驾照、第一份工作、第一张信用卡、第一次出门时不必告诉任何人您要去哪里，等等。通过这些方式和其他许多方式，您向自己和其他人展示您"长大了""可以对自己的生活负责，能够照顾好自己"。

如果意识到自己逐渐老去、无法完全依靠自己，那感觉会像回到了童年，这似乎是一种独立性的丧失。您再次发现自己和其他人一起负责您生活的一部分，这可能令人感到痛苦和尴尬。

有些人在面对这种情况后会变得沮丧，在生活中再也找不到任何乐趣；有些人则否认他们需要帮助，甚至可能把自己置于危险之中，反而使那些想要提供帮助的人的生活变得更加困难；还有一些人放弃独立的想法，希望别人能完全照顾他们，他们可能要求得到子女或其他家庭成员的关注和服务。如果您也存在上面所提及的一个或多个反应，那么您可以帮助自己并作出更积极的反应。

掌控生活的关键是"改变您可以改变的事情，接受您不能改变的事情并理解差异的存在"。认真而现实地思考一下您的处境,确定一些您无法做的事情(比如购物和打扫房间),以及您仍然可以自己做的活动(比如穿衣服、付账单、做简单的餐食)。另一种方法是为您最不喜欢做的事情寻求他人帮助,这样您就有时间和精力去做喜欢的事情了。

弄清楚您需要什么样的帮助意味着要作出决定。作决定的过程就是自我掌控的过程。有条件的情况下尽可能自己作决定并采取行动。不要让他人为您作出决定。实事求是、真诚地面对自己,可使用第二章"成为一个积极的自我管理者"中第 25 ~ 26 页的决策工具。

虽然您是决策者和管理者,但您也不需要独自解决所有问题。有人发现,与一个有同情心的听众交谈——无论是一个专业的顾问,还是一个明智的亲密的朋友或家人——会令人感到安慰和有帮助。一个有想法的听众经常会指出可能被您忽略的地方,听取他人的新观点,会帮助您从新的角度来看待事物。

选择顾问要仔细,听取建议时要谨慎。不要听从那些正在推销商品者的建议。有很多人的问题解决方案是他们出售的任何物品——包括健康或葬礼保险、年金、特殊和昂贵的家具、"阳光游轮"旅行、杂志或健康食品。

与家人或朋友交谈时,要尽可能公开和合理。同时,试着让他们明白,您是最终作出决定的那个人。如果想要获得他们的合作,请使用"我"的语句。例如,"是的,我确实需要关于_____的帮助,但我仍然想自己做_____。"您可以在第十一章"与家人、朋友和医护人员沟通"中了解到更多关于"我"语句沟通的信息和其他沟通技巧。

寻求帮助并不意味着放弃选择的权利。您有权利问清楚关乎您自己事情的任何决定,尽早与为您提供帮助的人商量好规则。如果需要作出决定,请对方提出所有的选择,好的建议要认真考虑,不要忽视别人提出的建议。如果您学着去成为一名好的决策者,那么人们会看到您作出的合理的决定,他们也乐意继续为您提供机会。

心存感激。珍视那些想要帮助您的人的善意和努力。当您需要帮助时,可以通过优雅地接受帮助来保护您的尊严。如果您需要得到的帮助日益增多,试试和专业顾问进行交谈。寻找一位对残疾患者的情感和社会问题有经验的咨询师。您所在的地区可能有为残疾人提供服务的机构、老年中心、地区老龄化机构,或在线资源,如加拿大老年人协会可以为您推荐合适的人或服务。为具有特定健康状况的人提供服务的组织也可以指导您参加支持小组、团体或班级。在美国,美国癌症协会、美国心脏协会、美国糖尿病协会和老年痴呆症协会等组织是很好的资源。在加拿大,可以与加拿大癌症协会、加拿大心脏与卒中基金会、加拿大糖尿病协会和加拿大阿尔茨海默病协会等组织联系。您可以在互联网上或电话簿的"社会服务组织"列表中找到需要的机构信息。

当您知道自己不能做某事时,请向家人和朋友求助。如果您不能求助于亲密的家人或朋友,请求助于可以提供帮助的机构。这些机构为很多人提供过服务,因此从他们服务过的案例中可以更容易获得帮助。他们会评估您的需求,然后与您一起组织社区服务来满足这些需求。这类机构至少在以下两种情况下可以提供帮助:当您无法依靠朋友或家人但需要帮助时,或者当您试图帮助拒绝帮助的人时,您可以通过当地社会服务部门的"成人保护服务"计划或家庭服务协会等组织找到管理人员。在加拿大,通过省 / 地区政府可以获得政府补贴的家庭和社区护理。当地医院的社会服务部门也可以帮助您联系合适的机构。

五、寻求上门服务 / 帮助

如果您发现不能独自照顾好自己,那么首要选择通常是雇人提供帮助,有许多不同类型的人和组织可以提供上门帮助。本部分将讨论如何探索和确保家庭帮助。

(一)上门 / 家庭帮助的类型

以下列出了您可能需要的各种帮助。

▶ **管家 / 庭院工人**。这是一个可以协助室内和 / 或室外家务的人,包括打扫房间、洗衣服、熨衣服或季节性家务,如草坪护理或铲雪。

▶ **私人助理或陪护**。私人助理或陪护可以通过做各种任务来帮助您或您正在照顾的人,包括:①跑腿;②帮您或家人开车,或参加社交活动,或看医生;③购买日常用品和食物;④烹饪和 / 或准备健康的预制饭菜,冷冻起来备用;⑤做一些不太费力的家务工作,如洗衣、吸尘、厨房和浴室清洁;⑥收拾和清洁壁橱、抽屉,甚至是车库;⑦陪您或家人打牌或玩游戏,帮助您继续兴趣爱好,或者只是坐着聊天。

▶ **家庭助理或个人护理助理**。家庭助理或个人护理助理提供包括身体照护在内的护理。他们通常需要接受一些训练,可以帮助您完成日常生活事务,如:①沐浴;②上厕所;③穿好衣服;④剃须;⑤口腔卫生;⑥指甲护理;⑦散步。

如果需要,一些个人护理助理还可以帮您开车、购物、做饭、做家务和陪伴您。

▶ **住家保姆**。许多家庭护理机构可以帮助安排 24 小时的居家护理。居家护理人员为需要护理的人提供帮助,也为其他任何家庭成员或朋友提供休息的时间。您可以安排一个和您同住的护理人员,或安排数位护理人员采用轮班的方法在某一天或一周中的几天为您提供帮助。

在加拿大,由省和地区的卫生部门和私营公司提供方案。查看加拿大老年人理事会或加拿大政府的"老年人计划和服务"网站页面等资源,了解有关临时服务的信息。联邦政府通过加拿大退伍军人事务部支持退伍军人独立计划(VIP)。此外,所有省份和地区都提供有限数量的公共和私人机构资助的家庭护理服务。全国提供的服务类型各不相同。

(二)雇用家庭帮助

有两种类型的组织提供家庭服务,即家庭护理机构和家庭护理登记处。您也可以直接雇佣某人。另一个选择是家庭共享。

家庭护理机构承担了雇主的所有责任。机构雇用并支付护理人员工资,缴纳社会保障和工资税,并负责护理人员的保险。该机构还提供培训和监督,当您平时的护理人员不在时,也会派出替代者。一定要了解每个机构政策的所有细节,因为每个机构的政策有所不同。

家庭护理登记处是一个中转平台,可以帮您找到不同类型的家庭护理。大多数这些机构都可以提供家庭助理和持证上岗的工作人员,如注册护理助理(CNAs)、注册职业护士(LVNs)或注册护士(RNs)。除非您卧床不起,或需要一些必须医务人员进行的诊疗操作,一般来说家庭照护都是合适的选择。

家庭护理登记处给您推荐的人员通常都是有经验的,并接受过必要的培训,您需要向登记处支付一定的费用。但与中介机构不同的是,家庭护理登记处并不雇用这些护理人员。如果您从登记处雇用某人,该人员就是您的雇员(即独立承包商)。这意味着您可能要负责为此人支付税款和社会保险,并且您必须购买自己的责任保险。在加拿大,您可能负责缴纳税款、加拿大养老金计划和就业保险。当您联系登记处时,请向他们询问推荐人员的培训和工作经历,以及您作为雇主需要做些什么。

另一种相对便宜的照护服务寻找方式是通过朋友推荐或通过招聘广告或在网站上发布帮助信息来雇用相关人员。如果您选择了这种方式,要知道这会花费更多的时间——您将自己负责核验所有的参考资料并做所有的筛选,这个人可以作为雇员或独立承包商为您工作。在考虑就业税和保险等问题时,您需要和律师交谈,或者就这两种选择获得一些法律建议。

在加拿大,如果您想了解雇用家政服务的情况,请查看 Caring.com 网站(www.caring.com)或 CaregiverJobs.ca 网站(www.caregiverjobs.ca)。这些网站提供机构列表、家庭的评论和检查清单,以指导您完成整个过程。其他资源包括当地的老年中心和残疾人服务中心、社区附近的公告栏和社区报纸,通常会列出寻找家庭护理助理工作的人员名单。口口相传的服务通常是最好的服务。如果某项服务得到了曾经聘请过某人或知道某人曾经为朋友或亲戚工作过的人的推荐,那么这项服务会是非常好的。通过您的家庭和社交网络发布消息,也可能让您如获至宝。

房屋共享也是一种解决方案。如果您的房子里有富余的空间,可以把房子提供给别人,以换取帮助。如果您的需求主要是家务和花园杂务,那么房屋共享这种方法效果最好。当然也有些人希望通过提供照顾,例如跑腿、帮助穿衣、洗澡和准备饭菜来获得房屋的租住。一些社区专门的机构或有些政府部门,可帮助合租者和找房者进行匹配。

了解更多关于家庭健康护理选择的信息,请联系当地的老龄化服务机构。美国的每个县都有这样的机构。在加拿大,每个省和地区都有一个为老年人提供帮助资源的机构,您可以在电话簿或通过加拿大老年人名录或加拿大政府的"老年人计划和服务"网页等找到需要的信息。当您寻找与护理和福利相关的其他资源时,这些也是您可以联系的较好的机构。

六、搬到新住所

当您的健康状况正在下降,或者因为伴侣的健康需求增加,您或您的伴侣可能需要搬到新的住所。无论目的如何,这都是一个很难作出的决定,第二章"成为一个积极的自我管理者"中讨论的解决问题的步骤以及第 303 页中列出的其他决策工具都会有所帮助。一旦作出决定,您就可以开始寻找能够满足需求的社区类型。

如果您还没有到退休年龄,也有许多社区接受 50 岁及以下的居民。如果您是一个年轻人,当地的残疾人中心或"独立生活中心"可能会引导您到一个护理机构。

在寻找居住社区时,应该考虑社区所提供的护理水平,通常包括以下内容。

▶ **独居的老年人 / 退休社区。** 这些社区包括待售和出租单元可以提供安全和应急响应服务,提供更受保护的环境。通常提供餐厅用餐以及每周的家政服务,有时还提供洗衣服务和个人交通服务。社区经常举办各种活动和户外旅行。如果您不想做饭和打扫卫生,但想每天都和别人在一起,那么这种社区就是一种选择。需要注意的是,这些社区不提供任何个人护理援助。

该类型的社区非常受欢迎,所以想入住的人总是很多,甚至在社区未建成前就已经有很多人申请入住了。如果认为适合您,就马上提交申请进入候选名单,或者至少在您想搬家的前几年就申请。当您被通知可以入住时如果还没有准备好,您也可以随时改变主意或拒绝入住。要找到您所在地区的这些社区,请致电老年中心或在互联网上搜索附近的老年独立生活或退休社区。如果您有朋友住在附近的退休社区,请他们带您去参观和吃饭,有助于您了解内部人士的看法。有些社区甚至有客房,您可以在签订合同之前试住一两晚。

▶ **辅助生活住宅。** 辅助生活住宅通常提供独立居住住宅提供的所有服务,外加一些个人护理和 / 或服药方面的帮助。个人护理协助通常包括完成日常生活任务,如洗澡和穿衣。但是您或伴侣必须具备生活自理能力,如自己上厕所、上下床和去公共餐厅。如果您或伴侣需要更加专业的护理或者接受护理的人去世,就需要搬出这类机构了。

在加拿大,养老院通常由营利性和非营利性的组织私人经营。费用主要由居民支付,政府补贴很少。

▶ **专业护理机构**(SNF)。有时被称为疗养院、康复医院或长期护理机构,专业护理机构为重症患者或残疾人提供最全面的护理。专业护理机构为那些没有此种护理就无法正常生活的人提供医疗相关的护理。例如,这些设施是为那些必须通过肌内注射或静脉注射药物的患者,或需要专业护理人员监测的人而设计,疗养院的患者通常身体功能很差,需要帮助上下床、吃饭、洗澡、如厕。专业护理机构还可以提供饲管、呼吸机或其他高科技设备的使用服务。通常,卒中、髋关节或膝关节置换术患者在回家前将从急救医院转到专业的护理机构进行康复。对于部分或暂时残疾者,专业护理机构提供物理治疗、语言治疗、伤口护理和其他服务。

并不是所有的疗养院都提供这种专业护理。有些疗养院专门从事康复和治疗,另一些专门从事长期监护。有些机构提供高科技护理服务,而有些则不提供。最近的研究表明,65岁以上者几乎有一半都在疗养院待过一段时间,当然其中许多人在康复期间只住了很短的时间。

许多人对专业护理机构有负面印象。您可能读过或听过一些负面的故事,这些报道和故事往往容易造成焦虑和恐惧。有些组织会对当地的专业护理机构进行监督。此外,法律规定每个机构必须在醒目的地方张贴"监察专员"的姓名和电话号码,监察专员是由州许可机构指派的人员,负责帮助患者及其家人解决与护理有关的问题。在加拿大,各省卫生署负责监督所有的护理机构。您也可以让家人或朋友多参观几家机构并提出建议。不能否认有些负面的事情确实是真实发生的,但也要记得,新闻报道并不热衷于报道专业护理机构的优质护理服务。

寻找专业的护理机构时,请向朋友、高级中心社会工作者和医院出院规划人员询问您所在地区的优质设施,也可以让家人或朋友去参观一些设施并提出建议。

▶ **持续护理退休社区**(CCRC)。这些机构可以同时提供上述所有三种类型的服务(独立生活、辅助生活和专业护理)。持续护理社区的优点是,如果您和伴侣需要不同级别的护理时,该机构可以同时容纳你们两个人。还有一个优点是,假如您或伴侣的护理需求发生变化,那么你们仍可以留在原来的机构。

▶ **住宿式或寄宿式护理院**。寄宿式护理院由州或县社会服务机构颁发执照。寄宿式护理院在加拿大也被称为辅助生活,通常是位于住宅区的小户型家庭,为不能独自生活的人提供非医疗照护。通常一户小院大约有六名居民居住,他们生活在类似家庭的环境中。每个人通常有一个单独的房间,但大家会一起吃饭。

较大的院舍可能有更多的居民,他们住在公寓或酒店之类的地方。这些养老院提供个人护理、餐饮、家政服务,有时还提供交通服务。与辅助生活不同之处在于,它们不提供更广泛的其他活动。较大的寄宿和护理院会有更多的工作人员,并可能提供一些其他类型的计划活动。住在较大院舍的居民通常需要更加独立,因为他们不会像住在小型养老院里的居民那样得到更多关注。

在大多数州,这些养老院被许可向"老年人"(62 岁以上)或"成年人"(62 岁以下)提供服务。成年人进一步分为精神疾病患者、发育障碍者和身体残疾者。在考虑住宿或寄宿护理院时,一定要评估已经住在那里的居民类型,以确保他们的情况和需求与您相似。

虽然根据法律规定,所有的养老院都必须提供健康饮食,但要确保食物符合您的喜好并能够满足您的需要。

每家养老院的费用各不相同,取决于它们是普通型还是豪华型。普通型机构的费用与政府补充保障收入(SSI)福利大致相同,并且会接受 SSI 补贴,直接向政府结算。在家具、邻里和服务方面,越豪华的住宅,费用就越高。然而,即使是最优秀的护理,通常也比每周 7 天、一天 24 小时的全职家庭护理费用低。在加拿大,费用因省而异;根据您的收入情况,可能会有政府补贴。

无论您作出何种选择,都需要仔细思考和研究,这是一个重大的决定。利用第二章"成为一个积极的自我管理者"中讨论的决策工具,考虑召开一次家庭会议,与亲近的家庭成员和朋友讨论这个问题,并从他们那里获得想法和帮助。

七、支付医疗费用

慢性疼痛管理和相关的健康问题可能需要昂贵的医疗护理和治疗。许多人担心没有足够的钱来满足需求。此外,如果您无法工作,收入的损失或健康保险的损失也可能带来严重的财务问题。然而,您可以通过规划和了解相关资源来避免这些风险。

(一)残疾保险

如果在美国工作,您的雇主可能会为您提供短期和长期的残疾保险作为福利。加利福尼亚州、夏威夷州、新泽西州、纽约和罗得岛州都要求雇主提供残疾保险。此外,其他州的许多雇主也提供残疾福利。短期残疾保险为与工作无关的伤害或疾病提供补偿或收入替代,这些伤害或疾病使您在一段时间内无法工作(这与工人补偿不同,工人补偿是对在工作中受伤或因工作而生病的雇员的一种保险支付形式)。长期残疾保险在短期残疾保险结束后(通常 3 ~ 6 个月后)为员工提供帮助。

如果雇主不提供残疾保险,您可以自己购买,但费用可能会很高。费用多少取决于您的年龄和您想要的福利类型。私人残疾保险费用可能在年总收入的 1% ~ 3% 之间,这意味着,如果您每年赚 6 万美元,每年保险花费为 600 ~ 1 800 美元。最好货比三家,找到最划算的交易。另外,在购买之前,仔细检查保险计划的细节。例如,确保您了解哪些类型的残疾保险,您将获得多少金额、多久获得一次,以及在购买保险前是否存在一些身体情况被排除在保险支付范围之外。某些残疾保险可能包括一些先前存在的健康状况,但有些不包括。这些属于无法支付保险的条款,购买之前需要了解。

在美国,如果您患有残疾,无法履行部分或全部工作的职责或履行替代工作时,您可以申请社会保障伤残保险(SSDI)。这项福利针对那些已经工作并缴纳了社会保障金的退休人员。如果您已经成为残疾人,申请这种保险可以让您尽早享受福利。此外,由于您不再工作,失去了健康保险,并得到了社会保障伤残保险,您就有资格获得医疗保险。如果社会保障伤残保险还不够,或者您没有资格享受这些福利,那么还有另一个全国项目,即:为有特殊经济需要的残疾人提供社会保障收入(SSI)。符合社会保障收入资格的人也可能符合领取医疗补助和健康保险的资格标准。

在加拿大,《加拿大卫生法》涵盖了住院和医生服务,但其他服务可能不在公共系统的覆盖范围内。您需要了解哪些健康福利受保障,哪些不受保障。在某些情况下,一个人可能可以申请领取一项以上的残疾津贴。在加拿大,有残疾、长期护理和危重疾病等私人保险。雇主可以提供短期和长期残疾福利。省级残疾收入项目可以补充加拿大养老金计划(CPP)的残疾福利。获取资格取决于医疗条件和经济标准。CPP 为作出足够贡献的、可以加入 CPP 的人提供残疾福利,这些人存在残疾且不能定期从事任何工作。各省都有各自的残疾收入项目,适用于符合条件且不符合参加其他残疾收入项目的人。各省 / 地区政府还提供公共补贴的家庭和社区护理。

(二)健康保险、医疗保险和医疗补助

医疗改革给美国的医疗保险、医疗补助计划和私人保险带来许多变化,这些变化可能不好掌握或难以理解。请与当地的老年中心、地区老龄化机构或残疾组织的工作人员交谈,获得最新和值得信赖的信息。

健康保险和医疗保险可能只支付您的一部分医疗费用。例如,医疗保险所覆盖的专业护理的天数是有限的。尽管医疗保险很少支付所有的医疗保健需求费用,但大多数私人的"Medigap 医疗缺口"保险政策只支付医疗保险(Medicare)未支付的 20%。医疗保险计划,即私人公司出售的保险有助于补充医疗保险的保险政策,通常不包括医疗保险不涵盖的任何程序或治疗。然而,一些医疗补助政策可能会支付美国境外的某些医疗服务,这些服务不在医疗保险范围内。

还有其他类型的补充保险政策可以满足医疗保险和医疗保险未支付的医疗需求。这些补充保险单可以作为雇主的福利,或者您可以直接从保险公司购买。补充保险包括长期护理、重大疾病、医院赔偿保险和意外死亡保险。如果您计划购买补充保险,请仔细阅读保单中有关利益、限制和免责的部分。补充保险可能无法涵盖您预期的所有费用。在付款开始

之前,可能需要等待一段时间,也可能与您支付的金额和时间有关。确保该保险政策涵盖养老院护理,每日的费用足以满足您所在社区的需求。确保您知道该保险政策将如何支付护理费用。许多政策对专业护理或康复设施设置了上限,时间可能不超过三个月。如果投保人被判定为"病情没有好转",需要"监护",那么这段时间可能会更短。

如果您的储蓄很少、收入很少或没有收入,联邦医疗补助计划会支付医疗和长期专业照护或监护费用。各州对资产和收入的资格规定有所不同,咨询当地的社会服务部门,看看您是否有资格享受福利。如果您在医院,医院的社会服务部门可以评估您个人的情况以及是否有资格参加这些计划。为残疾人服务的当地机构通常也有顾问,可以向您推荐您可能符合资格的项目和资源。老年中心通常有通晓医疗保险的顾问。

如果您或伴侣是美国退伍军人,请向最近的退伍军人事务(VA)机构咨询或退伍军人事务部的网站查询有关服务。您可能有资格以非常低的成本或免费获得一系列服务。在加拿大,请向加拿大退伍军人事务部咨询服务和计划。

如果您或伴侣拥有一套房子,可能可以获得反向抵押贷款。如果您办理了反向抵押贷款,银行会根据您的房屋价值按月支付。优点是您永远不会被赶出家门。通常情况下,反向抵押比使用您房子里的资产借款要好。在作出任何决定之前,一定要与一位了解健康和老龄化相关问题的优秀理财师交谈。反向抵押贷款既有风险,也有好处。全国老龄问题委员会在这方面有很多的信息(www.ncoa.org/economic-security/home-equity/)。

为预期和意外的未来事件开始财务规划永远不会太早或太迟。即使讨论未来的想法让您和家人感到不舒服或不安,但尽早开始这个过程,可以做到有备无患。

八、悲伤:对坏消息的自然反应

当人们经历了失去——小到失去一个特别的纪念品,大到失去生活伴侣或身患残疾或绝症,就会经历一个悲痛的情感过程。这是自然的,它帮助人们接受失去的事实。

患慢性疾病或身体残疾者经历了各种各样的失去,这些失去可能包括失去信心、自尊、独立、生活方式,也许最痛苦的是,失去积极的自我形象。如果病情已经改变了一个人的外观,那更是如此。类风湿性关节炎、帕金森病、脑卒中导致的瘫痪或癌症致使失去乳房,都可能发生这种情况。

精神病学家伊丽莎白·库伯勒·罗斯(Elizabeth Kübler-Ross)对悲痛这一过程的各个阶段进行了如下描述。

▶ **震惊**,是当一个人最初意识到损失时精神上和身体上的反应。

▶ **否认**,他/她会对自己说"不,这不可能是真的",并在一段时间内持续认为不是真的。

▶ **愤怒**,他/她会愤怒地问"为什么是我?"并寻找要责备的人或事(例如,"如果医生早一点诊断就好了""工作给我带来了太大的压力"等）。

▶ **讨价还价**，他／她发誓，"我再也不抽烟了""我会严格遵守我的治疗方案"，或者"我会每个星期天去教堂，只要我能扛过这一切"。

▶ **沮丧**，理智回归时，面对真相，他／她会感受到深深的悲伤和绝望。

▶ **接受**，他／她意识到必须处理已经发生的事情，并下定决心去做他／她必须做的事情来继续前进。

这些阶段并非人人都会逐一经历，人们更容易在某两个阶段之间摇摆不定。因此，当人们再次生气或沮丧时，不要感到惊讶或气馁，即使已经接受了现实，可能还会在各种情绪间左右摇摆。

九、作出临终的决定

大多数慢性疼痛患者仍然可以生活很多年。然而，作出临终决定可以帮助缓解焦虑，并激励人们思考自己的价值。关于生命终结的决定可能非常困难。出于对死亡的恐惧，人们很难面对未来。思考死亡意味着面对自己死亡的想法。随着年龄的增长，或当面临慢性疼痛时，人们可能会开始对死亡感到恐惧。当发生某些事情让人们面对自己死亡的可能性时，尤其如此。失去亲人、在事故中幸存下来，或者得知健康状况可能会缩短生命，这些情景都会让人联想到自己的去世。

对死亡的态度取决于我们对生命的态度，这与文化、家庭、宗教信仰和个人生活经历息息相关。我们可能希望或祈祷自己或爱人从痛苦中解脱出来，也可能对这些愿望感到内疚，或害怕死亡。有时候我们会有这些感觉，这很常见。许多人试图回避这些感觉，他们不想面对未来，因为他们害怕想到死亡。

如果您已经打算为自己和伴侣的未来考虑，想过面临死亡时的情况，那么接下来的内容将对您有用。如果您还没有想过，那就暂时跳过这部分内容，等您准备好了再来看。

十、法律规划

采取积极的步骤为死亡做好准备是有益的和健康的，这意味着要关注所有必要的细节，无论大小，让生活井然有序。如果回避处理这些细节，就会让自己和那些爱您、关心您的人在处理时遇到麻烦。也有可能您失去了作出这些重要决定的能力。

无论您如何决定未来，告诉他人这些决定很重要。在生命最后的日子里，自己的愿望是什么？想在医院还是住在家里？什么时候想停止那些维持生命的措施？什么情况下希望顺其自然？想和谁待在一起——几个最亲密的人，还是所有在意并想再见一面的人？如果您不能再管理自己的事务会发生什么？大多数人对于自己想要什么都有非常明确的想法。

制定临终生命规划很难，有时甚至令人恐惧。人们不喜欢考虑所有的"如果"。然而，这样的计划对本人、伴侣和家人来说是必要的。良好的计划可以保护您，并确保您的愿望得到理解和执行。

如果没有写下计划，更重要的是计划没有写进法律文件里，那么您的愿望可能无法实现。本部分将讨论您应该准备的法律文件类型。如果您不确定您有什么，或者您没有这些文件，请咨询律师。起草某些类型的法律文件可能不是您自己能做的。许多人担心去找律师会非常昂贵，但很多律师会提供免费的会议或咨询来讨论您的需求。律师事务所可以在咨询期间给您介绍每项服务的价格。此外，律师费也有所不同。货比三家，找到一家收费最符合您支付能力的公司。准备以下两份文件所需花费不会很多。

如果担心预算问题，请向当地的老年中心询问提供免费或低价服务的律师和财务顾问的名字。AARP（美国退休人员协会）和CARP（加拿大退休人员协会）是寻求建议的其他重要资源。您也可以联系当地的律师协会，向您推荐在这方面有经验的律师名单。这些律师通常熟悉适用于老年人和年轻残疾人的法律。如果您有残疾，即使您不是老年人，您的法律需求也和老年人一样。您现在越早计划这些，准备得就越充分，对未来就越有掌控力。

尽早准备法律文件，不要拖到最后。如果您的智力会受到慢性健康问题的影响，那就更要注意这一点了。法律要求咨询法律临终规划的律师确定一个人是否"心智健全"，并能够为自己作出这些决定。因此，最好不要等到自己无法处理的时候。

要记得我们无法对所有问题做出完整的讨论，这些都是复杂的问题，正如前文提到的，寻求专业人士的帮助是一个好主意。此外，各州、省和国家的法律也不同。请咨询法律顾问获得更多详细信息。本章分享的信息只是为您与伴侣、家人和法律顾问进行深入讨论做好准备的基础。

（一）准备医疗保健的预先指示

虽然我们都无法控制自己的死亡，但死亡像生命的其余部分一样是可以管理的。也就是说，您可以提前做准备、作决定，并提高最后日子的生活质量。恰当的管理可以让家人和朋友更容易接受亲人的离去。预先指示可以帮助您处理一些与死亡有关的医疗和法律问题，并帮助您计划好预期和意外的临终情况。您和其他成年家人应该尽早准备一份预先的医疗保健指示。即使对没有任何慢性健康问题的人来说也是如此。如果没有这个指令，您的愿望可能无法实现。

预先指示是一种书面指示，告诉医生，当您无法为自己作出医疗决定时（例如失去意识、处于昏迷状态或精神失常时），您希望得到什么样的护理。通常一个预先指示会说明您想要的和不想要的治疗类型。预先指示有不同的类型。以下材料描述了美国最常见的预先指示类型。

▶ **生前预嘱**。生前预嘱是一份文件,规定了如果身患重病或绝症,自己希望得到何种医疗或维持生命的治疗。然而,生前预嘱并不能让您在法律上指定某人为您作出这些决定。它表达了您的意愿,但并不具备法律效力。

▶ **医疗保健的持久授权书(DPA)**。医疗保健的持久授权书(或更简单的医疗保健授权书)允许您指定一个人作为代理人,也为代理人提供了有关您的健康护理意愿的指引。如果您愿意,可以让代理人在没有您指导的情况下作出决定。然而,许多人更愿意给他们的代理人提供指导。这个指导几乎可以阐明任何有关护理的内容,可能包括从希望使用激进性生命维持措施到不希望使用这些措施。生前预嘱只适用于患有一种将结束生命的疾病,但用于医疗保健的DPA则可以在因疾病、事故或受伤而失去意识或无法作出决定的任何时候使用。

在加拿大,用于医疗保健DPA的术语包括替代决策人、代理人、授权人(魁北克省)、医疗或个人护理的代理人或授权委托书。其余部分将提及医疗保健的DPA,但同样适用于加拿大(请注意,一般DPA涉及财务问题,而医疗保健的DPA仅用于医疗保健决策)。

重要的是要理解,医疗保健的DPA允许您指定其他人作为您的代理,仅负责您的卫生保健,不赋予此人以其他方式代表您行事的权利,例如处理您的财务问题。

一般来说,医疗保健的DPA比生前预嘱更有用,因为它可以指定某人为您作决定,并说明您对医疗或维持生命治疗的偏好。当您无法作出医疗保健决策时,可以使用医疗保健DPA。只有在没有您值得信任的人可以代表您行事的情况下,医疗保健DPA才可能是最佳选择。本章的后续部分包含有关为医疗保健准备DPA的更多详细信息。在大多数州,您不需要律师来准备这份文件。

▶ **不要抢救(DNR)指令**。"DNR"是指当心脏停止搏动或呼吸停止时,要求不进行心肺复苏术(CPR)。"DNR"可作为生前预嘱或医疗保健DPA的一部分。然而,不需要生前预嘱或医疗保健DPA就可以发出DNR命令。医生可以在病例中写上DNR,以便指导医院和任何医疗保健提供者的行动。也可以把DNR贴在冰箱上或家里的其他地方,以便急救人员知道。如果没有DNR命令,医院或急救人员会尽一切努力挽救生命。美国所有州都接受DNR命令。

▶ **精神健康保健的预先指示**。虽然医疗保健预先指示一般用于临终情况,但它们也适用于痴呆或精神疾病患者因该疾病丧失行为能力时所给予的精神健康治疗类型。根据美国联邦法律,大多数州可以将医疗保健和精神保健的预先指示合并在一份文件中,并允许指定一名代理人代表处理健康和精神健康问题。然而,有些州则要求提供单独的文件,也允许选择不同的代理人,一个负责身体健康保健,另一个负责精神健康保健。想了解更多关于精神健康预先指示的资讯以及所在州的具体做法,请访问美国精神科预先指示资源中心的网站

（www.nrc-pad.org）。

▶ **维持生命治疗医嘱**（POLST）。另一种越来越常见的预先指令形式是维持生命治疗医嘱（POLST）。医生在预约时会向患者介绍这种表格（通常是粉红色的）。患者填写表格，让医生知道他们希望接受什么样的护理，通常只用于生命最后一年的人。POLST 是医疗记录的一部分，但它不会指定某人代表您行事，因此医疗保健 DPA 仍然很重要。

> 在加拿大，预先指示的术语在全国各地有所不同，包括个人指示、医疗保健指示、优先护理计划和在无行为能力情况下的授权。"生前预嘱"一词起源于美国，在美国或加拿大没有法律效力。在加拿大，可以在没有律师协助的情况下创建医疗保健指示。加拿大的大多数省份和地区都有自己的 DNR 表格供居民使用，这些表格的名称和使用时间可能会有所不同。在加拿大，精神卫生保健指令的做法因省而异。想了解更多信息，请咨询当地的卫生机构或医院，或联系加拿大精神卫生协会（www.cmha.ca）在当地的分支机构。加拿大尚无 POLST。

（二）为医疗保健准备持久授权书（DPA）

成年人（任何年满 18 岁及以上者）应准备并拥有一份医疗保健的持久授权书（DPA）。任何人在任何年龄都可能发生意想不到的事情。尽管每个州对预先指示都有不同的规定和形式，但无论您住在哪里，这些信息都很有用。请注意，许多州都承认在其他州设立的医疗保健 DPA 有效。但为了保险和安全起见，如果您搬到另一个州或在另一个州久居，最好咨询当地的律师，看看您的文件是否具有法律效力。

确保您的医生有一份您的医疗保健 DPA 复印件，当您去医院的时候，确保医院也有一份。如果您不能自己带到，请确保代理人知道要给医院一份复印件。这一点很重要，因为您的医生可能无法监督您在医院的护理。不要把您唯一的一份医疗保健 DPA 放在您的保险箱内，应确保需要使用时方便获取。

选择代理人

准备医疗保健 DPA 的第一步是选择代理人。代理人可以是您的朋友或家人，但不能是为您提供医疗服务的人。代理人应该与您居住在同一区域。如果代理人无法在短时间内为您做决定，则不适合做您的代理人。为了安全起见，您也可以指定一个第二代理人，在主要代理人不在的情况下代替您行事。

确保代理人和您一样，或者至少愿意实现您的愿望。您必须相信这个人能将您的利益放在心上，真正理解并尊重您的意愿。代理人应该成熟、冷静，并能满足您的愿望。代理人必须是您认识的人，能够实现这些愿望。

合适的医疗保健代理人

请寻找具备下列条件的代理人:

▶ 在需要时可以为您提供服务的人。

▶ 理解您的愿望并愿意实现它们的人。

▶ 在情感已有所准备能够执行您的愿望,并且不会因此而感到有负担的人。

有时,配偶或孩子并不是最好的代理人,因为在情感上和您太亲近了。例如,如果您不希望在严重心脏病发作的情况下被抢救,代理人必须能够告诉医疗保健提供者不要抢救,但这对一个家庭成员来说可能是非常困难的或不可能的。确保您选择的代理人能够胜任这项任务,并且不会在关键时刻对医生说"尽您所能"。代理人应该比较理智,不会认为此事牵涉太多情感负担。

找到正确的代理人很关键。这可能意味着要和几个人交谈,可能是您将要进行的最重要的面试。本章后面将继续讨论您与家人、朋友和医疗保健提供者的愿望。

表达您的选择

一旦选择了代理人,花些时间思考您的选择,并决定您想要什么。换句话说,您对代理人有什么指示? 您的信念和价值观会指引您的方向。一些医疗保健 DPA 表格提供了几种关于医疗治疗的一般愿望声明,这些可以帮助您决定您的愿望。以下是一些一般性声明的例子。

如果我的主治医生发现我无法自己作出医疗保健决定,我授予我的代理人全权代表我作出这些决定,并遵守以下规定的任何医疗保健说明。我的代理人将有权:

A. 同意、拒绝同意或撤回发送给我的任何医疗护理或服务,如任何身体或精神状况、测试、药物、手术或咨询。这包括提供、扣留或撤回人工营养和水合作用(通过管或静脉喂养)以及所有其他形式的健康护理,包括心肺复苏术(CPR)。

B. 选择或拒绝医生、其他医疗保健专业人员或医疗保健机构。

C. 接受并同意公布我的医疗信息。

D. 捐赠器官或组织,授权进行尸检,并处理遗体,除非在与殡仪馆的合同中、遗嘱中或其他书面方式中另有说明。

E. 最大限度地延长我的生命,而不考虑我的身体状况、康复的机会,或手术的费用。

如果您使用的表格包含这些建议的一般声明,您只需选择适用于您的声明。

其他的表格会做一个"一般授予声明",在这个声明中,您给代理人做决定的权力,但您并没有写出这些决定的细节。在这种情况下,您相信代理人会遵从您的意愿。由于没有明确地写出这些愿望,您必须与代理人详细讨论这些愿望。

所有的表格都有空白的地方,您可以在其中写下任何具体意愿。尽管不是必须,但您最好还是提供具体的细节。知道要写什么细节的确有些复杂,因为没有人能够预测未来,也不知道在什么情况下代理人将不得不采取行动。尽管如此,您还是可以通过询问医生来获得一些想法,请医生根据您的个人情况谈谈您最有可能的疾病发展进程是什么,然后您可以指导代理人如何行动。您的指示可以包括疾病结果或具体情况,或两者都包括。如果您指定了疾病结果,声明应重点说明哪些类型的结果是可以接受的,哪些是不能接受的(例如,如果我可以继续保持完全的精神功能,则进行抢救)。

在指示代理人如何代表您行事时,您需要作出以下几个决定。

▶ 一般来说,您想要多少治疗? 可以非常激进,做很多事情来维持生命;也可以非常保守,除了保持干净和舒适之外,几乎不做任何事情。

▶ 考虑到和自己情况相似的人可能发生的危及生命的事件,您想要什么样的治疗,以及在什么样的情况下接受这些治疗。

▶ 如果已经进展为精神上无行为行事能力,您希望对其他疾病(如肺炎)进行什么样的治疗?

在 www.bullpub.com/resources 资源页列出的一些网站上,可以找到医疗保健持久授权书(DPA)的下载表格。

(三)与家人和朋友分享愿望和临终事宜

写下您的愿望,并准备好医疗保健预先指示和一份医疗保健DPA,并不意味着您已经做完了所有该做的事情。一个好的自我管理者必须做的不仅仅是写一份备忘录,还必须确保备忘录被执行。如果希望愿望得到执行,您必须与代理人、家人和医疗保健团队分享您的愿望。通常,这不是一件容易的事。

在进行谈话之前,每个参与的人都需要有您的医疗保健DPA复印件。一旦您完成了这些文件,请人见证并签字。在某些地方,您可以对医疗保健DPA进行公证,而不是见证。记得多复印几份,您需要给代理人、家人和医院医生一份。另外,也要给律师一份。做好上述事情,您就可以准备谈论您的愿望了。

人们不喜欢谈论自己或亲人的死亡。因此,当您提起这个话题时,得到的回答可能是:"哦,别想那个了"或"那是很久以后的事了"或"没那么恐怖,您的病没那么严重"。通常这时谈话就结束了,您需要保持对话的畅通,有几种方法可以做到这一点。首先,计划一下您将如何进行这次讨论,以下是一些建议。

(1)准备好您的医疗保健DPA,并将复印件交给适当的家庭成员或朋友。请他们阅读完再定具体讨论时间。如果他们拒绝对此事进行沟通,请告诉他们这确实是一个很困难的话题,但您必须和他们讨论。这是练习第十一章"与家人、朋友和医护人员沟通"中讨论的"我"语句的一个好时机。例如,"我知道死亡是一件很难谈论的事情。然而,我们进行这次谈话对我来说非常重要。"

(2)另一个策略是为您所有的家庭成员准备一份空白的医疗保健 DPA 表格,并建议每人填写一份并分享,这甚至可以成为家庭聚会的一部分。将此作为成年人和家庭成员的一个重要方面,成为一个每个人都参与进来的家庭项目,可能会使讨论更容易。此外,这将有助于了解每个人对死亡的看法。即使是十几岁的青少年也可以参与讨论。

(3)如果这两项建议似乎太难或者因为某种原因无法做到,您可以写一封信、电子邮件或者准备一段视频发给家人。谈谈为什么您觉得死亡是一个重要的话题,您希望他们知道您的愿望。然后说出您的愿望,给出您选择的理由。同时,给他们发一份您的医疗保健DPA。请他们以某种方式作出回应,或者您可以留出一些时间当面或电话交谈。

如前所述,在选择您的代理人时,关键是选择一个可以与您自由交谈和交换意见的人。如果您选择的代理人不愿意或不能与您谈论您的愿望,您可能选错了代理人。请记住,某个人与您关系非常亲近,并不意味着这个人真正理解您的愿望或者能够执行它们。除非您不介意代理人违背您的意愿,否则这个话题应该事先讨论清楚。因为这个原因,您不妨选择一个和您感情不那么亲密的人。如果您确实选择了家人以外的人,确保家人知道您指定的人和具体原因。

(四)与医生谈论临终问题

从研究中我们了解到,人们与医生谈论自己的临终愿望时往往比与家人谈论临终问题更困难。事实上,在已经写下医疗保健 DPA 或其他预先指示的人中,只有极少部分人曾与医生分享这些愿望。

即使这很困难,您也应该和医生谈谈。首先,您需要确定医生的价值观和您一样。如果您和医生价值观不一样,医生可能很难执行您的愿望。其次,医生需要知道您想要什么。这样,医生就可以采取适当的行动,例如写下抢救或不使用机械抢救的命令。最后,医生需要知道您的代理人是谁以及如何联系这个人。如果必须作出一个重要的决定,并且要遵循您的意愿,医生必须和代理人进行交谈。

一定要给医生一份您的医疗保健 DPA 复印件,以便它能成为您的医疗记录的永久组成部分。如前所述,还有一种预先指示 POLST(维持生命治疗医嘱)。此表格适用于处于生命最后一年或晚期绝症患者或预计无法康复的疾病患者。您和医生通常会在就诊时填写此表,让您和医生有机会讨论可能发生的情况以及当情况发生时您想要什么。如前所述,POLST是医疗记录的一部分,但它并没有指定代表您行事的人,因此拥有医疗保健 DPA 仍然很重要。

不必感到惊讶,许多医生也觉得很难和患者谈论临终愿望。毕竟,医生的工作就是让人们更好地活着。医生本身就不愿意想到自己的患者即将离开这个世界。此外,大多数医生希望他们的患者拥有医疗保健 DPA(有时还有 POLST),这些文件可以减轻患者和医生的额外压力和担忧。

如果您愿意,请安排时间与医生讨论您的愿望。这不应该是定期随访结束时的闲聊,而是在就诊时先说:"我想花几分钟时间讨论一下我的愿望,以防遇到严重的问题或即将到来的死亡的情况。"当这样说的时候,大多数医生都会抽出时间和您交谈。如果医生说没有足够的时间和您交谈,请问医生什么时候可以再预约。这种情况下,您可能需要坚持您的观点。有时医生可能会像家人或朋友一样说"哦,你不用担心这个,让我来吧"或者"到时候我们再来担心吧"同样,您必须采取主动,用"我"语句来表达这对您很重要,您不想推迟讨论。

有时候,医生不想让您担心。他们认为自己是在帮您的忙,不描述严重问题时可能发生的所有不愉快的事情。您可以告诉医生,如果您有对自己未来的控制权并作出相关决定,会让自己更安心。不知道或不清楚将会发生什么,比面对令人不快的事实并处理它们更令人担忧。

即使您知道所有这些信息,有时还是很难与医生交谈。因此,请您的代理人参与讨论可能也会有所帮助。代理人可以促进讨论,同时与医生熟悉起来,这也给了大家一个澄清误解的机会,打开了沟通的渠道。这样,如果代理人和医生必须按照您的意愿行事,他们也能毫无问题地做到。如果您无法与医生交谈,医生仍应收到一份您的医疗保健 DPA 复印件放入您的医疗记录。

当您去医院的时候,一定要带一份医疗保健 DPA 复印件。如果您没有带,请确保代理人知道给医院一份复印件。如果您尚未准备好 DPA,医院会要求您填写他们的预先指示表。这一点很重要,以便您的主管医生知道您的愿望。再次重申,不要把您的医疗保健 DPA 放在保险箱里——放在保险箱里的东西在需要用的时候没有人能拿到。请记住,您不需要找律师来起草一份医疗保健 DPA,您可以在没有任何法律援助的情况下自己做这件事。

如果您已经完成了所有重要的事情,艰难的工作已经结束。但是,请记住,您可以随时改变主意。代理人可能已经不再可用,或者您的愿望可能会改变。请务必更新您的医疗保健 DPA。像大多数法律文件一样,它可以随时撤销或更改,您可以改变决定。

十一、为自己和他人做好准备

分享您希望在发生严重或危及生命的疾病时如何治疗的愿望是最重要的自我管理任务之一。以下是一些其他步骤来帮助减轻家人和朋友的情感负担。

▶ <u>立遗嘱</u>。即使财产很少,您也应该清楚如何分配。如果有大宗地产,付遗产税是很有必要的。遗嘱也能确保您的财产会被送到您想送去的地方。如果没有遗嘱，一些远房亲戚或"失散多年"的亲戚可能最终会继承您的遗产。也可以考虑设立信托。遗嘱应该包括您希望如何处理财务账户的信息，并指示谁可以访问这些账户以及如何访问。不要在遗嘱中写明账户的密码。请与律师讨论这些问题。

▶ **计划葬礼**。写下愿望，或者安排葬礼。对于悲痛的家人，这会使他们感到非常宽慰，不用再决定您想要什么和花多少钱。有事先付费的葬礼计划可供选择。还可以事先购买一处自己所心仪的墓地。确保死亡后帮您处理事情的人知道所有他们需要知道的您的愿望，包括您的计划和安排以及必要文件的位置。和他们谈谈，或者至少准备一封详细的指示信。把信交给您信任的人，让他／她在合适的时间把信交给合适的人。

▶ **整理文件**。可以购买一个工具箱，里面放一份遗嘱副本、持久授权书(用于医疗保健、财务和法律事务；一般持久授权书处理财务事项，而医疗保健持久授权书仅用于医疗保健决策)、其他重要文件以及关于财务和个人事务的信息。另一个帮助整理这些信息的有用资料来源是"My Life in a Box"，列在 www.bullpub.com/resources 的参考资料部分，主题标题为"规划未来"。它包括填写关于银行和收费账户、保险单、重要文件的位置、网络账户的密码、保险箱及其密钥的位置以及其他相关信息的表格。这是一种方便、简洁的方法，可以将任何人可能需要了解的所有信息汇总在一起。如果将这些文件保存在电脑上，请确保其他人可以找到您的密码和账号。

▶ **了结相关事务**。修补任何受损的关系。偿还债务，包括经济和人情债。把该说的话说给需要听的人。做该做的事。原谅自己。原谅他人(顺便说一下，这在任何时候都是一个好主意，而不仅是在生命的尽头)。

十二、谈死亡

大多数家人和亲密的朋友都不愿意谈及这个话题，但如果您提出来，他们会很感激。您可能会发现有很多话要对亲人说，也有很多话想从他们那里听到。如果发现他们不愿意听您谈论死亡和感受，那就找一个愿意倾听和理解您的人来听。大多数医院和临终关怀机构都有工作人员，他们每天都有这样的对话。您可能会发现与有经验和接受过培训的人交谈很有帮助。家人和朋友或许可以在日后倾听您的心声。记住，那些爱您的人在想到失去您的时候，也会经历悲痛的阶段。

一无所知，是我们对死亡的最大恐惧："死亡将会是什么样的？""死亡会不会很痛苦？""我死之后将会怎样？"大多数即将病死的人已经做好了死亡的准备，等待着那一时刻的来临。止痛药和疾病本身已经削弱了他们的身体和意志。在没有意识到这一点的情况下，对自我的认识就会减少。大多数人只是"溜走"了，对活着的状态和不再活着的状态之间的过渡几乎没有察觉。想想河流是如何汇入海洋的。据被从死亡边缘拯救回来的人说，他们体验到了一种平静和清晰的感觉，当中没有任何恐惧。

快要面对死亡的人会有非常孤独和被抛弃的感觉。可惜的是，不少人面对他人将逝时，却无法控制自己的情绪。他们甚至采取回避的方法，或者为打破长时间的尴尬和沉默而说一些无关紧要的话。这种情况常会困惑和伤害临终的人，因为他们需要的是陪伴并期待安慰。

可以主动告诉家人和朋友您的需要——陪伴、娱乐、安慰、音乐、实际的帮助等。当他们有具体的事去做时，或许会较容易接受及处理自己的情绪。如果能让家人和爱人参与到具体的活动中来，他们会感到您需要帮助而很乐意为您做点事。这样也就有了话题，而且不至于尴尬。至少，提供了一个双方都感到自然的环境。

十三、考虑到姑息治疗和临终关怀

姑息治疗和临终关怀在世界上大多数地方都有。姑息治疗和临终关怀的目标都是提供安慰。姑息治疗指的是缓解重病引起的疼痛等症状，提高生活质量。临终关怀是指在家里或社区而非医院为晚期患者提供的护理。姑息治疗可以从诊断时开始，并与治疗同时进行。临终关怀是在疾病治疗停止后开始，即当病情很可能会以死亡告终时。虽然临终关怀的主要目的是让患者更舒适，但临终关怀专业人员也帮助家属有尊严地为死亡做准备；他们在患者死亡过程中为家属提供情感和支持服务。这种帮助可以在亲人去世后延续。

加拿大的临终医疗援助（MAID）

2016 年 6 月，加拿大议会通过了联邦立法临终医疗援助（MAID），允许符合条件的加拿大成年人请求临终医疗援助。加拿大卫生部鼓励患者联系他们的医生和执业护士（如果适用），了解有关获取援助的问题。患者也可以联系省或地区内建立的资源，以获得关于临终医疗援助和其他临终护理方案选择的信息。

在每个人的生命中，都会有常规医疗护理不再起作用的时候，这时就需要为死亡做准备了。当今，人们通常有几个星期或几个月，有时甚至几年的时间来做这些准备，这时临终关怀非常有用。在临终关怀中，医疗和其他护理的目的是让患者尽可能舒适，并提供良好的生活质量。研究表明，至少对某些疾病来说，接受临终关怀的人比接受更激进治疗的人活得更久。大多数临终疗养院只接收预计六个月内死亡的患者。然而,请放心,这并不表示如果活得更久,您或您爱的人就会被赶出临终疗养院。我们最初的一位自我管理领导者就在临终疗养院中生活了两年多。

大多数临终疗养院都是"家庭"项目。这意味着患者待在自己家里,服务上门。在一些地方,有住宅式临终疗养院,人们可以在那里度过最后的日子。专业护理机构通常也会提供临终关怀,在临终前的最后几天主管患者和家属的舒适度。

临终关怀的问题之一是,人们经常要等到临终前的最后几天才提出要求。不知何故,人们把寻求临终关怀视为"放弃",从而拒绝接受临终关怀。这样做往往会给自己、家人和朋友带来不必要的负担。反之亦然,尽管一些照顾者和家人可能会说,他们在没有临终关怀等服务帮助的情况下也可以应付,虽然这可能是真的,但如果临终疗养院能照顾到所有医疗事项,使家人和朋友可以自由地给予垂死的人以爱和支持,患者的生活和死亡可能会好得多。

在加拿大,姑息治疗和临终关怀这两个术语用来指同一件事,即一种特殊的护理方法。然而,有些人使用临终关怀来形容在社区而非医院提供的护理。作为家庭护理计划的一部分,省级保健计划可支付家庭姑息治疗费用,但该计划可能不包括药物和设备的费用。人们可以使用私人保险或自己的钱,也可以从社会机构和非营利组织那里获得支持。医院的姑息治疗通常由省级保健计划支付费用,并涵盖大部分药品和设备的费用。在长期护理机构中,居民通常被要求支付部分护理费用。不同机构的费用不同。

如果您、伴侣、家人或朋友处于疾病的晚期,请找到并利用当地的临终关怀疗养院,这是一份美好的礼物。临终关怀疗养院的工作人员是非常特别的人,他们善良、体贴、热心帮助。临终关怀的另一个好处是很多不在常规保险或 Medicare 保险承保范围内的服务可以通过临终关怀来进行付费。

★ ★ ★

最后,衷心感谢您选择成为健康和生活的积极自我管理者,并作为医疗保健团队中最重要的一员,发挥更加积极的作用。在本书中,我们努力提供了一些建议和方法,让您更好地发挥自我管理的角色,继续与您的慢性疼痛一起生活得更健康、更精彩!

(杜成欣)